Sanam Mahloudji
Die Perserinnen

PIPER

Zu diesem Buch

Seit 1979 sind Shirin und Sima, die Töchter der angesehenen iranischen Familie Valiat, im amerikanischen Exil. Mit dem Sturz des Schahs flohen sie Hals über Kopf aus ihrer Heimat. Die Dinge würden sich bald wieder ändern, davon war ihre Mutter damals überzeugt, als die beiden ins Flugzeug stiegen. Aber das alles ist jetzt schon eine Weile her, und an Rückkehr denkt längst niemand mehr. Doch als beim alljährlichen Familientreffen in Aspen die Dinge aus dem Ruder laufen und die exaltierte Shirin erst gegen Kaution wieder aus der Arrestzelle entlassen wird, müssen die Frauen sich endlich ihrer persischen Vergangenheit stellen. Und schmerzhaft wird ihnen bewusst, dass außergewöhnliche Familien außergewöhnliche Geheimnisse hüten. Souverän, hellwach und voll absurder Komik erzählt die Exil-Iranerin Sanam Mahloudji eine Familiengeschichte, in der Tradition und Stolz, irrwitziger Reichtum und endlose Verzweiflung ebenso Platz finden wie Affären und später Frieden.

Sanam Mahloudji wurde in Teheran geboren, das sie während der iranischen Revolution 1979 verließ. Für ihre literarischen Arbeiten wurde sie mit dem Pushcart Prize ausgezeichnet und für den PEN/Robert J. Dau Short Story Prize for Emerging Writers nominiert. Ihre Essays und Kurzprosa erschienen u. a. in *McSweeney's*, der *Idaho Review* und *Kenyon Review*. Mahloudji wuchs in Los Angeles auf und lebt heute mit ihrem Mann und zwei Kindern in London. »Die Perserinnen« ist ihr erster Roman, der sogleich auf der Shortlist für den Women's Prize for Fiction stand.

Katharina Martl, geboren 1987, übersetzt aus dem Englischen und den festlandskandinavischen Sprachen, zuletzt Werke von Susan Choi und Suzie Miller. Sie lebt in München.

Elizabeth denkt an ihr anderes Lieblingsbild, das auch nicht eindeutig Stillleben oder Porträt ist. Es ist das Bild von ihrem grünen Pinsel. Dieser Pinsel, der so viel über sie verrät, mehr als jede Darstellung eines Gesichts, mehr als ihre Nase. Der Pinsel hat ihr als Mittel für so vieles im Leben gedient, er ist sie. Sie wird das Bild Ali zeigen, wenn er zu Besuch kommt, den grünen Pinsel, gespannt, ob er sie darin erkennt. Ein noch unvollendetes Werk. Vertrautes Lachen, Stimmengewirr. Sie ist wieder in diesem Saal, in diesem Hotel, in diesem Land, und blickt auf diese Frauen um sie, die ebenfalls noch unvollendet sind. Wird er auch Sima, Shirin, Niaz und Bita in ihren Bildern sehen? Sie sieht sie alle, wie sie da um den grünen Filztisch sitzen, mit funkelnden Fingern. In den Verlust hineingeboren. Aber wer ist das nicht?

Sanam Mahloudji

DIE PERSERINNEN

Roman

Aus dem amerikanischen Englisch
von Katharina Martl

PIPER

Mehr über unsere Autorinnen, Autoren und Bücher:
www.piper.de

Wenn Ihnen dieser Roman gefallen hat, schreiben Sie uns unter Nennung des Titels »Die Perserinnen« an *empfehlungen@piper.de*, und wir empfehlen Ihnen gerne vergleichbare Bücher.

FSC www.fsc.org MIX Papier | Fördert gute Waldnutzung FSC® C021394

PRODUZIERT MIT VERANTWORTUNG

Ungekürzte Taschenbuchausgabe
ISBN 978-3-492-32250-8
September 2025

Titel der englischen Originalausgabe:
»The Persians«, Fourth Estate, London 2025

Piper Verlag GmbH, Georgenstraße 4,
80799 München, *www.piper.de*
Für direkten Kontakt und Fragen zum Produkt
wenden Sie sich an: *info@piper.de*
Umschlaggestaltung: FAVORITBUERO, München
Umschlagabbildung: Shutterstock.com
Satz: psb, Berlin
Gesetzt aus der Janson
Gedruckt von ScandBook in Litauen
Printed in the EU

Für meine Töchter

»All die Sorglosigkeit, all die Fröhlichkeit ist nur vorgetäuscht.«

Jean Rhys: *Guten Morgen, Mitternacht*

I

Ein zweites Gesicht

BITA

Die Woche war eine einzige Cartoon- und Drogenparty gewesen, bis vor einer Stunde, als ich meine Tante Shirin gegen Kaution aus dem Gefängnis von Aspen holen musste, wo sie wegen versuchter Prostitution festgehalten wurde.

Auf der Rückbank des Taxis, eines weißen Suburban, der durch die unebenen verschneiten Straßen pflügte, steckte sie den Kopf aus dem Fenster und wich meinen Fragen aus. Irgendwann drehte sie sich zu mir um, die Wangen rosig und lebendig, und schrie mich auf Farsi an, ich solle mich nicht einmischen. »Fozuli nakon!«

Zurück im Hotel marschierte Tante Shirin in ihren zwölf Zentimeter hohen Overknees den Flur im dritten Stock entlang und ohne ihr Tempo zu drosseln an der 3E vorbei. »Keinen Nerv für Houmans Kumbaya-Bullshit. Bita Jun, mein Schatz, ich komm mit zu dir.«

Ich hielt die Schlüsselkarte vor das Schloss, und die Tür ging auf.

Eine halbe Stunde später kam Shirin in einem weißen Hotelbademantel und mit einem Handtuch um den Kopf aus dem Badezimmer. Der Wasserdampf, der durch die Tür quoll, roch süßlich chemisch.

Sie nahm das Handtuch ab und schüttelte ihr Haar aus. Dann legte sie sich mit dem Gesicht voraus auf die wolkige Daunendecke im breiten Doppelbett. Wir hatten mein Zimmer *Club 3M* getauft. Shirins Sohn Mo, ich und die ganzen idiotischen Sprösslinge der Freunde unserer Eltern.

Dass sie mein Zimmer zum Partyraum erkoren hatten, lag nicht daran, dass ich so eine Stimmungskanone gewesen wäre, im Gegenteil – nachdem Mom letztes Jahr gestorben war, hatten wir die Reise sausen lassen, wie sollte ich da ohne einen kleinen Schubs in Stimmung kommen? Seit elf Jahren, seit 1994, flogen wir jetzt schon aus New York, L.A. und Houston hierher, als hätte es 1979 und die Islamische Revolution nie gegeben. Als gehörten wir immer noch den wichtigsten Familien im Iran an, als wären wir die Nachkommen mächtiger, uralter Dynastien, obwohl das hier Amerika war und sich kein Mensch für diese Dinge interessierte. Die Einheimischen hassten uns. Sie zeigten es nicht, aber es war so. Ich stellte mir vor, dass sie wie die Cowboys aus der Pace-Picante-Werbung vor sich hin murmelten – »Get a rope!« –, wenn sie uns, ganz in Schwarz, im Laden an der Ecke für tausend Dollar Kaviar und Champagner einkaufen sahen.

»Bita Jun, bring mir ein Fiji und eine Marlboro Light.« Auntie Shirin drehte den Kopf, schmiegte die Wange an das weiße Kissen, hob den Arm und griff fordernd in die Luft. »Sei ein braves Mädchen und tu, was deine Tante dir sagt.«

»Okay«, sagte ich und verdrehte die Augen.

Im Iran, vor 1979, hatte Tante Shirin Chauffeure und Bedienstete gehabt. Einmal erzählte sie mir ohne einen Funken Selbstreflexion: »Sogar die Fahrer redeten davon, den Schah zu stürzen, Bita. Mich haben sie zu den Protesten gefahren. Die haben die Pahlavi fast genauso sehr gehasst.«

Ihr dickes, dunkles Haar ergoss sich über das weiße Kissen wie Tinte über ein Blatt Papier. Sie war ein Wrack, und ich hasste sie und liebte sie zugleich.

Ich nahm eine kühle blaue Wasserflasche aus der Minibar und eine Zigarette aus der Packung in meiner Daunenjacke, steckte sie mir zwischen die Lippen und zündete sie mit dem Streichholzbrief vom *Caribou Club* an. Das aufgedruckte Goldgeweih des muskulösen Tiers hob sich deutlich von der schwarzen Pappe ab. In diesem Club war meine Tante wegen Anbahnung der Prostitution festgenommen worden. Ich nahm einen tiefen Zug von der Zigarette, sah zu, wie sich die marmorierte Spitze glutrot färbte und hielt sie Shirin hin.

»Hier, bitte«, sagte ich und stieß den ersten Rauch aus.

»Braves Mädchen«, sagte Tante Shirin.

Sie führte die Zigarette mit ihren dunkelrot glitzernden Nägeln zum Mund. Ein Blick zum Nachttisch, was so viel hieß wie: »Stell das Wasser da hin.« Ich gehorchte.

Es war vier Uhr morgens, und ich war nicht mehr high. Auch nicht betrunken. Nur müde und genervt. Ich hatte Shirin gegen zehntausend Dollar Kaution aus dem Gefängnis geholt, und sie hatte, als der Polizist sie barfuß in den leeren Wartebereich führte, nicht mehr gesagt als: »Danke, Bita Jun« und »Wusste ich doch, dass du rangehst. Wie unfassbar genial von mir, als Erstes dich anzurufen, meine kleine Nachwuchs-Juristin. Das war eine gute Übung für dich. Houman wäre nur an die Decke gegangen.«

Der Polizist drückte mir eine große Plastiktüte in die Hand, außerdem ihre Stiefel, denn selbst ihm war klar, dass er die unmöglich einfach zu ihrer Handtasche in die Tüte stecken konnte.

Tante Shirin lag immer noch auf dem Rücken wie eine versickernde Pfütze. Aus ihrem Mund stieg Rauch. »Wag es ja nicht, bei ihm zu klopfen«, sagte sie und meinte ihren Mann, der bewusstlos in einem anderen Zimmer im dritten Stock lag.

Ich setzte mich in den geblümten Sessel neben dem Bett. Im Fernsehen stand ein Nachrichtensprecher in einem schwarzen Mantel im weißen Schneegestöber und atmete weiße Luft aus. Ich stellte den Ton ab.

»Die haben mich behandelt wie eine gewöhnliche Kriminelle. Das Allerletzte«, sagte Tante Shirin und inhalierte den Zigarettenrauch.

»Haben sie dir deine Rechte vorgelesen? Wurdest du durchsucht?«, fragte ich.

»Machst du Witze? So eine widerliche Schlampe hat mir die Hand in den Arsch geschoben. Die verklage ich, darauf kannst du Gift nehmen.«

»Warum konzentrieren wir uns nicht lieber darauf, dass sie die Vorwürfe gegen dich fallen lassen, Auntie? Das ist alles kein Spaß. Willst du einen Eintrag ins Strafregister? Oder ins Gefängnis? Die Sache kann wirklich ernst werden. Denk an dein Geschäft – du bist schließlich das Gesicht von Valiat Events.« Meine Stimme wurde schrill und zitterte leicht.

Sie riss die Augen auf, die Asche an ihrer Zigarette wurde immer länger. »Mashallah, Bita«, sagte sie. »Für eine Ivy-League-Juristin pisst du dich ganz schön ein.«

Ich wandte den Blick ab, auf den stumm geschalteten Fernseher, immer liefen die Nachrichten. Dass Shirin jetzt mit Allah ankam, war ziemlich scheinheilig, wo sich in unserem Kreis eigentlich niemand als Muslim fühlte. Auch wenn irgendeiner unserer Vorfahren bekanntermaßen den Hadsch gemacht und die große schwarze Kiste umkreist hatte.

»Du schuldest mir was«, sagte ich. »Ich hätte dich auch zitternd auf der Plastikmatratze liegen lassen können, bis die ganzen Perser gekommen wären und dich gegrillt hätten wie ein Marshmallow.«

»Ganz fein hast du das gemacht!«, sagte sie lächelnd.

Ich verdrehte die Augen. »Du bist echt ein Arsch, Auntie. Das war übel, sogar für deine Verhältnisse. Wenigstens hast du es nicht durchgezogen. Oder?« Ich stellte mir Shirin unter einem kolossartigen Mann vor, wie sie sich ihm hingab.

»Dieser Drecksack. Dieses dämliche Bullenschwein, macht einen auf Dallas-Playboy«, sagte Shirin und aschte auf den Boden.

»Denkst du, die haben dich gezielt ins Visier genommen?«

»Wie? Weil ich so schön bin?«

Ich schüttelte lachend den Kopf. »Wir Iraner sind doch immer eine Gefahr. Heute Geiselnehmer und haarige Terroristen, morgen eine nukleare Bedrohung oder eine Frau von zweifelhaftem Ruf.«

Sie starrte mich herausfordernd an. Ich schwieg.

»Er sagt: ›Hey, Baby, sei heute Nacht meine Cleopatra. Ich mach dir den Scheich.‹ Ich habe diese Scheiße so was von satt. Also sage ich: ›Okay, Süßer, ich kann deine Prinzessin Jasmin sein, aber das wird nicht billig. Gib mir fünfzig Riesen.‹ Bastard.« Shirin kniff die Augen zusammen, ihre glänzenden schwarzen Wimpern berührten einander.

Ich lachte. »Wie bist du denn auf diese Summe gekommen?«

»Ich bin mindestens das Doppelte wert«, sagte sie. Gähnend streckte sie die Arme aus und lehnte die Hand mit der Zigarette ans Kopfteil.

»Achtung!«, sagte ich. Hinter ihrem Kopf stob Asche auf.

Shirin versenkte die Zigarette in der vollen Wasserflasche. »Die Leute sind so ungebildet«, sagte sie. »Für die ist jeder ein Scheißaraber. Die wissen nichts über die Perser, dass wir die wichtigste Zivilisation der Welt waren. Von der Bedeutung unserer Familie ganz zu schweigen. Er sagt also: ›Okay, Baby, komm einfach mit zum Automaten.‹ Aber ich bin ja nicht bescheuert. Ich weiß, dass der Automat solche Summen nicht ausspuckt. Also sage ich: ›Du verarschst mich doch.‹ Da zückt er ein Scheckbuch, stellt mir einen

Scheck aus und gibt mir seine ganze Brieftasche als Pfand. Ich hätte es wirklich gemacht.«

»Eine Falle«, sagte ich. »Aber du hast recht … Die sehen nur eine Frau mit dunkler Haut.«

»Was denn für dunkle Haut?« Sie blickte erst an ihrem einen, dann am anderen Arm entlang. »Nein, nein.«

»Ach, bitte«, sagte ich.

»Der Typ wollte mich einfach demütigen. Weil er schöne Frauen hasst.«

Mein Blick fiel auf den Esstisch. Ketel-One-Wodka, ein abgehängter Spiegel, aufgerollte Dollarscheine, Gore-Tex-Handschuhe, verschlissene Skipässe an ausgeleierten Bändern, grüne Sojasoßen-Tütchen und benutzte Stäbchen von Sushi Olé. Auf dem Teppich achtlos abgestreifte Skistiefel aus glänzendem, hartem Kunststoff. Prada-Einkaufstüten mit schwarzer Schrift auf schwarzem Grund. Halb leere Fiji-Flaschen mit Lippenstifträndern.

»Und diese opiumrauchenden Trottel«, fuhr Shirin fort, »kriegen sowieso nichts mit. Lass die ruhig ihre dummen Spielchen spielen.«

Sie sprach von den Männern, darunter Houman und mein Dad, die immer an ihrem runden Tisch mit dem eingerollt im Gepäck mitgebrachten grünen Filz saßen und Karten spielten. In ihrem Zimmer roch es nach allen möglichen Arten von Rauch, süß, herb und blumig, und kristallene Scotchgläser funkelten wie Sterne an einem weichen grünen Himmel.

»Während du im Bad warst, hab ich Patty angerufen und gefragt, ob sie uns vielleicht helfen kann. Ihre alte Professorin kennt ein paar Anwälte in Denver. Ich hab sie gebeten, diskret zu sein. Du willst ja nicht, dass sich das rumspricht.«

»Ich brauch deine Anwälte nicht, aber wenn du darauf bestehst. Ich erwarte deren Anruf.«

»Mach's mir bloß nicht zu leicht, Auntie«, sagte ich.

»Und wer ist überhaupt diese Patty? Warum klingelst du die so frühmorgens raus? Schäm dich.«

»Eine Freundin«, sagte ich, legte den Kopf in den Nacken und starrte die Lüftungsschlitze an. An den Lamellen klebte grauer Staub wie Flaum in einer Petrischale.

*

Ein Klopfen an der Tür. Dann noch eins. Ich schlug die Augen auf. Als ich den Kopf hob, tat mir der Nacken weh.

»Schau nach, wer das ist«, sagte Auntie Shirin.

Ich wankte zur Tür, wischte mir etwas Spucke von der Wange. Drückte das Auge gegen den kalten Ring des Spions.

»Es ist Mo.«

»Kein Wort zu ihm. Er kann damit nicht umgehen«, sagte sie. »Warte kurz.« Auntie Shirin griff nach dem großen Ziploc auf dem Boden. Darauf ihr bürgerlicher Name – Shirin Javan – mit schwarzem Filzstift. Sie schüttelte den ganzen Kram auf die weiße Bettdecke. Streichhölzer, Makeup, Handy, schwarze Handtasche. Hastig räumte sie die Tasche wieder ein.

Ich öffnete die Tür. Mo pflügte an mir vorbei, direkt auf Shirin zu, die den Kopf wieder auf das Kissen gelegt hatte. »Was zur Hölle, Mom? Wo warst du? Ich versuch schon den ganzen Morgen, dich zu erreichen.«

»Was denn?«, sagte sie. »Schon mal was von Female Bonding gehört? Wie wär's mit ein bisschen Respekt? So sprichst du nicht mit deiner Mutter.« Sie stellte die Handtasche auf den Nachttisch.

»Sorry, Mommy«, sagte er, beugte sich über sie und küsste sie auf den Kopf. Er war ganz in Schwarz gekleidet. Seine Platin-Rolex glänzte im Schein der Nachttischlampe. Er war dreißig, knapp drei Jahre älter als ich. Mo für Mohammad.

Mo und Shirin hatten die gleichen schönen, dunklen

Muttermale im Gesicht, wie Sternbilder, pechschwarzes Haar, geschmeidige Bewegungen. Shirin lächelte. Ihr Augen-Make-up hatte alles überstanden, katzenhaft geschwungener Lidstrich, Wimperntusche, die ihren Blick öffnete.

»Ich bin am Verhungern. Können wir was essen?«, fragte sie, schwang die Beine aus dem Bett und löste den Gürtel ihres Bademantels. Er öffnete sich wie ein Vorhang und gab den Blick auf ihren nackten Körper frei. Sie ließ den Mantel aufs Bett fallen. Ich betrachtete Mo und sah, dass auch er sie musterte. Sein Blick voller Liebe. Ihre Brüste waren rund und steif, wie losgelöst von ihrem restlichen Körper. Ihr Bauch flach und braun, die Pussy zu einem rasiermesserscharfen V gewachst. Nicht das typische Bild einer 54-jährigen Mutter. Ich dachte an den Polizisten, wie er sich ihr näherte, sie küsste. Die einzigen Alterszeichen waren die hervortretenden Venen an Händen und Nacken.

»Ist es zu glauben, dass du da rausgekommen bist?«, fragte sie mit Blick auf ihren Unterleib. »Die beste Entscheidung meines Lebens. Eines Tages bin ich aufs Klo, um zu kacken, und zack, da warst du.«

Mo hob eine Augenbraue. »Mom, niemand außer dir würde das für normal halten. Sei mal ernst.«

»Ich bin ernst. Ein Wunder, dass du nicht schwul bist.«

Mo lachte.

»Bravo, Auntie. Ich dachte, du wolltest nicht mehr klingen, als wärst du von gestern«, sagte ich.

»Wir sprechen uns noch mal, wenn du selbst Kinder hast, Bita«, sagte sie. »Das wünscht sich niemand. Mein süßer Kleiner ist ein Ladykiller.« Sie drückte Mo einen Kuss auf die steife Gelfrisur. Dann ging sie zum Sofa, auf das sie ihre Kleider von letzter Nacht geworfen hatte. Ein hautenges schwarzes Wollkleid, ihre Chanel-Stiefel. Keine Unterwäsche. Sie schlüpfte hinein. Zog meinen schwarzen Mantel mit dem großen Fellkragen darüber. Ihre gebräunte Haut schimmerte. »Los geht's«, sagte sie. »Ich könnte einen ganzen Cowboy vertilgen.«

Als ich den Reißverschluss meiner Stiefel hochzog, sah ich das weiße Pulver schon in Lines auf dem Spiegel. Ich beugte mich darüber, griff nach dem zusammengerollten Schein und zog. Mo und Shirin taten das Gleiche. Ich schloss die Augen, atmete ein und aus. Meine Naseninnenseite brannte, der bittere Geschmack sickerte mir in die Kehle. Ich schluckte. Und da war es, überall in meinem Körper: das kleine Aufflackern von Freude.

Wir verließen das Hotelzimmer. Ich ging sicher, dass das Schild an der Klinke auf »Bitte nicht stören« gedreht war. Bei den Aufzügen sortierte ein Zimmermädchen gerade ihren Rollwagen. Shirin nickte der Frau zu, und als die sich wegdrehte, schnappte sie sich eine Handvoll kleiner Schnapsflaschen und steckte sie Mo in die Manteltasche.

Wir verließen den Aufzug und betraten den pfirsich- und orangefarbenen Paisley-Teppich der Empore. Goldene Kronleuchter erhellten den Saal. Von der Lobby schwang sich eine imposante Holztreppe zu uns herauf. Die Après-Ski-Gesellschaft saß auf Sofas und schlürfte Wein, bestellte mehr Runden als sie sollte. Das hatten wir gemeinsam.

Wir musterten die Gäste zu unseren Füßen, frisch aus dem Flugzeug, mit Cowboyhüten und Pelzmänteln. Ich zählte die Wasserstoffmähnen und Ken-Frisuren. Pagen eilten mit Gepäck hin und her. Ich habe meine Kindheit in Flugzeugen verbracht. Jeden Tag starteten in Teheran Maschinen mit Leuten wie uns, die sich durch Bestechung aus dem Land schmuggeln konnten.

»Wann habt ihr gemerkt, dass die Revolution wirklich passiert?«, habe ich meine Eltern einmal gefragt. »Gar nicht«, sagte Mom. »Als es hart auf hart kam, standen wir mehr hinter dem Schah, als uns selbst klar war.«

»Diese Texaner machen mich krank. Ohne ihre Kühe und Ölquellen wären sie einfach nur Abschaum«, sagte Shirin. »Trinken wir was.«

Wir setzten uns an den knisternden Kamin in der Lounge. Diesmal hatten sie wirklich dick aufgetragen – noch mehr, als ich es in Erinnerung hatte. Die Spiegel reflektierten das Lametta. Aus unsichtbaren Lautsprechern schallten Weihnachtslieder, die ich alle als kleines Kind in L. A. gesungen hatte. Mo in Houston sicher auch.

Auf dem Sofa nebenan saß ein frisch verheiratetes amerikanisches Pärchen. Sie rieben die Nasen aneinander und schwenkten ihre Weingläser, wie man es bei einer Weinverkostung lernt. Sie schauten zu uns rüber und gingen. Das Feuer wärmte mich.

»Deine Mutter wäre begeistert gewesen«, sagte Shirin. »Sima war der größte Weihnachts-Freak.«

»Wirklich? Sie mochte die kalte Luft hier, und den Langlauf.« *Hätte. War. Mochte.* Die Worte knirschten. *Scheiß Krebs.* Wie sehr ich diese klischeehafte Wendung hasste, genau wie unsere Versuche, uns von Mom zu distanzieren, vielleicht um uns vor der Absolutheit des Todes zu schützen und von seiner völligen Sinnlosigkeit abzulenken. Sie war erst ein Jahr tot, und ich spürte schon, wie sie uns entglitt. War in der kleinen Schneekugel, die sie als Kind wie einen Schatz gehütet hatte, eine Kiefer gewesen? Was konnte ich tun, um mich besser an sie zu erinnern? Wie hätte sich eine richtige Muslima an sie erinnert?

Laut einer der wenigen Geschichten, die meine Mutter aus ihrer Jugend erzählt hatte, nahm sich meine Großmutter Elizabeth ein Vorbild an Hollywood-Stars wie Elizabeth Taylor, und zwar noch bevor die 1976 ihre berühmte Iranreise gemacht und lasziv vor allen wichtigen Sehenswürdigkeiten posiert hatte. Unsere Elizabeth hasste Kinder. Die Kinder, die sie von allen auf der Welt am meisten hasste, waren ihre eigenen, ihren Sohn Nader und ihre Töchter Sima und Shirin. Elizabeth wollte keine Mutter sein. Als meine Mom sechzehn war, am Tag, als sie ihre erste Periode bekam, sagte sie zu ihr: »Als du aus mir rausgekommen bist, blutig und brüllend, war mein Leben vorbei. Ich war erledigt.« Sie sprach gern darüber, wie stark sich ihre Vagina bei der Geburt geweitet hatte. Warum war ihr Leben nicht vorbei gewesen, nachdem Nader aus ihr herausgekommen war? Nader, ein leicht unterbelichteter Tyrann, der Ameisen aß. War ein einzelnes Kind erträglich, ruinierte es einem noch nicht das Leben?

»Das ist das letzte Mal, dass ich diesen blöden Trip mache, Kinder«, sagte Auntie Shirin und polierte ihre dunkel glänzenden Fingernägel.

»Warum?«, fragte Mo.

»Jedes Jahr kommen mehr von uns. Aspen wimmelt nur so von uns, und die Leute in meinem Alter sind so langweilig. Die Männer machen einen auf jugendlich. Und die Frauen führen sich auf wie meine alte Naneh. Die Monarchie ist denen in den Arsch gekrochen und dort verreckt. Dreh mir einen Joint, Schätzchen.« Sie reichte Mo ein mit Edelsteinen besetztes Zigarettenetui und bestellte uns eine Flasche Champagner. Ich hatte erwartet, sie würde sagen, ohne meine Mom sei es nicht mehr dasselbe. Vielleicht empfand sie auch so. Ich stieß mit meinem Glas gegen die der anderen und dann mit zitternder Hand gegen die Kante des Beistelltisches. Ich wartete darauf, dass etwas zu Bruch ging. Shirin rauchte unbehelligt ihren Joint.

»Eure Väter«, sagte Shirin, inhalierte und stieß den Rauch aus, »sind solche Versager.«

»Du bist fies«, sagte Mo. »Dads Geschäfte laufen gut.«

»Ha«, antwortete Shirin. »Im Iran *waren* sie die Wirtschaft.« Sie sah mich an. »Und jetzt verkaufen Houman und dein Vater genau was? Gefälschte iranische Teebeutel mit Motivationssprüchen?«

»He, dass die gefälscht sind, ist nicht ihre Schuld. Einfuhrbeschränkungen, schon mal gehört?«, sagte Mo.

Plötzlich tauchten Shahla, Neda und Leila vor uns auf. Drei Schwestern, die ich nur schwer auseinanderhalten konnte, die Töchter von Houmans Bruder. Dicke, glatt geföhnte Haare, perfekt geschwungene Augenbrauen, traurige verführerische Münder. Wie ich, nur sehr viel hübscher, wenn ich ehrlich bin. Schwarze Hosen, enge Pullis, Diamanten, Ohrenschoner aus Pelz. Eine Mischung aus Skihäschen, Playboy Bunny und iranischer Ivanka Trump.

»Ah, Mädchen. Setzt euch, esst, esst«, sagte Auntie Shirin. »Ihr seht aus, als würdet ihr euch nur von Ritalin und Kaffee ernähren. Ich versteh euch Mädchen einfach nicht. Man kann essen, aber man muss dabei ein bisschen schlau sein. Mittagessen ist okay, Abendessen ist für Schweine. Abends nur einen schönen Salat, und fertig.«

Shahla, Neda und Leila kicherten, zwei von ihnen warfen ihr Haar über die Schulter.

»Wir gehen shoppen. Ich brauch ein neues Kleid für morgen«, sagte die Linke, drehte den Oberkörper und legte den Kopf schief. »Mit ordentlich Sideboob.«

»Yummy ...«, sagte Mo. »Wir haben die heißesten Ladys, das sag ich schon immer.«

Ich steckte mir einen Finger in den Mund und mimte ein Würgen. »Inzestalarm ... Außerdem datest du nur Blondinen.«

»Und du datest nur Typen aus Harvard.«

»Das ist was anderes«, sagte ich.

»Ach ja?«

Ich schüttelte den Kopf. Dabei hatte er recht.

»Ein paar Jungs aus Houston haben uns auf eine Party in

Red Mountain eingeladen«, sagte die Mittlere. »Da müssen wir scharf aussehen.«

»Hmmm. Was wisst ihr über die Typen?«, fragte Mo.

»Ach, bist du jetzt unser großer, böser Beschützer? Lass stecken, Mo! Das will echt keiner hören. Blablabla ...«, sagte Leila heiser. Sie erkannte ich an der Stimme. Die Älteste, Weiseste der Schwestern, die schon seit ihrem zwölften Lebensjahr betrunken am Tisch einschlief.

*

»Let's vamos. Es ist schon vier«, sagte Auntie Shirin. »Die Läden machen heute früher zu.« Sie hob die Hand und winkte einem Kellner. Nicht unserem. »Zahlen?«, sagte sie zu irgendeinem Typen in marineblauer Uniform. »Wir haben nicht den ganzen Tag.«

Der Mann eilte zurück hinter die Theke. Angetrunken und zu müde, um Nüchternheit vorzutäuschen, streckte ich die Beine geräuschvoll auf dem Beistelltisch aus. »Aber Schluss jetzt mit dem Klauen. Die nehmen fünfzehn Dollar für diese kleinen Flaschen. Im Ernst, Auntie.«

Shirin lächelte.

Ich brachte sie gern zum Lächeln. »Du und deine kriminelle Energie«, fügte ich hinzu, was sie ignorierte.

Mo runzelte die Stirn. »Hä?«

»Spaß«, sagte ich.

Als der Kellner nicht wiederkam, stand Shirin einfach auf und verließ die Lounge durch die gläserne Drehtür. Sie drehte sich nicht um. Mo und ich zuckten mit den Schultern und folgten ihr. Für einen Moment war ich allein in der Isolation der Glaskabine. Die Welt war still, fast weg. Perfekt.

Draußen unter der grünen Markise schloss ich zu Mo und Shirin auf. Ich zog den Reißverschluss meines Mantels bis zum Kinn, spürte das gezackte Metall an der Lippe und stülpte mir die Kapuze über den Kopf.

Wir liefen über tauendes Eis und Kopfsteinpflaster. Um uns herum wippende Cowboyhüte mit Einkaufstüten. Alle kauften auf den letzten Drücker Weihnachtsgeschenke, und wir schlossen uns an. Meine Augen tränten im kalten Wind.

Auntie Shirin drückte auf die Klingel eines Juweliergeschäfts.

»Schauen wir uns nur um?«, fragte ich.

Ein Sicherheitsmann ließ uns rein und nahm wieder seine Position ein. Er trug eine verspiegelte Sonnenbrille und eine enge hellbraune Uniform, wie die Karikatur eines Autobahnpolizisten aus den Achtzigerjahren. Er lächelte nicht, sah nicht einmal in unsere Richtung.

»Was soll ich euch kaufen?«, fragte Auntie Shirin Mo.

»Wozu denn?«, fragte Mo.

»Eine neue Uhr? Was ist mit dir, Bita?«

»Ich brauche nichts«, sagte ich.

»Du willst keinen Schmuck?«, fragte sie.

»Willst du dich heute nicht ein bisschen zurückhalten?«

»Saket«, zischte Shirin.

Hinter dem Glastresen arrangierte eine Frau um die sechzig Verpackungen. Lange elfenbeinfarbene Strickjacke, das in einem Karamellton gefärbte Haar zu einem lockeren Knoten hochgesteckt, perfekte Haltung. Sie war mir auf Anhieb unsympathisch.

Die Frau sah auf. »Wie kann ich Ihnen helfen?«

»Ich würde gern Ihre Herrenuhren sehen«, sagte Auntie Shirin, als sie auf uns zukam.

»Selbstverständlich.« Sie schloss eine Glasvitrine auf, in der eine Miniaturversion von Aspen aus unzähligen Schmuckstücken nachgebaut war. Diamantene Ohrstecker baumelten als Schneeflocken an unsichtbaren Fäden.

»Niemand braucht eine neue Uhr«, sagte ich.

Shirin blitzte mich an. »Wissen Sie was? Ich nehme alle.«

Die Frau machte einen Schritt zurück. »Oh … Sicher?«

Shirin zog eine Augenbraue hoch. »Was glauben Sie denn?«

»Möchten Sie vorher die Preise wissen?«, fragte die Frau, während sie ein paar Uhren von den grünweißen Filzbergen löste.

Shirin lachte. »Geben Sie mir auch noch die Halskette da.« Shirin nickte in Richtung eines Smaragd-Chokers, der als Gondelseil diente.

»Weihnachten muss Ihnen ja wirklich am Herzen liegen«, sagte die Frau. »Das Grün ist perfekt für die Feiertage.«

Shirin lachte, schüttelte den Kopf. »Sie machen sich keine Vorstellung.«

Die Frau sah uns an. »Ich packe Ihnen das eben ein.«

»Werfen Sie sie einfach hier rein«, sagte Shirin und zückte den Ziploc-Beutel aus dem Gefängnis.

Die Frau starrte den Haufen Uhren und dann die leere, filzstiftbekritzelte Plastiktüte an. Das Licht an der Decke brachte ihre perfekte Frisur und ihr gepudertes Gesicht zum Strahlen und verlieh ihr die glänzende Aura eines Engels. Sie sah wieder Shirin an und lächelte, die Lippen geschürzt, als hätte sie noch nie in ihrem ganzen Leben ein solches Mitleid für jemanden empfunden.

*

Draußen vor dem Laden legte Auntie Shirin das Smaragd-Halsband an, ein Achteck, das von einem breiten goldenen Kettengeflecht an ihrem Hals gehalten wurde. Es glitzerte. Sechs Uhren hatte sie gekauft, für über dreißigtausend Dollar. Beim Laufen schwenkte sie die Plastiktüte energisch hin und her.

»Wo hast du denn die Tüte her?«, fragte Mo.

»Geht dich nichts an«, sagte sie.

Die Sonne schien jetzt, Wolken fegten über den Himmel. Der Schnee blendete mich. Ich setzte meine Sonnenbrille auf.

»Bring mich nie wieder in so eine peinliche Situation«, sagte Shirin. Ihre Stiefel klackten hart auf dem roten Pflaster.

»*Ich dich*?«, fragte ich. »Ich wollte nur helfen.«

»Ich brauche deine Hilfe nicht.«

»Kommt schon, Leute, easy. Holen wir uns einen Crêpe«, sagte Mo.

»Alles, was du willst, mein Schatz«, sagte Shirin. »Gib mir den Wodka.«

Mo fasste in die Manteltasche und reichte Shirin die Fläschchen. Sie blieb stehen, klemmte sich die Tüte unter den Arm, schraubte eine Flasche auf und kippte sie hinunter. Dann das gleiche Spiel mit den anderen zwei. Die leeren Flaschen warf sie in einen Schneehaufen. Kurz überlegte ich, ob ich sie aufheben sollte, aber wozu?

Als wir uns der Schlange am rot-weiß gestreiften Crêpe-Wagen näherten, erhob sich vor uns der große Berg von Aspen, von den Einheimischen nur »Ajax« genannt. Mir war heiß und schwindlig. Ich sah zu meinen Füßen auf dem unebenen Pflaster. Ich musste an etwas denken, was Mom mir oft erklärt hatte. Wenn im Iran jemand zu einem sagt: »Schönes Halsband hast du da«, muss man es ihm anbieten. Einfach so. Natürlich konnte ich Shirin nicht bitten, mir die zehntausend Dollar für die Kaution zurückzuzahlen. Das würde gegen alles verstoßen, was man mir je beigebracht hatte. Außerdem war es ja das Geld der Familie.

»Na, so was, wenn das mal nicht meine liebsten Lieblingsmenschen sind«, hörte ich jemanden sagen. Es war Onkel Houman, mit Dad. Ihre Nasen waren rot vor Kälte, die kurzen Bärte schimmerten silbrig. Sie trugen dicke Parkas mit großen Pelzkrägen, Moncler oder Façionable. Dad hielt eine Zigarre in der behaarten Hand.

»Wo warst du denn, Liebling?«, fragte Houman. »Ich hab dich gestern Abend gar nicht mehr gesehen.«

»Ach, nur unsere Ehre verteidigen«, sagte Shirin und verschränkte die Arme.

Onkel Houman lachte. »Entspann dich einfach, Honey. Ernsthaft. Entspann dich. Alles ist okay.« Er legte den Kopf in den Nacken, sah in den klaren weißblauen Himmel, öffnete weit die Arme und atmete tief durch. »Ahhhhh.« Er stieß eine weiße Atemwolke aus. »Was könnte schöner sein als das hier? Aspen mit meiner wunderschönen Frau und meiner Familie.« Er klopfte meinem Vater auf den Rücken.

Shirin schüttelte den Kopf. »Ich bitte dich. Mach dich nicht lächerlich. Diese Stadt ist ein Drecksloch.«

»Sei so lieb und bestell mir einen Schoko-Crêpe, Bita«, sagte Dad.

»Wir stecken mitten im Pokerturnier des Jahrhunderts«, sagte Onkel Houman. »Es ist wunderschön.« Wieder klopfte er Dad auf den dicken Mantel, als wollte er ein Kissen abstauben. Dad hustete, streckte die Hand mit der Zigarre aus.

Zwei schnurrbärtige Polizisten schlenderten vorbei, von den Rändern ihrer Crêpe-Teller tropfte Schokoladensoße. Ich beobachtete sie und beobachtete gleichzeitig Auntie Shirin dabei, wie auch sie sie beobachtete. Einer der beiden zwinkerte ihr lächelnd zu.

»Entschuldigung?«, sagte Shirin laut.

Die Polizisten drehten sich um. »Gibt's ein Problem?«, fragte der andere, dem die Schokosoße jetzt über die Finger lief.

»Hör gefälligst auf zu glotzen«, sagte Auntie Shirin.

»Na, na, Shirin Jun. Entspann dich«, sagte Houman. »Tut mir leid, meine Frau hat wohl etwas zu viel erwischt.«

»Dreckiges Schwein«, sagte sie.

»He«, sagte der Polizist, der gezwinkert hatte. »Ganz vorsichtig.«

Shirin drehte sich nach uns um. Niemand sagte ein Wort. Der Cop blieb breitbeinig stehen. Er schüttelte den Kopf und blinzelte Shirin in der hellen Sonne an.

Auntie Shirin drehte sich noch einmal um und sah mich an, dann Mo, dann unsere Väter. »Moment mal. Kein Wort von euch Pennern?«, schrie sie.

Ich starrte auf meine Füße. Bitte, mach, dass sie aufhört. Ich winkte Leute in der Schlange an uns vorbei.

»Na, na«, sagte Houman wieder. »Lasst uns doch einfach alle ein friedliches Weihnachtsfest haben. Alles okay.«

Auntie Shirin ballte die Fäuste. »Halt den Mund«, sagte sie, leiser jetzt, mit zusammengebissenen Zähnen.

Der Polizist machte einen Schritt auf sie zu.

»Bleib mir verdammt noch mal vom Leib«, sagte sie. »Ich hab genau gesehen, wie du geguckt hast. Du hast von dem Cleopatra-Bullshit gehört, stimmts? Du weißt, wer ich bin, hab ich recht?«

Der Cop runzelte die Stirn. »Was? Ich sollte Sie an Ort und Stelle wegen Alkoholkonsums in der Öffentlichkeit festnehmen. Wie wär's?«

»Ich bin nicht betrunken!«, schrie sie. Leute, die hinter uns in der Schlange standen, überholten uns jetzt unaufgefordert, reckten die Hälse.

»Ach tatsächlich?«, antwortete der Polizist. »Sorgen Sie dafür, dass sie ihre große Klappe hält«, sagte er zu Houman. »Wenn heute nicht Heiligabend wäre, würde ich sie sofort einbuchten.« Er sagte etwas zu seinem Kollegen, der ein Notizbuch zückte.

»Shirin«, sagte Houman leise. »Was ist denn in dich gefahren?« Er griff nach ihrem Arm und schüttelte ihn.

»Ich hab's gestern Nacht fast mit einem Kollegen von

denen getrieben«, sagte sie, ihre Worte wie eine Waffe, ihre Miene versteinert.

Houman starrte sie an, ohne zu blinzeln. So reglos hatte ich ihn noch nie gesehen.

»Was redest du da, Auntie?«, sagte ich. »Komm schon, hör auf.«

»Mom«, sagte Mo. Er sah sie an, dann die umstehenden Gaffer.

Shirin wandte den Blick ab, sah auf den Berg.

»Sie macht nur Witze«, sagte ich.

Shirin stieß ein bitteres, wütendes Lachen aus. »Niemand verteidigt mich. Niemand steht für mich ein. Was. Habe. Ich. Zu verlieren?«, fragte sie und starrte mich an.

Ich blickte in ihre glänzenden, dunklen Augen. »Wovon redest du?«, fragte ich. »Du hast alles.«

Aber eigentlich glaubte ich selbst nicht daran. Sie war unglücklich. Mom hatte immer gesagt, Shirin sei von all ihren Freunden die Klügste gewesen. Obwohl Mom der Bücherwurm war, stellte Shirin sich als die Ehrgeizige und Wagemutige heraus. Als könnte sie die Welt nach ihrem Willen formen. Auch ich galt als schlau. Aber was hatte uns das gebracht? Die Revolution hatte alle ruiniert. Sogar Mo und mich und die drei Ivanka-Schwestern. Auch, wenn wir nie wirklich darüber redeten. Was stimmte nicht mit uns?

»Bitte, Auntie«, sagte ich.

Sie schüttelte den Kopf. »Und ich kaufe euch Idioten auch noch Geschenke.« Sie schwang die Plastiktüte vor den Männern hin und her. »Aber ich hab's mir anders überlegt.«

Shirin ließ uns stehen. Ging am Crêpe-Stand vorbei, dann am Schalter des Skilifts. Sie sah sich nicht um. Einen Augenblick blieb sie stehen, als sie den Fuß des Berges erreichte, wo die Leute ihre Skier in den Schnee gerammt hatten. Ich rechnete damit, dass sie umdrehen würde, aber das tat sie nicht. Sie lief den Berg hinauf. Ich spürte, wie sie sich beim Laufen vorbeugte. Ich spürte die heißen Tränen auf ihrem Gesicht – oder war das nur Wunschdenken? Skifahrer schossen die Piste hinunter, haarscharf an ihr vorbei, und bespritzten sie versehentlich mit Schnee, sodass sie ihren Aufstieg unterbrechen und sich abklopfen musste. Neben dem riesigen Seilbahnmasten blieb sie schließlich stehen. Die Skifahrer unter ihr wischten sich den Schnee von den Helmen und schnallten die Skier ab. Sie blickte nach oben, den Hals gereckt. Sie hob die Hände, als würde sie sich vor dem Berg ergeben. Kapitulieren. Von einer Hand baumelte, im Sonnenlicht glänzend, die Plastiktüte.

Tante Shirin griff hinein. Sie war jetzt so weit weg, dass ich die Augen zusammenkneifen musste. Im nächsten Moment schwang sie ihren Arm in einem Bogen zum Himmel. Und noch einmal. Die Hand in die Tüte. Dann wieder den Arm Richtung Himmel.

In der Ferne flogen im hohen Bogen Objekte durch die Luft wie Bumerangs, glitzernd im Sonnenlicht. Aber sie kehrten nicht zurück. Die schönen, überflüssigen Uhren.

Ich schwieg. Ich betrachtete Shirin. Ich betrachtete den Berg, ließ den Blick an ihr vorbeischweifen, die Piste hinauf bis zum wolkenverhangenen Gipfel. Der Berg wirkte gleichzeitig weich und schroff. Felsen brachen durch den Pulverschnee. Ich atmete die kalte, klare Luft.

Teheran war sehr schmutzig, das wusste jeder. Eine Stadt aus Smog. Das letzte Mal, dass ich ihre Luft geatmet hatte, war ich noch ein Baby gewesen. Als Kind hatte es mich überrascht, als ich herausfand, dass der Iran bergig war, dass sich gleich nördlich der Stadt das Elburz-Gebirge auftürmte und Teheran in seiner majestätischen, stillen Schönheit umarmte. Was war ich überhaupt für eine Perserin?

Ich beobachtete Shirin, beobachtete mich selbst.

SHIRIN

Bita und Mo verstehen das nicht, aber ihr Universum ist aus Plastik, ein Witz. IKEA, Zara, Amerikaner und ihre »Geschichte«. Amerika, Mörderin der Geschichte. Erbstücke interessieren sie nicht. Sie verschmähen antike Möbel – »braune Möbel« nennen sie sie. Sie wollen Pressspan, Furnier, MDF-Platten. Ich sage: Nein. Wenn du gehst, nimmst du deinen Schmuck mit. All unsere Geschichten von der Revolution handeln auch von Schmuck. Du nimmst ihn mit, ganz egal, ob er dir gefällt. Noch vor den Fotos und dem Familienpudel. Ja, wir hatten einen Pudel, einen schönen, großen, schmutzigen Hund. Das gebe ich ohne Scham zu.

Statt mir zu danken, lachen Bita und Mo nur, wenn ich ihnen Schmuck anbiete. Sie begreifen nicht, dass das der größte Ausdruck meiner Liebe ist, meines Vertrauens in die Fortdauer unserer Familie – ein Lebewesen, das Futter braucht, Erbstücke, das hungrig ist nach Edelsteinen, ein gefräßiger Schmuckdieb wie alle Überlebenden, Darwin weiß Bescheid.

Wir stammen von einem großen Mann ab, sind Nachkommen, Urenkelinnen, um genau zu sein, eines großen Konstitutionalisten, eines heroischen Kämpfers, eines Mannes, der, glaubt man Mommy und natürlich der großen Abhandlung der Persischen Geschichte mit dem Titel *Choking the Great Lion*, sein Leben der Demokratie im Iran geopfert hat. Babak Ali Khan Valiat, auch bekannt als Der

Große Krieger. Das 20. Jahrhundert hatte gerade begonnen, und er träumte von einem Iran als säkulare Republik mit einem demokratisch gewählten Parlament. Fast hätte er uns tatsächlich zu diesem Ziel geführt, ist aber schlussendlich gescheitert, sonst würde ich diese Geschichte nicht erzählen.

So sehr ich Bita und Mo liebe – in Aspen haben sie nur stumm danebengestanden, als die Schmuckverkäuferin uns mit Herablassung behandelte. Es tut mir leid, das sagen zu müssen, aber sie verstehen die Bedeutung von Familie nicht. Sie können nichts dafür, Amerika ist jünger als mein Lieblingsring, ein sibirischer Amethyst, sehr selten, dunkelviolett, der im Licht rot und blau funkelt, wie zum Beweis seiner Ernsthaftigkeit und Echtheit, umgeben von smaragdenen Tränen, wie eine in ihre Blätter versunkene Blume. Ein raffiniertes Schmuckstück. Wenn ich den Ring trage und den Arm ausstrecke, um seine kräftigen Farben zu bewundern, Farben, die in der Natur vorkommen und doch kaum zu fassen sind, dann bin ich meine Großmutter Banu Khanum an ihrem Frisiertisch. Der Große Kleine Boss, wie sie von allen genannt wurde.

Als das Leben zu riskant wurde, als wir uns hinter den Mauern unserer Häuser verschanzten, abgeschottet von Unseresgleichen – ja, genau, in diesen Gärten, von denen man so viel hört, wo wir Granatapfelsaft trinken und Pistazien essen, dieser ganze Unsinn, falls ihr euch jetzt besser fühlt –, war es Zeit zu fliehen. Die immer häufigeren, größeren und gewalttätigeren Proteste, die Massen an Studenten aus den Dörfern. Ganz am Anfang, als jener berüchtigte Bericht erschien, in dem Khomeini als »verrückter indischer Dichter« bezeichnet wurde – der Funke, der das Ganze entzündet hat, wie es immer so schön heißt –, und die Männer des Schahs in Qom protestierende Studenten töteten, bin sogar ich auf die Straße gegangen, habe ein

Schild mit der Aufschrift »TOD DER MONARCHIE« geschwenkt. Ich lehnte absolute Autorität ab. Es genügte nicht, dass der Schah ein paar Gefangene freiließ, nachdem er Hunderte getötet hatte. Ich hatte Marxisten in der Familie, einen Abschluss von einer Schweizer Universität! Ein Freund von mir hat Khomeini in Paris sogar die Hand geküsst – Khomeini, der große Demokratisierer! Ha!

Aber schon bald, nach den vierzig Tagen der Trauer, von denen in den Büchern immer die Rede ist, der erneuten Trauer und schließlich dem Ausbruch weiterer Proteste und weiterer Morde, der Schiitischen Periode, verdüsterte sich die Stimmung zusehends. Auf den Schildern prangte jetzt »TOD DEM SCHAH, DEM BLUTSAUGER«. Auf anderen Plakaten noch Schlimmeres, Worte, die ich nicht wiederholen werde, in denen es um Körperöffnungen ging und darum, was man der Elite, auch Mitgliedern unserer Familie, antun sollte. Das Cinema Rex brannte nieder, und mit ihm fünfhundert Menschen. Der Schah rief das Kriegsrecht aus, schickte Panzer und Helikopter und schoss das Volk nieder. All das wurde schon millionenfach gesagt. Die Leute wurden zerquetscht wie Zikaden im Sommer. Er überrollte die Jugend, und die Jugend wurde noch wütender.

Mommy hatte Angst um uns. Sie sagte: »Geht jetzt, denkt an die Kinder. Wartet, bis die Situation sich beruhigt hat, und kommt gemütlich zurück. Nehmt euren Schmuck mit, und meinen auch, nur für den Fall, dass diese Barbaren sich alles unter den Nagel reißen.« Wie wenig wir von der Zukunft ahnten, die unsere vermeintlichen Retter uns bescheren würden: Massenhinrichtungen, Erschießungskommandos, Enthauptungen, Zwangsverschleierung. Ein islamischer Staat.

Meine Schwester Sima spöttelte nur. Ihr entging etwas sehr Wichtiges über Iraner wie uns. Sie hielt uns für oberflächlich, materialistisch, unfähig zu tieferem Denken.

Aber wie kommt es dann, dass wir Hafez haben und Saadi und Firdausi und Farrokhzad? – ganz Recht, endlich auch eine Frau. Wie kommt es, dass wir eine Reihe der größten Poeten der Welt für uns beanspruchen können? Denkt mal ernsthaft darüber nach. Die Sprache, die Worte sind nur ein Nebeneffekt. Entscheidend ist, dass wir Iraner verstehen, was in der Welt möglich ist. Wir wissen um ihr Potenzial zu glorreicher, unermesslicher, herzzerreißender Schönheit. Und doch prägt meistens nicht diese Schönheit das Leben.

Oder?

Die Rose und der Dorn, die Trauer und die Freude sind miteinander verbunden. Das ist wahrscheinlich achthundert Jahre alt. Ich vergesse immer, wer es gesagt hat, aber es ist wichtig. Merkt es euch. Manch einer behauptet, wir hätten nicht einmal ein eigenes Wort für Rose – wir sagen nur »rote Blume« –, aber wir haben etwas Besseres: Vorstellungskraft.

Der Schmuck, die Armani-Kleider, eine Vorliebe für das Extravagante, Perrier statt Leitungswasser – unser tapferer Versuch, unsere kühnsten Vorstellungen vom Himmel auf Erden in unseren Alltag zu bringen. Die Rosen zu den Dornen. Selbst die weniger Begüterten unter uns geben ihr Bestes, legen besonderen Wert auf prächtiges Haar, makellose Schuhe. Prada, Mahda, wie es bei uns heißt, Chanel, Pahnelle, das ganze Gereime, alles nur Theater, Schein, Spielerei. Ihr versteht schon. Diese Dichter – diese Seher – stehen nicht abseits von mir und Mommy. Nicht einmal von Bita und Mo und Houman und den ganzen anderen Idioten. Wir sind geborene Künstler, wir Perser, geborene Träumer. Selbst wenn wir dieses Potenzial im Finanzwesen oder in der Zahnmedizin ausleben.

Meine Schwester Sima hielt unsere Liebe für schöne Dinge für verachtenswert, für ein Zeichen unserer Unsicherheit, den Versuch, uns dem Westen anzupassen. Weil wir Respekt wollten, Legitimität. Darüber kann ich nur lachen.

Je mehr Make-up und Schmuck eine Iranerin trägt, desto tiefer ist ihre Vorstellung von Schönheit, desto abgründiger ist sie, desto größer ihr Schmerz, desto unvereinbarer ihr Inneres und Äußeres. Das ist alles, was es noch an Schönheit in der Welt gibt! Wer hat noch nie zur Aufmunterung eine kräftige Farbe getragen?

Wenn ihr das nächste Mal einer solchen Iranerin begegnet, seht über eure Abneigung hinweg. Es mag euch überraschen, aber ich kann diese Abneigung durchaus nachvollziehen. Ich wünschte, alle könnten gleich wohlhabend sein, ich liebe alle Menschen, ich habe größten Respekt vor Menschen, die arbeiten müssen, um zu leben, nicht nur, um noch heller zu strahlen, wie ich. Nein. Denkt euch diese Iranerin als entfremdet von dem, was sie in ihrem tiefsten Inneren einst war – eine Erbin jahrtausendealter Kultur und Schönheit. Und dennoch hat sie, diese Frau, niemals echte Macht besessen. Sie war Ehefrau, Mutter, Gehilfin, Hure. Diese Diamanten? Sie sind ihr Ein und Alles.

»Das ist doch völlig überzogen, das ganze Gerede, die Angst. Wir bleiben hier«, sagte Sima zu Mommy, eine Woche, bevor wir aus dem Iran flohen. Wir saßen in Mommys Wohnung, in ihrem Badezimmer aus weißem Marmor, ihrer Idealvorstellung einer Moschee für Frauen, während sie in einer Metallschüssel ihre Haarfarbe anrührte. Sima, die neugeborene Bita an der Brust, sagte, all das werde zu nichts führen. Sie sei sich nicht sicher, ob diese Proteste das Land voranbrächten, schon bald würden der SAVAK oder das Militär die Kontrolle übernehmen. Es werde wieder Normalität einkehren, danach könnten sich die Dinge verändern, langsam, verantwortungsbewusst. »Allmählicher Fortschritt, das ist der richtige Weg, davon bin ich jetzt überzeugt«, sagte Sima, die angeblich einmal Kommunistin gewesen war und mir, als wir selbst noch Kinder waren, erklärt hatte, alle Kinder sollten vom Staat erzogen werden. »Gib mir meine Nichte«, sagte ich und streckte die Hände nach Bita aus. Sima saß auf der zugeklappten Toilette, blinzelte seltsam mit den Augen, wie immer, wenn sie nervös war, und starrte dann auf ihre Füße. »Natürlich müssen die verschiedenen Interessen respektiert und berücksichtigt werden. Wir müssen nach und nach eine echte konstitutionelle Monarchie werden. Dann ist vielleicht eine Republik möglich.«

Mommy warf die Arme in die Luft, als riefe sie die Ahnen an. »Vay vay vay Khoda«, sagte sie. Die Ärmel ihres Gewands schwangen mit ihren Fäusten hin und her. »Wenn ihr nicht geht, komme ich vor Sorge um. Ich werde nur noch Schwarz tragen, um euer baldiges Ende zu betrauern. Und wenn ihr nicht sterbt, werde ich euch nie vergessen lassen, dass ihr mir nicht gehorcht habt. Niemals!« Von dem Holzlöffel in ihrer Hand flog Haarfarbe durch den Raum.

Wir lachten. Bita weinte. Ein Streifen der klebrigen Masse rann die ehemals makellose Wand hinter der Badewanne hinunter.

Ich wusste, dass sie nur bluffte. Mommy hätte niemals nur Schwarz getragen. Wenn sie mir als jungem Mädchen irgendetwas beigebracht hatte, dann dass man als Braunhaarige ganz in Schwarz aussah wie der Tod. Eine Regel, die ich natürlich ignorierte. Was jedoch den Fall unseres Überlebens anging, glaubte ich ihr jedes Wort. Sie würde bis in alle Ewigkeit wütend auf uns sein, ihr Geist würde sich in meinen Kopf einnisten wie in einem Wohnzimmer.

Dem Schicksal ihres einzigen Sohns Nader gegenüber schien sie beinahe Zen-artig eingestellt, auch wenn sie sicher nicht gewusst hätte, was das heißt. »Er hat weder Frau noch Kinder, er kann ganz beruhigt sein. Wenn er geht, dann geht er.«

Unsere Reiseberaterin Yassaman Khanum rettete uns. Sie leitete ihre eigene Agentur. Ja, wir arbeiteten, hatten Jobs, wir Frauen, selbst damals waren wir aktiv, ambitioniert. Yassaman Khanum schickte uns zuerst nach Wien. Das sei am sichersten. Alle Aufmerksamkeit war auf Paris gerichtet. Wer kam und ging? Dann ein kurzer Flug nach Frankreich, wo wir den Herbst an der Côte d'Azur verbringen würden. Dort würden wir ausharren und, weil wir Geld auf Schweizer Konten hatten, in atemberaubenden französischen Bikinis in der schwindenden Sonne liegen, am alten Hafen Kalbfleisch alla Milanese, beinahe italienische Pizza und Burgunder genießen. Und sobald die Kämpfe nachließen, würden wir nach Hause in den Iran zurückkehren. Daran hatte unsere Reiseagentin *extraordinaire* nicht den Hauch eines Zweifels.

Heute lache ich Yassaman Khanum ins vermutlich tote Gesicht. Narren waren wir, alle miteinander. Am Ende verließen wir das Land viel früher als die meisten unserer Freunde. Wir waren die Ersten, die sich verabschiedeten.

*

»Steigt ins Auto, Kinder. Wir gehen«, rief ich den Gang entlang und die Treppe hinauf. Abolghassem, die Nanny und die Kolfats warteten unten auf uns, aufgereiht wie zu einem Empfang. Abolghassem, bärtig und dunkel, ganz in Weiß, irgendwie wusste sich das Fett seines Ofens an einem so feierlichen Tag von seiner Schürze fernzuhalten. Die Nanny, wegen ihrer mütterlichen Brüste und schmalen Lippen aus Dutzenden Frauen auserkoren. Eine der Kolfats, sie war ausschließlich fürs Bodenwischen zuständig, hielt einen Koran hoch über ihren Kopf und wartete, dass wir darunter hindurchliefen. Der Koran lag auf einem Tablett, daneben eine Kristallschale mit Wasser und Rosenblüten. Ein Buch, das sie selbst nicht lesen konnte.

»Hol die Kinder«, sagte ich zur Nanny. »Wo sind sie?«

»Madam«, sagte sie, ohne mir in die Augen zu sehen. »Mohammad ist fertig, aber er schläft. Soll ich ihn wecken?«

Ich lachte. »Khanum«, sagte ich. »Siehst du nicht, dass wir nur noch auf die Kinder warten?« Damals konnte man noch grob zu seinen Dienern sein. Und man nannte sie Diener. Es war ehrlicher.

»Na, na«, sagte Houman, der gerade aus seinem viel zu ordentlichen, kaum genutzten Büro kam, wo er hin und wieder ein oder zwei Telefongespräche führte. Er zog eine breite Krawatte aus der Tasche. Schon mit dreißig hatte er den Ansatz eines runden Bauchs, trug damals allerdings noch wie viele Männer Schnurrbart. Aufgekrempelte Manschetten, behaarte Arme, die Schlaghosen seines braunen Anzugs mit scharfer Bügelfalte. Er fing gerade an, den Polo-Duft zu benutzen, den in der grünen Flasche mit dem goldenen Deckel, den er heute noch trägt und der ihn in ein Muster an Männlichkeit verwandelte, in einen durch nasse Wälder streifenden Jäger in Lederkluft. Wenn er auf Geschäftsreise war, schnupperte ich an seinem Kissen und vermisste ihn. Was für ein Dummerchen ich war.

»Sie sind nervös, Shirin. Sei ein bisschen nachsichtig«, sagte Houman, band sich die Krawatte um, straffte sie und zog den Stoff zurecht.

»Und Madam«, sagte die Nanny, was sie immer *Maahdahm* aussprach, als wäre ich ein prächtiger Ballsaal, ein Zaubertrick, Ta-dah.

»Was denn? Raus mit der Sprache.« Ich pflückte mir eine Zigarette aus ihrer Brusttasche, sie zündete sie mir mit zitternden Fingern an.

»Niaz wollte zu Khanum Valiat.« Sie verschränkte die Arme vor ihrer Uniform, die im englischen Stil gehalten war, ein beiges, tailliertes Kleid mit rundem Kragen und brauner Schleife um den Hals. Ich kleidete meine Diener gut. Schließlich waren sie ein Teil von mir.

»Sie kann jetzt nicht zu Mommy«, sagte ich und zog an der Zigarette. »Sag ihr, ich nehme alle meine Wertsachen mit, und zu denen zählt auch sie.«

»Ich habe mich falsch ausgedrückt, Madam. Sie ist nicht hier. Sie ist zu Khanum Valiat gelaufen.«

»Allein?«, fragte ich. »Was denkt sie sich dabei? Und jetzt?«

»Liebling, wir dürfen diesen Flug nicht verpassen. Einen anderen kriegen wir vielleicht nicht mehr.« Houman trat neben mich und fasste mich an der Schulter.

»Ich ruf sie an.« Ich griff nach dem Hörer des Flurtelefons. »Mommy«, sagte ich. »Was soll das? Dachtest du, ich merke nicht, dass du dir meine einzige Tochter gekrallt hast?«

»Vay, Shirin, sie ist hier aufgetaucht und bettelt darum, bleiben zu dürfen. Sie will mich und Roshani nicht allein lassen. So ein gutes Mädchen. Wer hat ihr wohl beigebracht, so rücksichtsvoll zu sein?«

»Sie will … bleiben? Mommy, wen interessiert, was sie will? Sie ist sechs.«

»Warum sind die Töchter meiner Freundinnen so viel netter zu ihren Müttern? Warum habe ich die unverschämteste Tochter? Womit habe ich das verdient? Wusstest du, dass Nasreen auf die kleine Bahar aufpasst, weil ihre Tochter ihr ganz selbstverständlich ihre Kinder anvertraut? Warum sollte ich das nicht auch dürfen? Das erklär mir mal einer.«

»Warum lassen wir Niaz nicht hier?«, flüsterte Houman hinter mir. »Elizabeth Khanum wird sich gut um sie kümmern. Es ist ja nur ein Monat, höchstens zwei. Was meinst du?«

Ich drehte mich um, und als er meinen Gesichtsausdruck sah, machte er einen Schritt rückwärts auf die Tür zu, die wir neuerdings fünffach verriegelten – zwei Bolzenschlösser, eine Kette, manchmal auch eine silberne Gabel, ein Stuhl.

»Shirin?«, sagte Mommy. »Bist du noch dran?«

Ich merkte, wie ich die geringelte Telefonschnur umklammert hielt, als wollte ich sie erwürgen. Die Tür war aus Holz, und Holz ließ sich niederbrennen. »Gut, soll sie bleiben. Verpasst sie eben einen schönen Urlaub«, sagte ich schließlich, um sie zum Schweigen zu bringen, bevor ich durchdrehte. »Aber sei bitte vorsichtig. Und stopf sie nicht mit Gaz voll, sonst passt sie nicht mehr auf einen Flugzeugsitz.«

Ich knallte den Hörer auf die Gabel, fuchtelte mit der Zigarette in der Luft und stürzte mich auf Houman. »Ich dachte, hier ist es so gefährlich? Für ihren Liebling gilt das wohl nicht. Oder hat sie nur Angst, allein zu bleiben? So eine Heuchlerin.«

Im Auto saß ich mit Mohammad und Houman auf der Rückbank. Am Steuer saß mein Lieblingschauffeur Khosrow, der mich als junges Mädchen zu Partys gefahren hatte und auf dem Rückweg meine Wodkafahne ignorierte, weil er wusste, wie man ein Geheimnis für sich behielt.

Wir nahmen das billige Auto, den älteren Mercedes – spröde Ledersitze, ein lebloses Beige, wie Sand. Lieber keine Aufmerksamkeit erregen. Unsere Straße lag ganz still da. Shirin-Straße hatte Daddy sie genannt, als ich zur Welt kam. Khiaban-eh Shirin, also Süße Straße. Mein Name bedeutet *süß*. Kaum zu glauben, was? Ich war wütend auf Niaz, aber warum vermisste ich sie dann schon? Ihr üblicher Platz zwischen mir und Houman war ganz leicht eingedellt. Meine Kehle fühlte sich eng an.

»Hier ist ja gar nichts los«, sagte ich beim Blick aus dem Fenster. »Wo sind denn die ganzen Leute?« Wir fuhren schweigend um eine Ecke, die Bäume blitzten im Sonnenlicht, winkten uns flimmernd zum Abschied.

Houman sah mich an, zog Mohammad auf seinem Schoß näher an sich, als der ausgerechnet nach seiner Schwester rief. »Neezee«, heulte er. »Neezee.«

Ich versuchte, ihn zu ignorieren. »Khosrow? Weißt du, wo alle sind?«, fragte ich, die Hand am Fahrersitz.

»Ja, Khanum.« Er sah mich durch den Rückspiegel an. »Sie sind draußen, auf der Straße.«

»Ist das hier nicht die Straße?« Ich war verwirrt.

»Eines Tages, Khanum. Inshallah.«

»Was?«

»Entschuldigung, Khanum. Sie kommen schon noch.«

Vielleicht verstand ich damals nicht, was er meinte. Aber wie auch? Ich bin keine Hellseherin.

Niemand sprach. Wir bogen auf immer größere Straßen. Langsam, wie ein Bienenschwarm, den man nicht hört, bis er plötzlich wild um einen herumschwirrt, sah ich sie. Roch den schweren Pferdegeruch und hörte den Lärm der Menschen. Ich werde das nie vergessen, es war wie ein persisches Gedicht. Da, ich kann die Geschichte erzählen, wie die Leute sie sich wünschen. Der Schweiß auf ihren Gesichtern, die Schilder hocherhoben, mit vereinter Stimme. Es müssen Hunderte gewesen sein, Tausende, eine ganze Nation, die da auf unser billiges Auto zumarschierten. Zumindest billig für unsere Verhältnisse.

Männer mit offenen Hemden, Frauen, die sich nicht darum scherten, damenhaft zu sein, schrien Schmähworte gegen den Schah. Bi-sharaf, riefen sie, das schlimmste Wort unserer Sprache. *Ehrlos.* Gab es keinen zivilisierteren Weg, seiner Unzufriedenheit Ausdruck zu verleihen? Das Ganze schien mir unangemessen. Und doch war etwas in mir auch traurig, nicht dazuzugehören zu diesem Zusammenschluss, dieser einhelligen Stimme. So ist es. Warum sollte ich lügen?

»Runter von dieser Straße«, sagte ich. Ich betrachtete

ihre wütenden Gesichter, die Schilder, die sie in unsere Richtung hielten. »Umdrehen, los, los, los!« Ich schlug gegen die Rückseite von Khosrows Sitz.

Im Flughafen Mehrabad stand ich mit Mohammad auf dem Arm in einer relativ stillen Ecke. Er hatte den ganzen Weg hierher geweint, auch nachdem wir den Demonstrationen entkommen waren. Mein hübscher Junge, schon zwei Jahre alt, der sich mir nie widersetzen würde. Ich bedeckte ihn mit Küssen. Einen auf die linke Wange, einen auf die rechte. Wie groß er geworden war. »Halt dich mit den Beinen an mir fest«, sagte ich. Seine Nase war nass. Mit seinen großen dunkeln Augen sah Mohammad mich an. Kein freudiges Quietschen über meine Küsse. Er trug einen hübschen Anzug. Marineblau mit goldenen Knöpfen, ein weißes Hemd, das Haar zu einer Seite gescheitelt. Die weißen Strümpfe bis zu den Knien hochgezogen, die schwarzen Schuhe glänzend und makellos. Wie eine kleine Puppe. Meine Kinder waren Puppen, selbst das undankbare. Verdammt, für wen hielt sich dieses Mädchen? Aber wäre sie jetzt hier gewesen, hätte sie ihren Bruder zumindest zum Lachen gebracht.

Die Leute liefen Richtung Abflughalle, umklammerten große Gepäckstücke, zerrten widerspenstige, verständnislose Kinder hinter sich her, alles eilte voran oder wartete in Grüppchen, verstreut wie Haare auf dem Fußboden eines Friseursalons. Einige schrien, eine alte Frau weinte auf Knien – sie spielte ihre Rolle perfekt. Leute, die auf dem Boden saßen und aßen, einen Löffel mit Reis herumreichten. Was für ein Zeitpunkt, um zu essen!

Ich versuchte, den Lärm auszublenden, aber das war unmöglich. Sima kam mit Teymour und Bita im Wagen, versteckt unter einem warmen Berg aus Decken. Sie war drei Monate alt. Ein Unfall, ein Ausrutscher, wie es so schön heißt. Sima war komplett unvorbereitet auf ein Baby. Sie hatte Karriere machen wollen, war aber wegen der Schwangerschaft vor ein paar Monaten von ihrem ersten Job als Journalistin bei einer kommunistischen Zeitung gefeuert worden. Was hatte sie sich dabei gedacht? Offensichtlich gar nichts, das sagte ich ihr auch, bevor Bita zur Welt kam. Danach hatte es nicht mehr viel Sinn, sie daran zu erinnern.

Wir standen von den Stühlen auf, die ein paar Unglückliche uns überlassen hatten, strichen uns die Kleider glatt. Mohammad fühlte sich schwer an. »Hast du alles Wichtige dabei?«, fragte ich.

»Wir sind doch hier«, sagte Sima.

Ich kniff die Augen zusammen. »Hast du die Diamantenkette mitgebracht, die Mommy dir gegeben hat?«, fragte ich und hielt mir Mohammad vor den Mund, um meine Worte zu verbergen und nicht die Aufmerksamkeit der anderen Passagiere oder des Sicherheitspersonals auf mich zu ziehen.

»Psssschh!« Sima sah sich um, blinzelte ein paarmal. Dann flüsterte sie, ebenfalls hinter Mohammad: »Fang doch jetzt nicht wieder damit an. Khob halah, Mommy hat alles an Nosrat übergeben, ganz unten in einem großen Sack Reis.«

»Sie hat was?« Ich riss die Augen auf. Ich wollte Mohammad an Houman weiterreichen, aber er krallte sich an mir fest. Ich drückte zurück, um ihn ein bisschen zu beruhigen.

»Sie hat Nosrat aufgetragen, den Sack zu Hassan zu bringen, dem Gärtner von Tante Katti«, sagte Sima. »Sie denkt, niemand schöpft Verdacht, wenn ein Gärtner einem anderen einen Sack Reis übergibt, und Katti wird nichts dagegen haben. Ganz allein in ihrem winzigen Witwenhaus, ohne Verbindung zur Regierung oder auch nur ein funktionierendes Telefon. Sie wird drauf aufpassen.«

»Und sie vertraut darauf, dass ein Gärtner – zwei Gärtner – den Sack zuverlässig bei Katti abgeben? Und sich die Sachen nicht selbst unter den Nagel reißen? Was für eine Idiotin.« Wer konnte schon sagen, ob Nosrat Hassan überhaupt ausfindig machen würde, so absurd, wie unsere Wegbeschreibungen damals ausfielen. Über die Brücke, am weißen Zaun rechts und dann den Sohn des Ladenbesitzers fragen.

Sima zog eine Augenbraue hoch. »Wie wenig Glauben du in die Menschen hast. Hassan und Nosrat gehören zur Familie. Wir haben eine gemeinsame Geschichte, wir haben für die Ausbildung ihrer Kinder bezahlt, verdammt, für die Wirbelsäulen-OP von Nosrats Vater.«

»Sieh dich doch um …«, rief ich. »Wenn Hassan und Nosrat zur Familie gehören würden …« Ein paar Männer in Uniform zerrten eine heulende Familie aus dem Flughafengebäude, und wir hielten inne. Die Lautsprecherdurchsagen übertönten die allgemeine Aufregung. Ich sah ein kleines Mädchen lächeln, ihre Zähne funkelten, während sie einen roten Ball den Gang hinunterrollte, nichts ahnend. Und wenn es ein Fehler gewesen war, Niaz zurückzulassen? War ich blind, weil ich wütend auf sie war? Ich flüsterte Sima zu: »Wir sind auf uns allein gestellt. Die wollen nicht, dass wir die Verantwortung tragen. Die können uns nicht mal leiden. Diese Arschlöcher wollen das Land übernehmen, und glaub mir, sie werden sich alles nehmen. Du mit deinem allmählichen Fortschritt …« Ich trat ein Stück zurück.

»Ach, Shirin. Hab ein bisschen Vertrauen. Am Ende siegt das Volk. Wir alle«, sagte Sima.

Ich zog sie zur Wand, Mohammad hing an mir wie ein Äffchen. Ein paar Soldaten marschierten auf uns zu, und ich konnte nicht einmal mehr genau sagen, wofür sie eigentlich marschierten. Einer starrte mich an. »Ich war zuerst ja auch für diese Veränderung, für die Proteste. Das verlangt allein unsere Abstammung. Der Große Krieger hat es angestoßen, wer weiß, vielleicht werden sie die Sache zu Ende bringen. Aber für uns ist in ihrem neuen Iran kein Platz.«

Daraufhin schwieg Sima tatsächlich. Sie nickte. Ihr dürftiger Lippenstift war schon ganz verblasst, an den eingetrockneten Puderstreifen auf ihren Wangen sah ich, dass sie geweint hatte.

»Wir sind für jede potenzielle neue Herrschaft eine zu große Bedrohung. Was haben wir davon, außer vielleicht geköpft zu werden? Wenn wir zusammenbleiben, kommen sie uns holen. Um eine alte Frau wie Mommy kümmert sich keiner.«

»Na gut«, sagte Sima. »Sollen eben andere zur Abwechslung das Ruder übernehmen.« Sie presste die Lippen aufeinander und tippte nervös mit dem Fuß. Ich beobachtete die Spitze ihres Schuhs, das glänzende, funkelnde Alligatorenleder, das seinen Platz auf dem Boden des Flughafens einforderte.

Mohammad wand sich und stieß einen Schrei aus.

Sima zuckte zusammen und hielt sich die Brust. »Autsch.«

»Er ist doch gar nicht dein Baby«, sagte ich lachend. »Deine Brüste sind defekt, Sima.«

Unsere Männer kamen mit Gepäck und Kinderwagen auf uns zu. Houman bedeutete uns weiterzugehen, indem er mit zwei Fingern eine laufende Figur mimte.

»Warte«, mimte ich zurück, streckte die Hand aus wie ein Sicherheitsmann. Ich trat an die große Fensterscheibe. Ich glaube, da wusste ich es schon. Es war ein strahlender Tag, die Sonne schien gelb und heiß. Kein Wölkchen. Niaz saß bei Mommy auf dem Sofa. In der Ferne sah ich die Berge. Bewaffnete Männer in Uniform standen in Reih und Glied. Die Männer des Königs, die wenige Wochen später ihre Neutralität erklären würden. Was wollten sie? Hassten auch sie den König? Wen würden sie als Erstes töten, wenn sie die Wahl hätten? Die Antwort würde euch überraschen.

Als wir an Bord der voll besetzten Maschine auf den Start warteten, lehnte Sima sich von ihrem Platz am Gang vor und aschte auf das Metalltablett. Ich saß am Fenster, auf dem Mittelsitz hatten wir unsere Handtaschen. Leuten, die Handtaschen auf den Boden stellen, ist nicht zu trauen. Wir legten Bita in ihr Körbchen und Mohammad über die Sitze in der Reihe neben uns, um etwas Ruhe zu haben. Wer will sich schon ununterbrochen dem Krawall der Kinder aussetzen? Irgendjemand in der Maschine, ich weiß nicht mehr, wer, eine Großmutter, hatte Mohammad ein Spielzeug in die Hand gedrückt, er drehte geschäftig an einem kleinen Griff und schaute in eine Papierschachtel. Womit sich kleine Gehirne so beschäftigen.

Sima nahm ihr Handgepäck auf den Schoß, einen Monogrammkoffer von Louis Vuitton, und zog den Reißverschluss auf. Und da sah ich ihn: ein kleiner gepolsterter Stoffbeutel mit rosa Damaszenerrosen, die älteste der historischen Rosenarten, aus der wir Golab gewinnen und die die rückständigen Christen uns auf ihren Kreuzzügen gestohlen haben. In der Mitte ein pinker Druckknopf. Ich kannte diesen Beutel. »Das sieht mir aber nicht nach einem Wörterbuch oder Gedichtband aus«, sagte ich lachend. Dann zog ich den Beutel heraus und sah hinein: Die Diamanten funkelten, Babyvögel in ihrem Nest. Mommys beste Stücke. »Lügnerin«, sagte ich.

»Reg dich ab«, sagte Sima. »Ich gehe es eben praktisch an.« Sie schnappte sich das Täschchen zurück.

Ich sehe ihn noch vor mir, diesen Beutel auf ihrem blöden Schoß, die pinken Rosen. Oh, wie sehr ich Rosenwasser liebe. Kaum einer weiß das, aber als der Schah den Iran schließlich verließ, am 16. Januar 1979 – ein Datum, das sich mir eingebrannt hat –, angeblich um einen »ausgedehnten Urlaub« anzutreten, besprengten die Menschen in den Straßen sich gegenseitig die Köpfe mit Rosenwasser. Rosenwasser! Wie wir es auch auf unsere Gräber sprengen.

»Also, nein, Sima«, sagte ich. »Beides kannst du nicht haben. Uns nennst du zu materialistisch. Genau deshalb gibt es jetzt diese Proteste.« Ich beugte mich zu ihr und schüttelte den Beutel. »Du bist kein Stückchen besser als ich oder Khanum mit ihren Kronjuwelen.«

Sima sah mich an und zog die Augenbrauen zusammen, die immer perfekt waren, mehr noch als meine. Gerade und von einer mir fremden ernsten Eleganz. Sind das nicht die zwei Arten von Menschen? Die Taktvollen und die Groben. Meine Brauen waren geschwungen, verrieten zu viel Emotion. Wie Mommy immer sagte, Simas Brauen gaukelten uns vor, sie wäre neutral, gleichmütig und hold. Selbst wenn das gar nicht stimmte. Ich hasste diese Augenbrauen.

Sima senkte den Blick, strich den Rosenbeutel glatt. Die Venen ihrer Hand traten hervor. Sie schüttelte den Kopf und seufzte so laut, dass der dämliche Teymour sich in seinem Sitz in der Reihe vor den Kindern zu uns umdrehte. »Alles in Ordnung, Sima, mein Liebling? Schatz?« Er streckte die Hand nach ihr aus.

Am liebsten hätte ich quer über die glatten Flugzeugsitze gekotzt. Ich versuchte, Houmans Blick aufzufangen. Eine Stewardess in Minirock und Gogo-Stiefeln lief lächelnd an ihm vorbei. Er erwiderte das Lächeln und löste die Finger von der Rückenlehne. Was für ein Trottel!

Sima sah mich wieder an. Diese perfekten Augenbrauen, aber auch diese Augen, dunkel und verschwiegen, die mich an meine Kindheit erinnerten. An unser Zuhause, das es jetzt nicht mehr gibt. Sie lächelte, wirkte aber, als wollte sie den Kopf an meine Schulter legen und weinen. Ein Blick, den ich auch in Mommys Auto gesehen hatte, als wir noch Kinder waren. Aber ich beugte mich nicht zu ihr. Ich nickte nicht einmal, lächelte nicht zurück. Ihre nervöse Energie war verschwunden, ich spürte nur noch Schmerz. Aber ich tat nichts. Schlimmer noch. Ich drehte mich zum Fenster und schloss die Augen.

*

Nach Aspen schlief ich eine Woche lang. Nie wieder fahre ich dorthin, so viel ist klar. Diese Bullen – der Schokosabber gehörte ihnen aus den Schnurrbärten geschlagen. Wie Houman und Teymour mich verraten haben. Ganz zu schweigen von Mo und Bita, die keine idiotischen Männer meiner Generation sind und trotzdem nichts getan haben, als wäre ich gar nicht da oder nur ein Stück Tarte Tatin ohne Gefühle. Sie sind schwach. Wissen nicht, was kämpfen heißt. Ich bin zum Kämpfen geboren.

Keiner von ihnen hatte mitbekommen, dass ich mich zwei Tage vor meiner Festnahme in der kalten Morgensonne ins Mezzaluna gesetzt hatte, in meinem neuen Ski-Overall von Bogner, bereit, die Piste unsicher zu machen, wie es so schön heißt, und ganz für mich allein den letzten Espresso des Vormittags trank. Es war noch früh, oder Mo war zu spät. Faranaz und ihre Gang, Perserinnen aus Houston und L.A., setzten sich an den Tisch auf der anderen Seite eines breiten Pflanztrogs. Allein die Mischung ihrer Parfüms brachte mich fast um. Sie hatten mich wohl nicht bemerkt, denn ich hörte Faranaz sagen: »Habt ihr dieses unmögliche Cover gesehen? Ausgerechnet Shirin auf den Titel zu nehmen, als wäre sie so eine große Nummer. Die geht mit dem Namen Valiat hausieren, als wäre er eine beeindruckende Trophäe, dabei bedeutete er gar nichts mehr. Sie sind Nobodys.« Darauf antwortete ausgerechnet Manijeh, die Manijeh, die ich gerade erst zum Mittagessen eingeladen hatte: »Wie unangenehm, dass sie alle wieder in Aspen sind. Ich hatte gehofft, sie würden nicht mehr kommen. Könnt ihr euch vorstellen, dass Shirin jetzt das Oberhaupt der Familie ist?« Faranaz fügte hinzu: »Wirklich ein Jammer, dass Sima nicht mehr lebt. Zumindest sie hatte ein wenig Klasse.« Sie lachten. Als ich mich räusperte, drehten sie die Köpfe und erstickten fast an ihren Biscotti.

Ich mache mir nichts aus Tratsch. Wen kümmern diese gelangweilten Iranerinnen, die mich nach Aspen verfolgen, weil sie mich insgeheim bewundern? Sie sind neidisch, weil ich eine richtige Karriere habe. Nach zwei Jahrzehnten als Event-Planerin der Extraklasse, Gründerin von Valiat Events, bin ich mit dem Cover der *Houston Living* belohnt worden. Wichtige Zeitungsleute waren scharf darauf, mich hinter einem riesigen Schreibtisch in Szene zu setzen, die bestrumpften Beine übergeschlagen, den Hörer eines Wählscheibentelefons am Ohr. Natürlich war hier der Böse Blick am Werk. Ihre Eifersucht. Ihr Wunsch, meinen Erfolg zunichtezumachen. Kümmert es mich, dass wir alle gemeinsam in der Schweiz studiert haben und ich wahrscheinlich die Erste außerhalb ihrer Familien war, die ihre Kinder nach der Geburt zu Gesicht bekam? Damals im Iran schenkte ich jeder Freundin, die Mutter wurde, ein hübsches Goldarmband mit dem eingravierten Namen ihres Kindes. Und da erdreisten die sich zu behaupten, ich hätte keine Klasse, mein Name sei nichts wert? Meine Familie ein Haufen Niemands?

Zurück in Houston sagte ich zu Houman: »Du kannst das leere Bett deines Sohnes wärmen mit deinen Schweißfüßen und deinem Mangel an Fürsorge.« Ich hatte genug. Seine Friedensangebote waren nichts als Hilfeschreie – Rosen, Lilien, mit Pralinen vollgestopfte herzförmige Schachteln. Als er mit einem Massagegutschein ankam, fragte ich: »Wirke ich gestresst auf dich? Glaubst du, ich habe Lust, mit irgendwelchen russischen Nutten rumzuhängen?« Ein anderes Mal war es ein Korb mit Duftseifen in Form von Texas-Sternen und Longhorns. Ich fragte ihn: »Stinke ich etwa? Bin ich eine Collegestudentin?« Was sollten das für Geschenke sein? Nicht-Geschenke. Zweideutig. Beleidigend. Pecan-Konfekt – »Willst du mich mästen?« Weiße Rosen – »Was soll das? Liege ich auf dem Sterbebett? Bin ich tot?« Ich schleuderte ihm alles in sein bärtiges Gesicht. Ich warf die Pralinen in einen Topf, schmolz sie und goss sie über seine Golfschläger.

Heute rief mein Manager Anthony an. »Shirin«, sagte er. »Wir haben ein Problem. Deine Festnahme spricht sich rum.«

»Tony«, sagte ich. Er sieht aus wie Anthony Bourdain, groß mit dem lässigen Gang eines Bad-Boys, und ich hatte schon immer mal jemanden Tony nennen wollen. »Tony, das ist unmöglich. Niemand hat was mitbekommen! Meine Familie hab ich mit dem Dolch zum Schweigen gebracht.«

»Tja, ich habe hier ein paar Nachrichten von unseren Kunden. Familie Riani, da hat die Mutter angerufen und meinte, die Hochzeit ihrer Tochter dürfe auf keinen Fall mit einem Skandal in Verbindung gebracht werden. Sie wollen wissen, ob es stimmt.«

»Na ja, von Mrs Riani mit ihrer falschen Stupsnase habe ich nichts anderes erwartet. Wenn irgendwer allergisch auf ein bisschen Spaß reagiert, dann die. Was hast du gesagt?«

»Dass sie sich keine Sorgen machen soll. Dass hinter der Geschichte mehr steckt, als sie vermutlich gehört hat. Dass alle Veranstaltungen mit der gewohnten Valiat-Qualität über die Bühne gehen werden.«

»Das reicht nicht«, sagte ich. »Einer Kundin wie der muss man ein paar gute Lügen auftischen. Wir brauchen eine PR-Strategie. Hol mir Martin ans Telefon. Ich brauche eine vernünftige Geschichte für Mrs Riani und alle anderen, die noch aufmucken könnten. Und sie müssen sie von mir persönlich hören.«

Später am Nachmittag arrangierte ich die Blumen fürs

Wohnzimmer. Ich war natürlich an einen der Blumenstände gegangen, die alle von persischen Männern geführt werden. Weil sie mich kennen – Manujher, Feridun, oder wer sie auch sind, in ihren Jeans und verwaschenen Hemden –, wissen sie genau: Kein Schleierkraut. Keine weißen Rosen. Ich will Tropenblumen, Strelitzien, Protea, je bizarrer, desto besser. Ich mag es laut. Hier bin ich, schreien meine Blumen den Besuchern zu. Lasst mich euch blenden.

Manujher, oder wie er auch heißen mochte, der mit dem Goldzahn, besaß die Frechheit, ein Grinsen aufzusetzen, ein schiefes Lächeln. Ich bemerkte es und fragte ihn, die Hand in die Hüfte gestemmt: »Was haben wir heute für ein Problem, Agha?«

Er zuckte lässig mit den Schultern. »Na ja, Khanum, ich dachte nur, Sie bekommen doch von Ihren Verehrern sicher genug Blumen?«

Wer war der Maulwurf, der sogar mit den einfachen Arbeitern schwätzte? Fast hätte ich dem Kerl mit meinem Strauß das Maul gestopft.

Mommy hasst Blumen – das sagt ja wohl alles. Welcher Maler hasst Blumen? Alles, was vor ihren Augen verwittern konnte, Insekten anzog, nach Draußen roch. Die am wenigsten naturliebende Person, die ich kenne, ausgerechnet diese Frau, die mehr Land besaß, als man sich vorstellen kann. Wenn Gäste ihr Blumen mitbrachten, musste die Nanny sie in die Zimmer stellen, die Mommy nie betrat, die Küche zum Beispiel, oder die Kinderzimmer. Obwohl Nounou, meine Großmutter väterlicherseits, die sanfte, die bei uns wohnte, Blumen liebte, schenkte Mommy ihr nie welche. Ich stahl sie dann für sie.

Ich überlegte, in welche Richtung ich die Kristallvase drehen sollte, das macht einen Unterschied, damit steht und fällt die ganze Wirkung des Arrangements. Aus dem Telefon schallte ununterbrochen mein Klingelton, *Bamboléo* von den Gipsy Kings, der mich immer zum Lächeln brachte – sogar beim millionsten Mal. Unsere wahre Nationalhymne, sag ich schon immer.

»Martin? Bist du's?«

»Hi, Mom«, sprach das undankbare Kind in mein Ohr. Sofort verebbte meine kurze Freude.

»Niaz. Salam«, sagte ich. Die blöde Niaz. Ich hatte keine Lust, mit ihr zu reden. Mein Kind, das sich nicht einmal hatte bequemen können, ein sterbendes Land zu verlassen, um bei ihrer Mutter zu sein. Gut, sie wusste damals, mit sechs, noch nicht, dass das Land im Sterben lag, aber heute ist sie alt genug und hat immer noch kein Bedauern darüber geäußert, dass sie damals geblieben ist.

»Ich hab Neuigkeiten«, sagte sie. »Rate mal, wer gestorben ist.«

»Nein. Sag's mir nicht. Mommy? Nein«, sagte ich. Unmöglich. Der Tag würde kommen, aber doch nicht ausgerechnet heute. Oder? Man sagt, es sind die alltäglichsten Momente, in denen man auf der Hut sein muss. Aber ich spürte keine Trauer und dachte darüber nach, was für eine kaltherzige Gestalt ich doch war, dass meine Mutter starb und sich in mir nichts regte, als hätte ich keine Ahnung, was Gefühle eigentlich sind, was es bedeutet, jemanden zu lieben – ganz zu schweigen von meiner eigenen Mutter.

»Mom! Daraus würde ich doch kein Ratespiel machen, bist du divuni? Denk doch mal nach«, sagte Niaz in ihrem schweren iranischen Akzent, den sie vermutlich von den Arbeiterkindern aus ihrer Schule hatte, aber wer weiß.

»Warum nennst du mich ›Mom‹? Du bist keine Amerikanerin. Nenn mich Mommy, wenn es unbedingt sein muss, oder Shirin. Du weißt doch, dass ich praktisch noch ein Kind war, als ich dich bekommen habe. Die Leute würden es nicht für möglich halten, wenn sie hören würden, dass du mich ›Mom‹ nennst.«

»Okay, Shirin«, sagte sie.

»Schon besser«, sagte ich.

Schweigen am anderen Ende. Dann klang die Leitung wie knisterndes Papier, als hätte man Wasser in den Ohren, typisch für einen Anruf aus dem Iran. Verdrehte sie jetzt ihre Houman-Augen? Sie war genau wie er, trotz all der Jahre und Meilen, sah immer alles positiv. Andererseits nutzte sie jede Gelegenheit, mich schlecht zu machen und mir in den Rücken zu fallen, ihrer eigenen Mutter!

»Bist du noch dran?«, fragte ich. »Hallo, hallo?« Ich trommelte mit den Nägeln gegen den Hörer.

»Oh … lass mich nur … warte, eine Sekunde, Mommy Jun«, sagte Niaz. Aber das Kind sprach nicht mit mir. Als hätte sie noch eine andere Mommy. Sie machte das immer noch. Ich sah vor mir, wie meine Mutter ihre verwitterten Arme über Niaz' Kopf ausstreckte. Nach dem Hörer griff und an der Schnur zerrte wie beim Tauziehen. Wie sie übernahm.

»Ay, Shirinak?«, sagte Mommy mit süßlicher Stimme.

Ich seufzte. »Ja, Mommy?«

»Shirinak. Ich weiß nicht, was Niaz hier für einen Unsinn redet. Es ist nichts. Basteh digeh, Niaz. Es ist nichts, und es ist hässlich, so zu reden.« Dann krächzte sie mit dieser Vogelstimme davon, dass wir doch eine Familie seien und uns alle »liebten«, viel mehr als diese Amerikaner, und dass wir im Iran noch wüssten, was Loyalität war. Das hatte ich wohl von ihr gelernt. Dann folgte eine ausschweifende Tirade über Leute, die ihr Unrecht getan hatten. Niemand war sicher – der Lebensmittelhändler, ihr Arzt, und ich natürlich auch nicht. Als sie bei mir angelangt war, klang ihre Stimme eher fragend – würde es mich überhaupt scheren, wenn sie gestorben wäre? Hatte sie meine Gedanken gelesen?

»Also gut«, sagte sie schließlich. »Parvaneh Jan.« Sie

hielt kurz inne. »Arme Parvaneh. Allerdings war sie auch viel älter als ich, es kommt also kaum überraschend. Angeblich war sie schon länger krank. Aber New York ist ein guter Ort zum Sterben, nicht wahr? Da spart man sich das ganze Gefahre. So Gott will, sie ist frei.«

»Arme Parvaneh? *Sie* ist also tot? Ali Luftis Parvaneh? Ich weiß, du hast immer auf freundlich gemacht, aber du kannst diese Frau nicht ausstehen«, sagte ich. »Und ihr seid gleich alt, Mommy.«

»Ach, hör doch auf, das ist nicht wahr.«

»Welcher Teil?«, fragte ich. »Welcher Teil ist nicht wahr?«

»Sie ist viel älter als ich.«

Es knackte in der Leitung.

»Pass auf, was du sagst. Wir sind nicht unter uns, vergiss das nicht.«

»Ich bitte dich. Denen ist egal, was du redest.« Ich lachte. »Ding Dong, die Hex ist tot. Khob, warum besuchst du Ali Lufti nicht in New York? Du kannst bei Bita wohnen. O Mommy, was hast du jetzt vor? Machst du ihm einen Antrag?«

Sie knallte den Hörer auf, bevor ich weiterreden konnte. Ich war so beschwingt wie seit Wochen nicht mehr. Gemein zu Mommy zu sein war ein wohlverdientes Vergnügen. Die Geschichte handelte von einer adoleszenten Schwärmerei, mehr Legende als Wahrheit, ein Witz. Ali Lufti, Sohn des Familienchauffeurs. Ich lachte. Ich wusste, dass Mommy niemals nach New York fahren würde, aber was war eigentlich mit mir? Ich konnte fahren. Die Perser in New York sind viel angenehmer. Kultivierter. Man würde mich dort lieben. Alles schlucken, was ich mir aus dem Arsch quetschte. Und sobald sie von meiner Abtrünnigkeit erfuhren, würden diese Loser in Houston mich anflehen, zurückzukommen und mein Licht wieder auf sie zu richten.

Als ich vier oder fünf war, zog Mommy mir hübsche Kleider an und legte den Kopf schief. Ich war JonBenét Ramsey in all ihrem babyhaften Sex-Appeal, als die noch Quark im Schaufenster war. »Nein, das steht dir nicht. Oje, das sieht ganz komisch an dir aus. Deine Beine, nein, deine Arme sind nicht richtig. Dein Kopf ist riesig.«

Damals war ich noch ahnungslos. Ich glaubte ganz einfach, dass sie etwas Sinnvolles tat – mich so hübsch wie möglich aussehen zu lassen. Immer bemüht, mich, Opfer meines unzureichenden Äußeren und Geschmacks, besser zu machen. Und das ginge eben nur mit Rüschenkleidchen, Löckchen und Make-up im Alter von neun Jahren.

Erst als Bita in der Mittelstufe war und mir ganz banale Fragen stellte, etwa: »Warum bin ich so hässlich, Auntie« oder: »Wird mich jemals jemand mögen?« – Bita, die nicht einmal eine Mutter wie meine gehabt hatte –, begriff ich, was Mommy mir angetan hatte.

Als ich beschloss, hey, ich habe ja ein Gehirn, war es schon zu spät. Die Einzige, die mich jemals behandelt hat, als wäre ich eine intelligente Gesprächspartnerin, war Sima – und die ist jetzt tot. Sonst nahm mich niemand ernst, und für ein Mädchen, das sowohl hübsch als auch schlau war, gab es damals keinen Platz. Gibt es immer noch nicht, ganz egal, was ihr jungen Leute behauptet. Bita könnte vielleicht eine Ausnahme sein. Sie ist hübsch, versucht aber, ihr Aussehen in den Hintergrund zu rücken. Ich ziehe sie gerne damit auf, aber viel Glück damit, Bita Jun. Keine Sabotage an ihrem Äußeren wird ihre Attraktivität je komplett auslöschen, armes Ding. Und Niaz … Wer weiß, was sie anstellt. Ein verschwendetes Leben, wenn man mich fragt. Sie hätte es zu etwas bringen können und steckt stattdessen im Iran fest, um sich um Mommy zu kümmern und »ihrem Land treu zu sein«, wie es hier so schön heißt. Dabei würde ihr Land sie jederzeit für einen Teller Torshi umbringen.

Was sollen sie mit einem Mädchen ohne jede Referenz bis auf ihre vorrevolutionäre Elitefamilie schon anfangen? Ich muss niemandem erzählen, was das für ein Zeugnis ist.

Aber genug von diesen Geschichten. Was mich am meisten im Leben verletzt, ist diese Niaz. Wenn sie meine Mommy, *meine* grässliche Mutter, »Mommy« nennt. Das bringt mich um. Ich rede mir ein, dass es nur eine Wendung ist, bedeutungslos. Genau wie: »Das bringt mich um.« Aber auf eine Art ist Niaz für mich gestorben. Ich habe Mommy meine Tochter behalten lassen. Es ist schwer für mich, diese Worte zu denken. Aber umbringen tun sie mich nicht. Fast, aber schaut mal, wer noch da ist. Keine Rose ohne den Dorn, wenn ich ein bisschen poetisch werden darf.

Ich griff nach dem Telefon und wählte. »Tony! Gute Nachrichten. Großartige Nachrichten. Ich habe sowohl deinen als auch Martins Job erledigt.«

ELIZABETH

Dies ist die Geschichte einer Nase. So fängt alles an. Eine Geschichte, die jahrelang allen Töchtern erzählt wurde, allen Enkelinnen, entfernten Cousinen, Nichten oder schüchternen kleinen Jungen, die sie hören wollten. Alt und Jung. Als Mahnung. Und als Aufforderung.

Es war das Jahr 1941, Elizabeth war sechzehn. Von den vier Schwestern hatte sie die größte Nase. So riesig, dass man Elizabeth verflucht glaubte. Sie würde auf ewig allein bleiben.

Wie alle Nasen setzte auch ihre ganz unschuldig über den Augen an. Hätte man dort innegehalten, wäre man an den rätselhaften Augen hängen geblieben – ihr Blick war hart wie der von einem Tier. Vielleicht hätte es einem sogar den Atem verschlagen. Aber so sieht niemand ein Gesicht an. Man hält nicht bei den Augen inne. Nicht einmal bei solchen wie ihren.

Manchmal zeichnete Elizabeth ihre Nase und musste weinen. Bucklig, knochig und nach unten gebogen. Die Spitze erinnerte an den gesenkten Kopf eines Betenden, eine olympische Kunstspringerin beim Flug ins Becken.

Menschen sind nicht sonderlich kompliziert, und sie ändern sich nicht. Die männlichen Neandertaler waren genauso oberflächlich wie heutige Männer. Es gibt nichts Primitiveres als Schönheit und ihren Sog. Große Nase bedeutet keine Verehrer, keine Liebe. Zumindest für eine Frau. Es geht so weit, dass Menschen, wie schon gesagt größtenteils Frauen, maskierte Fremde dafür bezahlen, sie zu betäuben, ihnen die Nase zu brechen und zu verkleinern. Sie hassen sich, und sie hassen ihren Hass. Aber Lehren ziehen sie daraus nicht.

Da war sie also. Reiches Mädchen mit großer Nase. Aber sie war nicht allein. Da war auch noch Ali Lufti, der Sohn des Chauffeurs, der seine Existenz in dieser Geschichte Elizabeths Nase verdankt. Denn mit einer kleinen oder auch nur durchschnittlichen Nase hätte Elizabeth im feudalen Iran des Jahres 1941 den Sohn eines Chauffeurs niemals auch nur eines Blickes gewürdigt.

Oder?

Das große Anwesen hätte auch ein englischer Landsitz sein können, wäre da nicht die Hitze gewesen, die Heftigkeit, mit der die Sonne auf die Mauern niederbrannte. Eines sagenumwobenen Tages lächelte Ali Lufti ihr zu.

An jenem Tag stand sie da, in ihrem dünnen Baumwollkleid mit einer Schleife im Rücken, strich sich die Haare – braun und schulterlang mit großen, weichen Locken – hinter die Ohren und betrachtete sein Gesicht. Gebräunt und ohne Pickel, ein Blitzen von Schalk und Neugierde in den braunen Augen. Sein Kiefer verjüngte sich und mündete in einem kräftigen Kinn mit einem Grübchen. Ein Kinn, das ein komisches Gefühl in ihr auslöste. Da war er. Starrte ins Nichts, auf die leeren Stufen, in die wabernde Luft, und dann sah er sie an.

Er lächelte. Seine Lippen teilten sich, dehnten sich, wurden schmaler. Seine Zähne waren perfekt, ebenmäßig und blendend. War er nicht arm? Warum hatte er so weiße Zähne?

Es ist nämlich töricht zu glauben, je hässlicher ein Mensch ist, desto weniger gäbe er auf Äußerlichkeiten. Manchmal sind die hässlichsten Menschen die oberflächlichsten. Die schwächsten die brutalsten.

Elizabeth achtete sehr auf die Oberfläche von Gesichtern. Die Dichte ihrer Augenbrauen, den Schwung, mit dem eine Frau ihre Brauen nachzeichnete, um einen bestimmten Charakter zu suggerieren. Die Falten in Mundwinkeln und auf Stirnen, die sich im Alter vertieften – besonders bei geselligen Menschen. Die ewig weiterwachsenden Nasen und Ohren.

Sie wurde zu einer Expertin für Gesichter. Und in Erwartung all der leeren Stunden, die sich vor ihr ausdehnten, ein Mädchen auf einem Landsitz in Teheran, ganz allein mit ihren Gedanken, begann sie, in ihrem Zimmer heimlich Porträts zu zeichnen. Mit vier Jahren, alles aus dem Gedächtnis. Als sie ihren ersten Kreis zeichnete, zeichnete sie ein Gesicht. Oder umgekehrt. Es ist eine Sache, Gesichter zu beobachten, und eine ganz andere, sie sich neu vorzustellen, ihnen auf Papier Leben einzuhauchen. Sie machte sich die Gesichter zu eigen.

Aus Rache, oder um ihr Ego zu besänftigen, zeichnete sie alle außer ihrem Baba und Ali Lufti mit gelben Zähnen. Die Farbe alter Küchenlappen, Badeseifen und Rotz. Sie lachte dabei, ganz allein in ihrem stillen, abgedunkelten Zimmer. Natürlich hat es etwas Trauriges, wenn jemand mit einer hässlichen Nase so auf Gesichter fixiert ist, auf Äußeres, Physisches. Das ist das Leben. Voller Traurigkeit.

An jenem sagenumwobenen Tag, als Ali lächelte und seine Zähne genau aussahen, wie sie sie so oft gezeichnet hatte, lächelte Elizabeth zurück. Ihre Welt hatte sich verschoben. Nicht nur ein Stück, sie gewann eine ganze Dimension hinzu. Ebenso Elizabeth selbst – nach diesem Lächeln war sie klarer, wacher, aufmerksamer denn je. Sie war zum Leben erwacht. Ali, der wie sie meistens allein war, auf einem Baumstamm hockte oder im Gras kauerte und ein Metallstück inspizierte. Elizabeth hatte ihn längst bemerkt, seine Bewegungen beobachtet, aber bis heute hatte er ihren Blick nie erwidert.

Blieb die Frage, wie das Lächeln eines Fremden eine solche Wirkung haben konnte. Man schob es auf die Nase. Aber vielleicht dient die Nase gar nicht nur der Ablenkung, sondern auch der Verschleierung des Mysteriums menschlichen Begehrens. Warum eine Seele eine andere will.

Im Iran der 1940er-Jahre war es nicht im Interesse eines Mädchens zu fühlen und zu wollen. Aber Elizabeth war nicht bewusst, an welchem Punkt im Lauf der Geschichte sie sich befand. Das weiß eigentlich niemand – wir brauchen eine gewisse Torheit, um voranzukommen. Über Geschichte wusste sie wenig, nur, dass es einen neuen König gab, wegen eines Krieges, der viele Länder betraf, aber nicht sie.

Für Ali ließ sie ihre Augen aussehen wie große blaue Teiche, wie Eidotter in einer Pfanne. Sie flatterte mit den Wimpern. Sie wusste, was sie zu tun hatte.

Baba hatte es ihr beigebracht. Nicht ausdrücklich, sondern indem sie die Art von Frauen studierte, mit denen sie ihn auf Partys und auf der Straße flirten sah, Frauen, die er schätzte. Frauen mit einer Körperhaltung, bei der sich die Schulterblätter beinahe berührten, das Kinn sich nach vorn reckte und der untere Rücken sich schwang wie ein C. Die, wenn Baba einen Witz erzählte, mit jeder Faser ihres Körpers lachten. Die aussahen, als wären sie bereit, in ihn hineinzuspringen. Er war ein Mann, der Frauen liebte – einen bestimmten Typ Frau.

Trotz ihres gigantischen Zinkens – oder genau deshalb? –, war Elizabeth Babas Liebling. Er nannte sie Elizabeth die Große, und von Zeit zu Zeit fühlte sie sich auch so.

Schon ihr Name war im Iran herausragend und ungewöhnlich – sie hieß nicht Shamsi oder Nilu wie die anderen Mädchen. Sie war Elizabeth, benannt nach Babas englischer Lieblingsfreundin. Mit zwanzig hatte er in Paris Jura studiert. In Europa zu studieren und »gelehrt« zurückzukehren, war modern und fortschrittlich. An die Jahrtausende Gelehrtentum zu Hause dachten sie nicht: nicht an den Kyros-Zylinder, nicht an Krankenhäuser, Ziegel, Wein, Backgammon, vorzeitliche Kühlschränke, Eiscreme, Omar Khayyam. Nicht damals. Nein, durch ihre Parisaufenthalte waren diese Männer prädestiniert, nach Art des Westens zu regieren. Sie konnten die Farangi beschwichtigen. Waren »zivilisiert.« Baba trug einen dreiteiligen Anzug, und in der rechten Hand hielt er ein Monokel. Die Mädchen waren nur das Sahnehäubchen eines solchen Abenteuers – leibhaftige Beweise. Und noch mehr als die englischen Mädchen galt alles Französische als Gipfel der Kultur. Baba würzte sein Persisch mit französischen Wendungen, einem Wort, einer Betonung. *Où est ma ceinture? Excuse-moi, madame. Viens ici.*

*

Zehn Monate zuvor saßen sie im belaubten Innenhof des mit Steintürmchen gekrönten Sommerhauses im Norden von Teheran, in das die Familie jedes Jahr pilgerte. Dort schliefen die Kinder monatelang auf von Dienern ausgebreiteten Decken aus Lamafell unter freiem Himmel, und die Frauen und Mädchen – achtzig Prozent Augenbrauen, Wimpern und Haare – nahmen ihr Abendessen unter leuchtenden Sternen auf Steppdecken ein. Elizabeth, damals noch fünfzehn, saß dort, den Teller auf dem Schoß, Welten entfernt vom ohrenbetäubenden Geschnatter der Frauen.

Das war eine weitere sagenumwobene Geschichte. Elizabeth wusste nichts davon, dass sie Teheran in jenem Jahr eher verlassen hatten, weil es hieß, der Iran könne in einem gerade anderswo tobenden Krieg nicht mehr länger neutral bleiben. Die Briten und die Sowjets bombardierten die Stadt – angeblich war der Einfluss Deutschlands zu groß. Deutsche Einwohner mussten fliehen, und schon bald wurde auch der Schah vertrieben und durch seinen Sohn ersetzt. Aber Elizabeth dachte an nichts von all dem. Ihre Gedanken kreisten um den Wunsch, allein zu sein.

So nah sie sich ihrem Baba fühlte, diese Frauen vor ihr waren Fremde. Sie behandelten sie wie eine Plage. Meist ignorierten sie sie. Vielleicht war sie als Jüngste nur ein Eindringling. Sie forderte weder Aufmerksamkeit noch Liebe.

An diesem einen Abend, im Mondlicht, griff sich Elizabeths Schwester Katherine, genannt Katti, entschlossen, luchsartig und mit leuchtenden Augen eine der großen, flackernden Kerzen von der Steppdecke und hob sie hoch. Wie die anderen Schwestern hatte auch Katti ein kleines elegantes Pilznäschen. Und wenn doch ein Knochen darin saß, ein hartes Stückchen in der Spitze, so war er kaum der Rede wert und verschwand unauffällig zwischen winzigen Nasenlöchern.

Katti beugte sich vor, leuchtete mit der Kerze auf Elizabeths Nase und fing an zu lachen. Erst ein Kichern und schließlich ein Gackern.

Dann hielt sie einen Atemzug inne und sagte: »Wenn Elizabeth ein Zimmer betritt, kommt zuerst die Nase rein.«

Sie deutete auf den Schatten von Elizabeths Nase, der auf der Steinmauer hin und her waberte.

»Schaut euch das an, wie monströs!«, riefen die anderen. »Sie ist nicht Elizabeth die Große, sondern Elizabeth die Nase.«

Katti schaute gen Himmel und betrachtete den Vollmond. Die anderen folgten ihrem Blick. Alle Augen richteten sich auf den Mond und wieder zurück auf die Nase an der Wand. Sie sahen zu, wie der Schatten – Elizabeths Nase – einen Satz nach vorn machte.

Vielleicht war es die Größe des Mondes, seine Rundheit und Fülle, oder es lag daran, wie der Schatten der Nase sich bewegte, was es auch war, die ganze Gruppe brach in explosionsartiges Gelächter aus. Katti und alle jungen Frauen und Mädchen, die in den opulenten Stoffen lagen, stimmten mit ein. Die Tanten und Cousinen, Anahita, Faranak, Sudabeh, es waren so viele. Sie lachten und lachten und räusperten sich und wischten sich die Tränen aus dem Gesicht. In Elizabeths Ohren klang es wie eine einzige Stimme. »Das ist einfach zu gut«, sagte die junge Sudabeh, und alle Frauen sahen die Nasen der anderen an und stupsten und drückten sie spielerisch. Elizabeth schwankte, blickte hinunter auf ihren Schoß.

Aber Katti war noch nicht fertig. Genüsslich nahm sie einen feuchten Klumpen fettiger Aubergine von einer Silberplatte, süß, angekohlt und klebrig, und ließ sie von ihrer perfekten geraden Nase baumeln. Wie im Tanz bewegte sie schlangenartig die Arme und schwang den Kopf hin und her. Sie wackelte auf ihrem Sitzplatz herum, brachte die am Kissensaum angenähten Glöckchen zum Klingen. Die Auberginennase wabbelte hin und her und plumpste ihr schließlich in den Schoß. Katti kreischte. Die Auberginennase verschwand zwischen den Falten ihres Kleides.

Jede Einzelne von Elizabeths Verwandten jaulte noch lauter auf. Elizabeths Schwestern, ihre Cousinen, sogar ihre Mutter. Abgesehen von der Nase sahen sie aus wie Elizabeth: dicke schulterlange Mähne, große Augen, markantes Kinn, rote Lippen. Bis auf ihre Mutter mit dem streng zurückgebundenen Haar. Als sie Maman lachen hörte, glühten Elizabeths Wangen wie heißes Eisen. Sie stand zitternd auf und klopfte sich das Kleid ab, als wäre es voll Krümel oder Mäusedreck.

Und dann weinte sie, als würde sie nie wieder aufhören.

Die Tränen flossen, warm und doch kühl auf ihrem heißen Gesicht.

Beim Anblick der Tränen verstummten die Frauen. Sie rafften die Röcke, strichen Rüschen glatt, schnieften. Wieder in ihrem Zimmer würde sie sie alle mit grünen Zähnen zeichnen, nicht nur mit gelben. Aber was jetzt, in diesem Moment?

Elizabeth wischte sich mit dem Handrücken die Tränen ab, sah allen drei Schwestern – Katti, Susannah, genannt Susan, und Lily – und ihrer Mutter in die Augen und sagte: »Zumindest verflucht Baba nicht den Tag, an dem ich geboren wurde. Ihr werdet schon sehen. Ihr sterbt alle einsam und allein, weil ihr nie seine Liebe haben werdet. Niemals!«

Die Kerze, die jetzt wieder auf einem niedrigen Tischchen stand, flackerte. Bis auf das Rascheln der Blätter und dem Fiepen nächtlicher Tiere mit gelben Augen. Elizabeth spürte, wie sich ein Schwall Spucke in ihrem Mund sammelte. Sie schob ihn hin und her, und als er groß geworden war, lehnte sie sich über Kattis Kopf und stieß ihn mit der Zunge heraus. Das schleimige Netz bedeckte Kattis Auge und zog sich ihre Wange hinunter. Zähflüssig. Prächtig.

Elizabeth verlor keine Zeit. Später würde sie geschlagen werden. Inmitten von Geschrei und mit eimerweise Wasser und Seife herbeieilenden Bediensteten rannte sie ins Haus.

Baba hätte Katti und den anderen Schwestern nie gesagt, dass er sie hasste. Er gab vor, ein glücklicher Vater zu sein. Warum also glaubten die Schwestern Elizabeth? Woher wussten sie, dass es stimmte? Weil Elizabeth Babas Liebling war. Sie waren alle hübscher, und doch hatte er einen Narren an der Hässlichen gefressen. Elizabeth wusste nicht, dass er, als sie, die jüngste Tochter, zur Welt kam, sein Schicksal als Familienvater schließlich akzeptiert und ein Leben abseits seiner eng gesteckten Welt als unmöglich erkannt hatte. Mit der Einsicht kehrte Frieden ein.

Oben in ihrem Zimmer packte Elizabeth ihren Skizzenblock aus. Von ihrer Familie wurde sie Rembrandt genannt, aber nur, um sie zu beschämen. So ein Kompliment ist wie ein Dolch. Schlimmer als eine Beleidigung. Wie konnte sie es wagen, menschliche Körper zu zeichnen, ein Mädchen wie sie? Elizabeth hatte Bilder von allen unter ihrer Matratze stecken, ihre Arbeiten aber nie jemandem gezeigt. Sie hatte das Gefühl, nicht nur die äußeren Merkmale, sondern auch den Geist einer Person einzufangen – so unfreundlich sie auch zu ihr war. Baba war in Wirklichkeit klein, aber auf ihren Bildern war er groß und breit, mit einem weichen, runden Bauch, einem roten Gesicht und buschigem Schnurrbart. Elizabeth zeichnete ihn schnell, mit leichter Hand.

Ihre Mutter Banu Khanum war der Chef, das Gegenteil von ihm. Winzig und dünn, aß kaum etwas, lachte nie, außer aus Grausamkeit. Ihre Haut war makellos wie ein gepelltes Ei. Ihr feines Haar zu einem Chignon gesteckt. Es waren, so hieß es, ihre Schlagfertigkeit und Gerissenheit gewesen, die Baba überzeugt hatten, sie zu heiraten. Elizabeth griff nach ihrem Bleistift und zeichnete sie langsam, präzise. Als würde sie an einen Pfahl gebunden und verbrannt, wenn sie eine Linie falsch setzte.

Aber nein. Nein, nein, nein. Heute Abend würde sie sie nicht zeichnen. Wie sie sich so in ihrem Zimmer umsah, dem Sommerzimmer mit den Korbstühlen und Vorhängen aus Musselin, regte sich in ihr der Wunsch nach etwas Eigenem. Wieder nahm Elizabeth den Stift und begann zu zeichnen. Sie hatte Ali Lufti noch nie gezeichnet, hatte sich nie getraut. Einen Arbeiterjungen? Was denkst du dir dabei, Elizabeth? Die einsame Stimme des Bleistifts kratzte auf dem Papier.

Ali Lufti hatte schöne Augen. Flossenlose Fische, die sich zu den Rändern hin verjüngten. Seine Augenbrauen schnitten gerade durch sein Gesicht, ein Horizont, und trafen sich in der Mitte, wo sich die Härchen nach links und rechts bewegten, als könnten sie sich nicht auf eine Richtung einigen. Eine markante Nase, nicht zu groß, aber auch nicht zart. Stark und geschwungen wie ein Segel. Elizabeth berührte ihre Nase. Wieder füllten sich ihre Augen mit Tränen, aber sie verhärtete den Blick. Hielt das Gesicht reglos.

Sein Körper war lang wie ein Ruder. Seine Haare waren dicht und braun, nach hinten geworfene Locken. Sie stellte sich vor, Ali Lufti mit den Fingern durchs Haar zu fahren, ihre Wange an seinen Kopf zu schmiegen und seinen herben Duft zu atmen. Sie holte tief Luft und nahm für einen kurzen Moment einen schweren Tiergeruch war, gemischt mit Motoröl. Wie seltsam!

Sie arbeitete weiter und brachte seine Zähne zum Glänzen – perfekte weiße Rechtecke, ganz blank. Elizabeth ließ den Bleistift sinken. Sie vergaß die Qualen außerhalb ihres Zimmers und wurde von ihrem Tagtraum erfasst wie von der Strömung eines Flusses. Sie schloss die Augen. Immer noch schwer atmend wurde sie plötzlich an einen anderen Ort versetzt. Sie wurde zu dem Stück Metall, das sie Ali Lufti hatte bearbeiten sehen. Das er unzählige Male berührt hatte. Wieder war die Luft voll Benzin und Moschusduft, aber diesmal noch intensiver. Ihr wurde schwindlig. Sie war das Metall, und Ali Lufti, seine Finger, liebkosten sie, hielten sie fest und rieben sie. Ein Zucken im Bein ließ sie aufschrecken, und sie öffnete die Augen.

Zurück in ihrem Zimmer fiel das Mondlicht weiß durch die Vorhänge auf ihre Hand. Ihre Nase war jetzt nur noch eine Nase. Kein Portal mehr. Sie betastete sie – ihre Höcker, die weit entfernte Spitze. Die fertige Zeichnung schob Elizabeth hinten in ihr Notizbuch und verstaute es mitsamt den Bleistiften unter ihrem Bett.

Jetzt, da Katti, Susan und Lily zukünftige Ehemänner hatten, richtete sich die Aufmerksamkeit auf Elizabeth. Vielleicht machte ihre Nase sie weniger kostbar, erleichterte es, sie herzugeben. »Es kann jeden Tag so weit sein«, sagte ihre Mutter gern. Sie würde mit irgendeinem langweiligen Minister für dies oder jenes verheiratet werden. Würde niemals lieben, nie weniger einsam sein als jetzt.

Aber was, wenn sie nicht mehr gehorchte? Wenn Ali Lufti sie heiratete? Niemand hatte je dergleichen getan. Elizabeth öffnete das Fenster über ihrem Schreibtisch und kroch ins Bett. Es war irgendwie kalt. Sie behielt ihr Kleid an und schloss die Augen. Sie hörte das Geplapper ihrer Schwestern und Cousinen, das Klappern von Tellern. Sie lag da und dachte an Ali Lufti.

*

Von diesem Tag an, nachdem ihre Schwester Katti sie hinter dem Sommerhaus mit langen Stöcken verdroschen und ihr gesagt hatte, sie solle nie wieder mit einer von ihnen sprechen, zeichnete Elizabeth fast jeden Abend ein Bild von Ali. Dann berührte sie sich. Sie war sich nicht bewusst darüber, dass irgendjemand auf der Welt jemals zuvor getan hatte, was sie da allein in ihrem Bett tat.

Ihr Arm bewegte sich über das Papier, der Bleistift umriss sein Kinn, seine Schultern, betonte seine Augenbrauen, und dann diese perfekten, wunderschönen Zähne. Sie zeichnete ihn in seiner Uniform. Geknöpftes Hemd, lange Hosen. Hochgewachsen und barfuß. Er liebkoste das Stück Metall, das ihr Körper war. Sie spürte ein Fieber und ein Frösteln, ein Kitzeln unter ihrem Kleid, und dann fasste sie sich mit der linken Hand, mit Ali Luftis Hand, an. Jetzt war das Metall glitschig, fleischig und warm, und jede einzelne ihrer Zellen strebte seiner Hand entgegen. Beim ersten richtigen Mal war sie so erschrocken, dass sie dachte, sie sei verrückt geworden. Als es vorbei war – und es gab ein eindeutiges, sie wusste nicht, wie sie es nennen sollte, Finale? –, war ihr natürlich klar: Ali Lufti machte das mit ihr. Er musste ein Zauberer sein. Was hätte sie auch sonst denken sollen? Im Gegensatz zu all den anderen Porträts, bei denen sie allein das Motiv kontrollierte und nach ihren Launen formte, funktionierte es, wenn sie ihn zeichnete, in zwei Richtungen: Er sprach mit ihr. Sie wiederholte das Ganze am nächsten Abend und am Abend darauf. Wenn sie Papier und Bleistift zückte, fühlte es sich an wie ein Sprung ins Meer. Der Moment, in dem ihr heißer Körper das kalte Wasser berührte und erweckt wurde, umschlossen und verschlungen wie von einem dicklippigen Fisch.

Wurde diese Geschichte von magischer Masturbation wirklich innerhalb der Familie weitererzählt? Nun, nicht in ihren Einzelheiten. Aber die Töchter, Cousinen und Nichten, und sogar die schüchternen Jungen und alten Tanten erfuhren genug – einsame Abende am Zeichentisch, die nackten Beine, ihr Geist von einer Kraft ergriffen –, um es sich zusammenzureimen.

*

Diese Magie lag in Alis Blut. Deshalb lächelte er sie jetzt zum ersten Mal an, neun Monate nach der Nacht der Aubergine. Er wusste um ihre Schlafzimmerfantasien. Dieser verschlagene Ali Lufti. Was wollte er von ihr?

Nach dem Lächeln verstand sie ihr Leben nicht mehr. Aber sie fühlte sich lebendig. Elizabeth ging aus dem Haus, in der Hand einen Korb, die Locken fielen ihr auf die Schultern. Die Sonne verlieh ihrem Haar einen Glanz, einen rötlichen Schimmer – dunkelrot wie reife Kirschen, die Großmütter zu Marmelade verkochen. Sie trat auf den Hof direkt vor der Werkstatt, wo die imposanten Autos geparkt waren, eine ganze Reihe amerikanischer Fabrikate, wie schlafende

Nilpferde. Die Bilder, die sie von Ali angefertigt hatte, lagen in ihrem Korb, jedes einzelne. Wenn sie sie verbrannte, wäre seine Macht dahin, da war sie sicher. Aber wollte sie das? Wollte sie diese Abende aufgeben? Sie wusste es nicht. Aber etwas musste sie tun.

Das hohe Gras kitzelte Elizabeths Füße. Sie trug Ledersandalen aus alten Sätteln. Sie strich ihr langes Kleid glatt, die Ärmel kräuselten sich wie eine Welle. Sie ging so anmutig sie konnte, sie war ein geflügeltes Geschöpf, mit welligem Haar und dunklen Augen, und sie konnte nicht anders, als den Kopf in seine Richtung zu drehen – *das* war es, was sie wollte. Da war er, lag im Schmutz und machte sich am riesigen stählernen Unterleib eines Wagens zu schaffen.

In ihrem Korb klapperte eine Streichholzschachtel. Sie setzte ihre Schritte lauter, trat knirschend auf Pflanzen und stieß mit den Zehen Steine an. Sie pfiff. Sein dunkler Kopf tauchte unter dem Auto auf.

Da ertönte eine Stimme. »Ali, komm zu Baba.« Es war Feridun, der Chauffeur, Alis Vater. Ali schob sich unter dem Auto hervor, das Hemd ölverschmiert, die Hände schwarz befleckt. Er setzte sich auf und wischte sich mit einem schmutzigen Tuch das Gesicht ab.

Elizabeth wartete darauf, bemerkt zu werden, schaute zu ihm rüber, dann wieder in ihren Korb, und wieder zu ihm. Ali warf den Lappen in einen Eimer und sah sie an. Wieder lächelte er, ein zweites Lächeln. Mit einem Mal stürzte Elizabeth davon. Rannte so schnell sie konnte in die dunklen Wälder. Niemand konnte wissen, wohin sie lief. Nicht einmal sie selbst. Elizabeth war ein kluges Mädchen. Sie begriff ganz unbewusst, dass es ihr helfen würde, sich zu verirren. Ein solcher Wagemut verlangte nach Orientierungslosigkeit, nach dem Gefühl, jemand anderes und anderswo zu sein. Unter einem hohen Baum ließ sie den Korb fallen, kniete sich auf die Erde und fächerte den Stapel Zeichnungen vor sich auf. Sie dachte nicht nach, wusste instinktiv, dass sie ihren Kurs ändern würde, wenn sie ihrem Plan zu viel Raum gäbe. Sie musste jetzt schnell handeln.

Das orangefarbene Feuer des Streichholzes wärmte ihr Gesicht. Sie führte die Flamme an die Kante eines Blattes, beobachtete, wie das weiße Papier schwarz wurde, wie die verkohlte Linie diagonal emporkroch. Irgendwann musste sie, um sich nicht die Hand zu verbrennen, loslassen. Doch statt das brennende Papier auf die restlichen Zeichnungen zu werfen, überlegte sie es sich im letzten Augenblick anders. Als das Blatt beinahe ganz versengt war, bereit, ihre Finger zu verzehren, ließ sie es in einen nahen Laubhaufen fallen. Sie brauchte diese Bilder.

»Miss Elizabeth«, hörte sie jemanden sagen. »Kann ich Ihnen helfen?«

Sie erkannte die Stimme als die aus ihrer Fantasie, als sie ihn gezeichnet hatte – aber sie hörte sie zum ersten Mal in Wirklichkeit. Elizabeth drehte sich von dem wachsenden Feuer zu ihm um.

»Sie sind verrückt, brennen Sie doch nicht den Wald nieder«, sagte er.

»Mir ist kalt, ich wollte mich nur ein bisschen wärmen«, sagte sie und lächelte, denn es war schon fast Sommer. Sie steckte die Zeichnungen zurück in den Korb.

Das kleine Feuer wuchs.

»Sie werden uns zu Asche verbrennen!« Ali rannte mehrmals los und kehrte mit einem Eimer Wasser zurück.

Elizabeth sah zu. Seine Magie war erwacht. Sie spürte es, die seltsamen Empfindungen regten sich wieder in ihr. Um sie herum war der Waldboden schwarz und klitschnass.

»Sind Sie jetzt zufrieden? Hat Ihnen das Feuer Freude gemacht?«

»Ja.«

»Machen Sie das nicht noch mal.«

Sie griff in ihren Korb und zog ein Blatt heraus. Ohne auch nur nachzusehen, welche der Dutzenden Zeichnungen sie erwischt hatte, drückte sie sie Ali in die Hand.

»Das bin ja ich.«

»Red keinen Unsinn«, sagte sie. »Das ist nur ein Cousin von mir. Ein gemeiner Cousin, den ich hasse.« Sie lächelte.

»Also …« Er runzelte die Braue. »Er ist mein Spiegelbild. Ich hoffe, Sie werden mich nicht auch hassen. Begleiten Sie mich zum Waldrand? Ich muss zurück.« Er steckte sich die Zeichnung in den Hosenbund.

Sie nickte.

Die oberen Knöpfe seines Hemds waren offen, Haare kräuselten heraus. Sie waren dunkel und lockig, ein Lächeln oder ein Komma. Wenn sie sich nur eins davon ausreißen und unter ihr Kissen legen könnte. Sie liefen nebeneinander, zwischen ihnen kein Wort, nur alle Gefühle der Welt, für die sie keine Namen kannte.

Von ihm erwartete niemand etwas, er musste nur die Arbeit der Familie weiterführen. Solange er tat, was von ihm verlangt wurde, gab es keine Geschichte.

»Wenn du weiter mit mir spazieren gehen willst, darfst du kein Chauffeur werden«, sagte Elizabeth. Die Aristokratin in ihr meldete sich. Sie konnte es selbst nicht glauben. Diese jüngste Tochter. Sie lächelte, ihre Nase krümmte sich.

Ali lachte und biss sich auf die Lippe. Sie stellte sich vor, das Blut zu kosten, das darin lag, bereit hervorzuquellen. »Und wie kommst du darauf, dass ich das will?«, fragte er.

Sie streckte die Hand aus. Er griff danach.

»Erst musst du zur Schule gehen. Baba wird dich unterstützen, alle Söhne von Angestellten dürfen gehen. Weißt du das nicht? Du musst mit dem Kopf arbeiten.«

Ali hob die Hände. Schmutzig, sonnengebräunt und schwielig.

»Du brauchst Land und ein Haus und Mittel, um zu reisen.«

»Ganz schön viel Aufwand für jemanden, den ich kaum kenne«, sagte er.

»Bist du dir da sicher?« Elizabeth hob eine Augenbraue. Ein Blick, den sie in ihrem Zimmer beim Studium ihrer gezeichneten Gesichter perfektioniert hatte. Nur an einem echten Menschen hatte sie ihn noch nie ausprobiert. Endlich trug der Baum Früchte. Die Magie aus ihrem Zimmer erwachte zum Leben, und das allein durch ihr Zutun. Einen Moment hielten sie noch am Waldrand inne, dann ging Elizabeth weiter.

SIMA

Um Elizabeths Hals flatterte ein Seidenschal, sie trug eine schwarze Cat-Eye-Sonnenbrille und roten Lippenstift. Wenn sie keine Zigarette im Mundwinkel hatte, erlosch gerade eine im schmutzigen Aschenbecher, den sie ausleerte, indem sie beim Fahren den Arm ausstreckte und ihn schüttelte, wen kümmerte es schon, wenn die Asche auf die Rückbank wehte, ihren Kindern ins Gesicht. Jetzt beobachte ich sie und versuche, mich zurechtzufinden. Grabe die nackten Zehen in nasse Erde, halte mich an einem Baumstamm fest, aber die Gedanken werfen mich umher wie der Wind. Was wollte all das hier einem toten Ich sagen?

Es war das Jahr 1964, und wir warteten jeden Nachmittag vor dem Schuleingang, einem jetzt verschlossenen schwarzen Eisentor. Wir besuchten eine Schule für die nicht religiösen Kinder von Industriellen, Europhilen, jenen, die allein aufgrund ihrer Familie zum Herrschen prädestiniert waren, sowie einem unausweichlichen Anteil von Expats. Der offizielle Name der Schule lautete *British International School*. Englisch war unsere Hauptsprache, auch wenn wir den Briten nicht trauten, die genau wie die Russen ein Spiel mit uns spielten.

Mein Bruder, meine Schwester und ich sahen, wie ihr herannahendes imposantes Gefährt immer größer wurde. Elizabeth raste in ihrem großen grünen Cabrio auf das Schultor zu, hupend, wie eine wütende Trompete. Mütter mit ihren Kindern, Dienstmädchen mit schwarzen

Schleiern sprangen aus der Bahn. Hielten sich die Ohren zu. Wir waren nicht die zukünftigen Herrscher, nur undankbare Plagegeister.

»Basteh, ich hab nicht den ganzen Tag Zeit. Hör auf zu trödeln, Sima«, sagte Elizabeth dann gern. Nader, Shirin und ich sprangen auf den Rücksitz. Elizabeth, ich nannte sie nie Mommy, stieß und schubste uns dabei mit der behandschuhten Hand voran. Mich trafen die Blicke und Schubser immer am heftigsten. Aber warum? Ich hatte keine Ahnung.

Die Sitze waren mit dunkelblauem Leder bezogen, mit nadelstichartigen Löchern an den Seiten, wie in Daddys Brogues. Said Roshani, mein Daddy, in seinen Oxfords, seinem khakifarbenen Anzug, seiner Schildpattbrille, dem dünnen weißen Haar, die *Herald Tribune* unter dem Arm, unterwegs, um irgendwelchen Ministern den Hintern zu pudern und einem Job nachzugehen, der ihm weder Respekt noch Sympathie einbrachte, schon gar nicht von Elizabeth. Elizabeth, die immer sagte, man sei entweder Boss oder Sklave.

Daddy, den sie Roshani nannte, als wären sie Geschäftspartner, zu lieben war Elizabeth unmöglich. Das wusste ich schon als kleines Mädchen. Daddy war dreißig Jahre älter als sie. Bei ihrer Hochzeit war er 52 gewesen. »So gut wie tot«, wie Elizabeth auf Partys gern jedem erzählte, der es hören wollte, vor allem den verheirateten Männern und den jungen Kellnern in Uniform, während wir unter einem eingedeckten Tisch saßen und lauschten, den Mund voller Blätterteig. Noch schlimmer war, dass er erst um ihre Hand angehalten hatte, nachdem Tante Katti ihn abgewiesen hatte, ihre schöne, helle Schwester, sefid-e buluri – kristallweiß – mit der kleinen Nase und dem langen blonden Haar. Blond ist ein relativer Begriff. In Europa hätte Kattis Haar als braun gegolten.

Auf der Rückbank saß ich zwischen Shirin und Nader.

Ich war zwölf, die Mittlere. Nader war fünfzehn, Shirin neun. Schon damals war ich der Überzeugung, dass Kinder ihren Eltern weggenommen und vom Staat erzogen werden sollten. Ich hatte in einem kommunistischen Flugblatt darüber gelesen, das ich vor der Schule aus dem Müll gefischt hatte, und fand es viel klüger als den royalistischen Glauben an Blutlinien und Kontinuität.

Der Rücksitz im Jaguar meiner Mutter. Verächtliche rote Lippen. Shirins Spott, meine Bücher, die die Treppe hinunterflogen. Meine Seltsamkeit. Nader, der mir in die Rippen stieß. Elizabeth erklärte mir, ich sei ungewollt. Sie sagte: »Sima, du hast mein ganzes Leben verschlungen und wieder ausgespuckt.« Aber ich war die Schlaue, Vielversprechende. Nur mit mir redete Daddy über Geschichte. Nicht mit Nader. Nounou flocht nur mir die Haare. Nicht Shirin.

Abends, wenn ich nach Schlafenszeit noch den Kopf aus meinem Zimmer steckte, hörte ich meine Eltern oft reden. Sie standen eng beieinander unter dem Kronleuchter im Flur – auf neutralem Boden. Das Kristallglas glitzerte, ihre Gesichter leuchteten im Lampenschein, gesprenkelt wie Leoparden.

Elizabeth sagte: »Dieses Kind ist unmöglich. Zu ungehorsam.« Und Daddy sagte dann: »Zumindest hat sie ihren eigenen Kopf. Mein willensstarkes, kluges Mädchen.« Elizabeth schüttelte den Kopf angesichts meines jüngsten Vergehens – zum Beispiel heimlich den Eintopf mit Lamm und gelben Erbsen zu den Bauern hinter dem Haus zu bringen, sodass Abbas Ghassem uns ein neues Abendessen kochen musste. »Das Fleisch war zäh. Er musste es halb verbrennen, damit es rechtzeitig gar wird. In Eile kriegt man so ein Lamm nicht zart«, schnaubte Elizabeth. »Sie ist unmöglich.«

Daddy hob die struppigen weißen Augenbrauen, dachte über ihre Worte nach, zweifelte sie schweigend an. Früher hätte mich das zum Lächeln gebracht. Aber jetzt, mit zwölf, interessierte es mich nicht mehr. Ich wollte, dass sie mich hassten. In meiner geheimen Bibliothek aus Büchern, die ich in den Häusern anderer Familienmitglieder stahl, las ich von den iranischen Königen, die von Verwandten ermordet worden waren. Meistens mit Gift. Manchmal auch nur geblendet. Vom Thron gestürzt. Darüber dachte ich nach, wenn ich ins Bett ging oder wenn mir im Unterricht langweilig war. Wenn sich selbst die Könige gegenseitig umbrachten, die Besten der Besten der Erde, was konnte man dann von uns anderen erwarten?

Nach dem Abendessen zog ich mein Nachthemd an und lief hinauf auf den Dachboden, wo Daddys Mutter Nounou Jun wohnte. Heute Abend wollte ich das Geraune meiner Eltern nicht hören. Nounou Jun verließ ihr Zimmer nur für die Mahlzeiten und täglichen Spaziergänge auf dem Grundstück. Sie jätete den Garten und füllte mit einem Trichter Hirse in das Vogelhäuschen, um Steinchen auszusieben. Sie prägte sich den Lichteinfall auf die am Lavendel saugenden Bienen ein und das je nach Baumarten unterschiedliche Rauschen des Windes.

»Dokhtar-am, bia«, sagte Nounou Jun. Sie lag in ihrem Doppelbett auf der Seite. Ich legte mich neben sie. Die Bettfedern quietschten. Nounou schlang ihren langen Arm um mich, knochig und stark. Sie roch nach Schafwolle, Handcreme und Pfefferminze. Im Gegensatz zu Elizabeths Mutter Banu Khanum, die schon gestorben war, lebte Nounou nach den Sitten der Dehati, der Bauern. Ich ließ mich von ihr auf die Wangen küssen, mir das Haar aus dem Gesicht streichen. Ich schloss die Augen auf ihrer unebenen Matratze.

Als ich fünf oder sechs war, wusch mich Nounou mit einem Badeschwamm, während ich im Brunnen im Garten stand. Die Blätter der Bäume reflektierten das Sonnenlicht, Nounou beugte sich über mich, und alles in dieser Wasserwelt flirrte. Es war wie eine zweite Welt – nur für uns.

Nounous Körper, der sich beim Schrubben hob und senkte, tanzte auf der Wasseroberfläche, und manchmal löste sich ein Blatt vom Baum und fiel auf die Spiegelung im Wasser, auf der Suche nach seinem Doppelgänger, ohne zu begreifen, dass es sich selbst suchte. Vielleicht liegt es an Momenten wie diesem, dass meine neue Welt so aussieht.

Aber was ist dieses leere Land ohne Bewohner? Bäume, Wasser in einem Tal, die strahlende Sonne. Ohne andere Menschen kann es kein Paradies geben, oder? Hier stehe ich, in einem alten Baumwollkleid, das Nounou genäht haben könnte. Aber Nounou ist nicht hier.

»Deine Mommy denkt, ihre Aufgabe wäre damit erledigt, dass sie dich auf die Welt gebracht hat«, hatte Nounou einmal gesagt, als ich sechs war. In der Sommerhitze wusch mich Nounou mit dem großen Seifenstück aus der Küche und rieb mich mit einem Lappen ab. Für die Zehennägel benutzte sie eine alte Zahnbürste, die Borsten schwarz vor Dreck. »Deine Mutter ist keine Mutter.«

Sechs Jahre später, im Bett mit Nounou, flatterte ich mit den Augenlidern, nicht sicher, ob das Geräusch von über das Dach huschenden und kratzenden Tierfüßen echt war oder nur aus meinem wachsenden Körper kam – von meinen sich teilenden Zellen, der sich dehnenden Haut, den länger werdenden Knochen. Im Zimmer war es dunkel. Blasses Sternenlicht fiel durch das aus dem Stein geschlagene Fenster, hoch oben, außer Reichweite.

Der nächste Tag würde der schlimmste in meinem Leben werden, aber das wusste ich noch nicht.

Am Morgen war Nounou schon wach und faltete ihr weißes Baumwollnachthemd zu einem Rechteck. Ihr Cremetiegel stand noch offen. Sie trug ihr schwarzes Kleid und war bereit zum Vogelfüttern und Sockenstopfen.

In der Nacht hatte ich geträumt, Nounou wäre gestorben, nachdem sie auf ihrem Stuhl eingeschlafen war, Nadel,

Faden und Daddys Socken in der steifen Faust. Im Traum war ich fasziniert davon gewesen, dass eine Tote bluten konnte. In unserer Familie galten Träume nicht als bedeutungslos, vor allem nicht, wenn man sich an sie erinnerte. Sie wurden wahr – oder ihr genaues Gegenteil trat ein. Weil es keine Regel dahinter gab, waren Träume aufregend und auch angsteinflößend. Wir fürchteten sie.

Nounou zog die obere Schublade ihrer Kommode auf, legte das Nachthemd hinein und streute Jasminblüten darüber. Das hatte ich sie sicher schon tausend Mal tun sehen. Atmete sie schwer? War ihr Herz schwach, waren ihre Stunden gezählt?

Nounou drehte sich zu mir um. »Sima, mein Kind«, sagte sie. »Der Morgen ist gekommen und will dich beißen.« Sie setzte sich neben mich aufs Bett. »Mein süßes kleines Pony. Als ich ein Mädchen war, war ich genau wie du.« Sie strich mir mit dem Finger über die Flanke. »Ich sah auch aus wie du. Die schmale Nase, die großen Augen und Lippen. Aber wenn ich frech war, bekam ich kein Abendessen. Du bist zu klug für diesen Blödsinn.«

Nounou versuchte, auf mich einzuwirken, indem sie sich auf meine Seite schlug, meine Freundin war. Es funktionierte nicht, aber sie versuchte es weiter. »Hör auf, deine Familie gegen dich aufzubringen.« Sie wischte sich den Staub von den Händen.

Ich holte tief Luft und sagte: »Aber meine Mutter hasst mich, und Nader und Shirin sind Idioten. Es wäre mir egal, wenn sie Diphtherie kriegen würden oder noch Schlimmeres. Sie sollen sterben.«

»Hör zu, bei den wichtigen Dingen brauchst du ja nicht nachzugeben. Gib einfach nach, wenn es nicht drauf ankommt«, sagte sie. »Man braucht seine Familie. Im Leben und im Tod.«

Ich nickte, nicht sicher, ob ich sie verstanden hatte.

Nounou sah mich an. Sie wollte warten, bis ich es begriffen hatte. Als ihr jüngstes Kind, Said, mein Daddy, siebzehn war, verließ sie mit ihm ihre Familie in Mazandaran. Ganz im Norden, wo die Leute Russisch sprachen und meerblaue Augen hatten. Ihre Familie hatte keinen Nachnamen, sodass es unmöglich war, sie später wiederzufinden. Niemand redete darüber, was genau passiert war – nur, dass sie gegangen waren. Daddy und sie dachten sich einen Nachnamen aus: Roshani. Er bedeutete »Licht« oder »der Erleuchtete«. Nach ihrem Umzug legte Nounou den Schleier ab, den Reza Shah zum Glück in diesen Jahren verboten hatte. In Teheran machte Said mit seinem Verhandlungsgeschick Eindruck – und auch wegen seiner hellblauen Augen. Er war Junggeselle, wenn auch kein ganz junger mehr, bis er in Elizabeths Haus kam und um die Hand ihrer Schwester Katti anhielt. Die war schon vergeben.

Einmal fragte ich Elizabeth, warum ich keine Cousinen oder Onkel und Tanten von Daddys Seite hatte, und sie sagte, sie wisse nicht, was aus Daddys Familie geworden war. Sie seien nicht wichtig.

»Mach dich fertig, du kommst zu spät zur Schule. Deine Mutter bringt mich um«, sagte Nounou jetzt und scheuchte mich aus dem Haus.

*

Unten saß Nader, der Trottel, und aß Cornflakes mit ZamZam, iranischer Pepsi, statt mit Milch. Als wäre er einer Affenfamilie entflohen.

Er trug die zu kurz gewordenen marineblauen Shorts seiner Schuluniform, ein weißes Kragenhemd mit einer Tasche für Steine und Zweige und schlammverkrustete schwarze Schuhe. Seine Haare waren lockig und zerzaust, er strich sich immer wieder eine Strähne hinters Ohr, damit sie nicht ins ZamZam hing.

Er sah auf und kniff die Augen zusammen. Dumm wie Brot war er, aber auch ein Brutalo, der mir ins Gesicht schlug, wenn Elizabeth nicht hinschaute. Mich Treppen hinunterschubste. Schon als ich noch ein Baby war. Er würde einen guten Soldaten abgeben, hieß es immer. Ich war anderer Meinung, er besaß keine Präzision. Keine Finesse. Zu dämlich, um wirklich gemein zu sein. Einmal hatte er das Kätzchen der Nanny beim Versuch, es zu baden, in einem Wassertrog ertränkt.

Ich setzte mich in meinem karierten Schuluniformrock in die Küche und wartete, bis Abbas Ghassem mir mein Frühstück aus Sangakfladen mit Butter und Honig und hellem Tee servierte. »Merci«, sagte ich und sah in sein dünnes Gesicht mit den dunklen Bartstoppeln und den grauen Augen. Er schloss die Augen und nickte. Er konnte mich nicht leiden.

Abbas Ghassems Vater war Elizabeths Koch gewesen, als sie noch ein Kind war, und so ging es mehrere hundert Jahre weiter in der Zeit zurück. Er stellte mir den Teller vor die Nase und ging. Abbas Ghassem ertränkte das Brot in Zucker und Fett wie Nader das Kätzchen der Nanny. Als ich aufgegessen hatte, nahm ich den Teller in die Hand und leckte ihn ab. Der blumige, zähflüssige Honig floss mir die Kehle hinunter. Ich musste an Bienen denken, deren flauschige Körper meine Magenwände kitzelten, und leckte mir schmatzend die Lippen.

»Sei nicht so eklig«, sagte Nader.

»Kümmer dich um deinen Kram. Wo ist Shirin?«

»Wann hast du eigentlich so ein dickes Gesicht gekriegt? Niemand wird dich mögen.«

»Stirb doch einfach«, sagte ich, rückte meinen Stuhl an den Tisch und lief in den ersten Stock. In unserem Zimmer war mein Bett unberührt, das Laken vom Hausmädchen festgesteckt. Shirins Bett hingegen war ein einziges Durcheinander. Die Laken am Boden verstreut, Dutzende Kleider, noch am Bügel, auf der Matratze aufgetürmt. Shirin stand in einem pinken Taftkleid mit Rüschen an Ärmeln und Saum vor dem alten, stockfleckigen Wandspiegel und drehte sich hin und her.

»Zieh dich um und komm frühstücken«, sagte ich.

Sie sah mich durch den Spiegel an und streckte mir die Zunge raus. »Hau ab.«

Ich dachte daran, was Nounou gesagt hatte. »Komm schon, du solltest dich für die Schule fertig machen und was lernen. Du bist klug, ich weiß, dass du was erreichen kannst.«

Mit einem Schmollmund vor dem Spiegel zu stehen, hatte Shirin von Elizabeth gelernt. Sie übte sich schon mit neun in der Rolle der jugendlichen Naiven. Elizabeth bestellte die *Vogue* aus Paris, und die beiden studierten sie gemeinsam. Elizabeth erklärte Shirin, was hübsch war und was langweilig und was geschmacklos, weil die Frau darin verzweifelt aussah. Wie Elizabeth leckte sich Shirin beim Umblättern den Zeigefinger und betrachtete die Seiten von vorn bis hinten. Leckte, blätterte, leckte, blätterte, zog einen Schmollmund, zwirbelte sich Haarsträhnen um den Finger. Shirin träumte davon, von einem Prinzen entführt zu werden.

»Mach schon, Shirin. Zieh dich um.«

»Du bist doch nur neidisch.« Sie warf ihr Haar zurück und drehte sich weg. Ihre Haare und ihre Haut waren dunkler als meine, das Gesicht schärfer geschnitten. Leberflecken genau an den richtigen Stellen. Sie kam wohl mehr nach den Vorfahren von Elizabeths Mutter – rabenschwarzes Haar und dunkle Augen. Niemand von uns Kindern sah Daddy ähnlich – Braun schluckt Blau, Dunkel ist stärker als Hell. So erklärten wir uns das.

»Ja, vielleicht. Ich wäre gern mehr wie du.«

Shirin lachte überrascht. Das Leben war einfacher für eine Tochter, die sich in die Schablone ihrer Mutter fügte. Ich fragte mich, was wohl zuerst da gewesen war, Elizabeths Ablehnung gegen mich oder meine gegen sie.

Ich war zwölf, meine Brust nicht vorhanden. Ich brauchte keinen BH, hatte noch keine Periode. Shirin, meine kleine Schwester, würde das alles früher bekommen, vielleicht sogar vor mir. Ich redete mir ein, dass es mir nichts ausmachte, aber das war eine Lüge.

*

Als schließlich alle im Auto saßen, kurvte Elizabeth durch die Straßen des Viertels. Bäume, Häuser, Passanten in ständiger Wiederholung, sodass es wirkte wie ein Muster, eine Simulation, nicht wie das echte Leben. Baum, Haus, Mensch, grün, braun. Menschen sind sich am ähnlichsten, wenn man die Welt durch eine Fensterscheibe betrachtet.

Wie sah das echte Leben aus, bevor all das gebaut worden war? Ich stellte es mir gern als den schönsten Ort vor, den man sich denken konnte. Nur Erde, Pflanzen, Sonne, Regen, die wildesten Tiere. Als wild noch nicht wild war, weil alles wild war.

Elizabeth fuhr weiter. Große Maschinen gruben den Boden um, rissen alte Gebäude ein. 1964 stand der Iran an der Schwelle zu einer neuen Ära, wie Daddy es ausdrückte. Elizabeth lächelte spöttisch, völlig blind für die Tatsache, dass ihre neuen Kleider aus Paris, ihr neuer Lebensstil, der dem wohlhabender Mütter in Amerika, in New York glich, direkte Folgen dieser Veränderungen waren. Als Frauen zwei Jahre zuvor das Wahlrecht bekommen hatten, hatte sie das kaum wahrgenommen. Der Iran war auf dem Weg zur Großmacht. Bald wäre er eines der einflussreichsten Länder der Welt – das war die Zukunft, die ihm bevorstand. Wir waren besser als die Russen und die Engländer. Das sagten sie, und ich glaubte es.

Nader versetzte mir einen Stoß in den Magen, ich schlug zurück. Er schrie. Ich kicherte.

»Saket«, rief Elizabeth, ohne sich umzudrehen und wedelte mit der behandschuhten Hand.

An der Ampel hielten wir an, der Motor heulte.

An der Ecke stand ein Mann Hand in Hand mit einer Frau. »Schaut euch den an mit seiner dämlichen Freundin«, sagte Elizabeth und lachte bitter.

Shirin kicherte. »Dämliche Leute!«, sagte sie. Der perfekte Papagei.

»Warum ist *sie* denn dämlich?«, fragte ich. Die Frau hatte dieselbe hervorragende Haltung wie Elizabeth. Dunkle Haare, volle geschminkte Lippen. Perfekte Locken. Geschnürte Taille. Die Frauen lernten voneinander, selbst wenn sie sich keine Zeitschriften aus Paris einfliegen lassen konnten.

»Er ist offensichtlich aus einer niedrigeren Klasse als sie«, sagte Elizabeth. »Siehst du den schäbigen Anzug?«

Mir war nichts aufgefallen, also sah ich genauer hin. Sein Anzug war ihm eine Spur zu groß. Locker an den Schultern, die Ärmel zu lang. Seine Schuhe waren braun, abgetragen und rissig, nicht poliert wie die von Daddy. An seinem Handgelenk wölbte sich keine Armbanduhr.

»Selbst wenn er einmal Erfolg haben sollte, wird er immer dieser Mann bleiben. Nervös, wenn es um Geld geht. Wertlos.«

»War Daddy nicht auch arm, als Nounou und er nach Teheran gekommen sind?«, fragte ich.

»Erzähl keinen Quatsch«, sagte Elizabeth. »Sie waren wichtige Leute im Norden.«

Ich sah Elizabeths Augen im Rückspiegel. Sie hatte die Sonnenbrille abgenommen, fixierte angestrengt die Fahrbahn. Als die Ampel grün wurde, fuhr sie uns an dem Pärchen vorbei. Ich sah, wie sie die beiden musterte. Sie log. Sie wollte einen Mann und Kinder – nur nicht die, die sie hatte. Angeblich konnte sie Daddy nicht verzeihen, dass er ihr nie wie versprochen ein blauäugiges Kind geschenkt hatte. Oder dass er zu alt war. Oder dass sie nur zweite Wahl gewesen war. War irgendetwas davon die Wahrheit?

Als das Pärchen in der Ferne verschwunden war, suchte ich wieder Elizabeth im Rückspiegel. Sie hatte einen Blick, den ich noch nie gesehen hatte: Ihr Gesicht war blass geworden, die Augen starr, als hätte sie gerade ihren eigenen Geist gesehen. Aber sind wir nicht alle genau das? Geister unserer nicht eingeschlagenen Wege?

Am Rand eines kleinen Gewässers im Schatten eines großen Baumes bücke ich mich und fische nach den verlorenen Blättern aus meiner Kindheit.

SHIRIN

Endlich rief Martin an. »Warum hat das so lange gedauert, Marty? Wer ist denn da noch wichtiger als ich?«, fragte ich lachend. »Ich packe gerade für New York, es muss also schnell gehen.« Mein Louis-Vuitton-Koffer lag aufgeklappt in der Mitte des begehbaren Kleiderschranks.

»Da hast du ja wirklich einen Volltreffer gelandet, Shirin«, antwortete Martin, jedoch ohne seine übliche Leichtigkeit. Wir sprachen gern miteinander, als spielten wir im selben Team, sehr amerikanisch von uns. Martin, mein Mitverschworener aus Deutschland. »Aber ohne Scheiß«, sagte er. »Es ist echt ernst. Tony hat untertrieben. Ich habe zehn Kunden auf einmal am Hals. Alle machen sich Sorgen, mit dir in Verbindung gebracht zu werden. Einer meinte, die ganze Geschichte zeige deine Verachtung für familiäre Werte und für Amerika im Allgemeinen, weil du so tust, als würdest du über dem Gesetz stehen. Die Leute von *Houston Living* bekommen Ärger, weil sie dich aufs Cover genommen haben.«

»Das ist genau das Problem mit Houston. So was von altmodisch. Kleinkariert. In L.A. wäre das ein Skandal von vielen. In New York wird niemand auch nur mit der Wimper zucken.«

»Deshalb willst du nach New York?«

»Ich lasse nicht zu, dass mich diese Sache zerstört, Martin. Ein Gefängnisaufenthalt kann gute Publicity sein. Schau dir Puff Daddy an.«

»Da bin ich mir nicht so sicher, Shirin«, sagte Martin.

»Worauf wartest du dann noch, Marty? Ich hab Tony doch gesagt, dass wir einen vernünftigen Plan von dir brauchen. Wozu bezahle ich dich eigentlich?«

»Klar, natürlich«, sagte er. »Tut mir leid, Shirin. Wir kümmern uns als Erstes um die Anzeige. Ich rufe ein paar Spitzenanwälte an.«

»Dabei hilft mir meine Nichte.«

»Die Jurastudentin?«

»Nächster Punkt?«

»Okay«, sagte er nach einer langen Pause. Er wusste, dass es keinen Sinn hatte dagegenzuhalten. »Zweitens müssen wir dafür sorgen, dass die Leute dir wieder vertrauen. Sonst bekommen wir es mit einem echten Dominoeffekt zu tun. Wir wollen keinen Massenexodus.«

»Ach, du bläst das alles zu sehr auf. Das zieht vorüber, ihr werdet schon sehen. Alle werden es sehen. Ich bin immer noch ich, genau dafür bin ich bekannt! Aber okay, wie du meinst. Aber ich brauche ein verdammt gutes Script von dir. Dann kümmere ich mich um die nötigen Anrufe.«

Houman, der große Bär, kam ins Schlafzimmer und sah mich packen. »Mein Gott, was machst du denn, Shirin?«, fragte er, die Hände über dem Kopf. Ich legte auf.

»Ich fahre nach New York, ein bisschen durchatmen«, sagte ich. »Weit weg von diesen ommoll Persern. Ich fahre zu Persern mit Kultur. Die mich zu schätzen wissen.«

»Shirin«, sagte er, hob ernsthaft einen Stapel meiner Kleider wieder aus dem Koffer und wollte ihn zurück in den Schrank stopfen. »Du musst das einfach aussitzen. Halt still, und alles wird gut.«

Das ist das Letzte, was ich mir von jemandem sagen lasse. Stillhalten? Ich halte nicht still. Ich verstecke mich nicht. Gut, vielleicht habe ich mich in Cannes vor der Revolution versteckt, aber das war etwas anderes. Ich riss ihm die Kleider aus der Hand, die Seide flatterte uns um die Beine.

»Warum hasst du mich?«, fragte er.

»Ich hasse dich nicht«, schnaubte ich und schob meine Hosenanzüge mit dem Fuß über den Boden.

»Und die Sache mit dem Polizisten? Dein Freund?«

»Das war nur ein Witz, der nach hinten losgegangen ist. Was kann ich dafür?«

»War es denn ein Witz?«, fragte er.

Ich schwieg.

»Warte doch wenigstens ab, wie die nächsten Monate sich entwickeln. Vielleicht redest du einfach persönlich mit den Leuten. Du kannst doch super mit Kunden, Shirin. Bitte überstürz jetzt nichts. Wirf nicht alles weg, was du dir aufgebaut hast.«

»Du hast nur Angst, dass ich nicht wiederkomme«, sagte ich und ließ ihn im Schrank stehen.

NIAZ

Meine Mutter hat mich verlassen, als ich sechs war. Mein Vater auch, aber er ist ein Mann und damit biologisch unschuldig. Wir machen einem Löwenmännchen keinen Vorwurf, wenn es die Jungen eines Rudels tötet. Warum sollten wir einem Mann einen Vorwurf machen, wenn er geht? So sah ich das. Meine Mutter hat mich bei meiner Großmutter Maman Elizabeth zurückgelassen. Und bei Baba Roshani, aber wir erwarten schon von Vätern nicht viel, warum also von einem Großvater.

Ich war an diesem Morgen 1978 zu Maman Elizabeth gelaufen, meine kleine Puppe im Arm. Schlängelte mich zwischen Gebäuden hindurch, trampelte durchs Gebüsch. Ich musste zu meiner Maman Elizabeth. Wer sonst sollte meiner Puppe ihre perfekten kleinen Mandarinenkörbchen basteln? Sie nahm dazu eine ganze Mandarine, und wenn sie genug abgeschält hatte, um einen Korb zu bilden, löste sie einen Schnitz nach dem anderen heraus. Aber die Mandarinenschalen vertrockneten immer, wurden steif und brachen auseinander. Die Puppe brauchte Nachschub.

»Du Satansbraten! Was hast du dir dabei gedacht? Dir hätte etwas passieren können«, sagte Maman Elizabeth, als sie mir in Kostüm und niedrigen Absätzen die Tür aufmachte. »Deine Eltern brechen doch heute auf. Aber wo du schon mal hier bist, trink einen Tee mit mir, dann schauen wir, was wir mit dir machen.« Sie zog mich am Arm ins Haus und rief nach dem Koch.

Zwei Minuten später saß ich auf dem Boden an ihrem niedrigen Wohnzimmertisch, löffelte verdünnten Tee und aß zuckerbestreute Erdbeeren. Fütterte meiner Puppe einen Bissen.

Das Telefon klingelte, und Maman Elizabeth setzte sich an ihr kleines Ecktischchen. »Shirin«, sagte sie. »Ja, ist sie. Warte …« Maman Elizabeth stand auf und sagte nah an meinem Ohr: »Niaz Jun, sei ein braves Mädchen und sag dem Koch, er soll das Fleisch fürs Abendessen vorbereiten.«

Als ich wiederkam, hatte Maman Elizabeth aufgelegt und saß auf dem Sofa. »Komm.« Sie klopfte auf den Platz neben sich. »Deine Mutter hat gesagt, du sollst erst mal bei mir bleiben. Ich soll auf dich aufpassen, bis sie wieder da ist. Sie ist klug. Sie weiß, dass du hier bei mir besser aufgehoben bist.« Sie drückte mich. »Du kannst dir gar nicht vorstellen, was wir für einen Spaß haben werden. Jeden Tag Rommé und Pasur, und so viel Gaz und Schokoladeneis wie du willst.«

Ich machte große Augen. »Aber kein Rosenwasser!«

»Natürlich nicht. Du bist mein Schatz, Niaz Jun.«

Ich lächelte. *Ein Schatz.* So nannte meine Mutter mich nie. Sie verglich mich mit einer Puppe, aber Puppen haben keine Gefühle. Meine Mutter war ein Schatz – für meinen Vater und für die Männer, die ins Haus kamen und Blumen ablieferten und unter ihren Schnurrbärten rot anliefen.

Aber wo war meine Mutter? Was meinte Maman Elizabeth? Panik stieg in mir auf. Als hätte das Boot, in dem ich saß, gerade ein großes Leck bekommen. Wasser sprudelte herein. »Ist Mommy weggefahren?«, fragte ich. »Warum holt sie mich nicht ab? Ist sie sauer auf mich?«

»Na kher. Überhaupt nicht«, beschwichtigte sie mich.

Ich nickte, aber überzeugt war ich nicht.

»Niaz Jun« hier, »Niaz Jun« dort. Ich sehnte mich nach Maman Elizabeths unwirschem Trost und ließ mir von ihr die zerzausten Haare bürsten, bis sie ganz strohig waren. Wir hatten beide Ecken und Kanten, die weich wurden und miteinander verschmolzen. Sie war kleiner als meine Mutter, aber breiter. Ich unterwarf mich, weil sie mich liebte und es das war, was ich wollte.

Im Westen rissen Punks Denkmäler ein. Es war wie Attars *Konferenz der Vögel* für das 20. Jahrhundert – die jungen Leute wollten sich nicht vorschreiben lassen, wie sie zu sein hatten, sie würden ihre eigenen Herren sein. Im Iran war es das Gleiche, nur dass im Iran 1978 für alle eingerissenen Denkmäler neue errichtet wurden, die man sich im Westen nie hätte vorstellen können. Das konnten wir selbst eigentlich auch nicht. Im Februar 1979 kam Ruhollah Khomeini in seinem schwarzen Gewand elegant aus Paris über den Iran herangeschwebt wie ein imposanter Vogel, und die Sonne funkelte in seinem Gefieder und blendete alle.

Die Schulen schlossen für den Rest des Jahres. Es gab keinen geheimen Unterricht zu Hause. Die schönen, hochgewachsenen Blondinen, die wir Miss Taylor nannten oder bei einem anderen selbstbewussten Namen, der sowohl auf eine einfache Herkunft als auch auf europäische Macht hindeutete – Taylor, Miller, Farmer, Driver –, verließen fluchtartig das Land.

Ich saß mit Maman Elizabeth in ihrer Wohnung und sah mir den neuen revolutionären Staat in den Nachrichten an, alles in Schwarz und Grau. Kleider und Gesichter hatten keine Farben. Maman Elizabeth bestand noch immer darauf, sich bunt zu kleiden. Aber wir waren umgeben von Leichen. Kein Kinderfernsehen, nur Nachrichten. Sogar ich kannte den Namen des Blutrichters Khalkhali. Meine Mutter hatte mich hier zurückgelassen, und jetzt sah und erfuhr ich all diese Dinge! Manchmal spielte ich hinter dem Haus mit anderen Kindern. Manchmal feierten wir noch Geburtstag.

Bevor alles dichtgemacht hatte, war ich auf die *Tehran International School* gegangen, weil meine Eltern wollten, dass ich andere Perspektiven kennenlernte. In meinem letzten Jahr dort wechselte ein Junge mit langen braunen Locken auf die Schule, aus einem Stadtteil von Teheran, von dem ich noch nie gehört hatte. Seine Eltern waren angeblich Chapis – Linke. Das wisperten wir uns alle zu, plapperten unseren Eltern nach. Kian war nett zu mir und brachte mich zum Lachen, indem er mich am Pferdeschwanz zog. Irgendetwas in mir verriet mir, dass das seine Art war, mit mir zu reden, weil er nicht wusste, was er sonst sagen sollte. Jetzt stand ich da und fragte mich, ob er wohl tot war, suchte ihn in den Bildern, die über den Fernsehbildschirm flackerten.

Draußen vor unserem Fenster sahen Maman Elizabeth, Baba Roshani und ich Soldaten vorbeilaufen. Selbst mir war klar, dass das nur Jungen mit Schnurrbärten waren. Einmal schoben sie Schubkarren voller Bücher vor sich her.

»Sie holen Bücher aus den Schulen und verbrennen sie«, sagte Maman Elizabeth.

Ich stellte mir die Kraft von Zündhölzern vor, dünne Holzstäbchen, und die Macht, die man diesen Jungen verliehen hatte. Bäume verbrannten Bäume. Geschichte verbrannte Geschichte. Riesige orangefarbene Flammen.

Als die Schulen im Jahr darauf wieder öffneten, waren auf meiner nur noch Mädchen und es wurde ausschließlich Persisch gesprochen. Ich kannte niemanden mehr. Wo waren alle hin?

Zur Schuluniform gehörte jetzt ein Schleier, aber man sah es nicht so eng. Wir legten ihn uns alle nur um die Schultern. Die Lehrerinnen waren keine überzeugten Regimetreuen. Das kam erst später. Noch betraf die größte Veränderung mich selbst – mir wuchs ein zweites Gesicht auf der einen Seite meines Kopfes. Ich spürte es, wenn ich an meinem Platz im Klassenzimmer ging. Es war mein altes Gesicht, mein geheimes, wahres Selbst.

Eines Tages, auf dem Heimweg von der Schule, entdeckte ich Kian. Maman Elizabeth zog mich wie immer hinter sich her wie ein Haustier. Er war inzwischen größer und trug statt Shorts lange Hosen. Auch er hatte ein zweites Gesicht. Unsere beiden Zweiten Gesichter musterten einander verstohlen. Trotz des Hupens, der abgehetzten Schritte und des Geschreis auf der Straße, waren wir bedacht darauf, dass keiner der bewaffneten, dunkel gekleideten Männer uns bemerkte.

»Bitte, er ist mein Freund. Kann er mich nicht besuchen kommen?«, fragte ich Maman Elizabeth. »Die Mädchen in der Schule hassen mich alle.«

Maman Elizabeth lächelte. »Das kann ich mir nicht vorstellen, aber meinetwegen, Niaz.« Als wir uns das nächste Mal begegneten, sprach sie seine Mutter an und lud die beiden zum Tee ein. Frauen gingen nach drinnen, um sich zu unterhalten, Kian und ich spielten in der Gasse hinterm Haus. Als würden wir uns im Wald Gruselgeschichten erzählen, statt schwarze Abgaswolken einzuatmen, den Schießereien zu lauschen und uns mit den bescheidenen Möglichkeiten unserer jungen Gehirne zu fragen, was diese Existenz eigentlich für uns bereithielt, erklärte er mir, dass seine Eltern zu Hause geheime Treffen abhielten. Seine Eltern – also auch diese Mutter, die in diesem Moment Elizabeth gegenübersaß – waren Kommunisten. Ich sah hoch zu unserem Küchenfenster. Ob sie auch darüber gerade redeten?

Kurz darauf kam er allein zum Mittagessen. Maman Elizabeth saß im Flur und telefonierte. Kian schob das Fleisch des klumpigen Lubia Polo beiseite und sagte, es sei zu teuer und außerdem ein Symbol der Ausbeuterklasse. »Die Leute, die den Iran verlassen haben, wie deine Eltern, waren Verräter und Feiglinge. Sie sollten hingerichtet werden«, sagte er und schlitzte sich mit seinem schlanken Finger den Hals auf. Ich wusste nicht, was ich dazu sagen sollte, während unsichtbares Blut aus seiner Kehle quoll. Ich stellte mir meine Mutter mit einer Schlinge um den schlaffen Hals vor. Inzwischen war ich in meiner Erinnerung an sie bereits auf ein Foto im Wohnzimmer angewiesen.

»Das Land gehört ihnen nicht mehr«, sagte Kian.

Aber wessen Land war es dann, denn Kians Eltern gehörte es auch nicht. Sie operierten schließlich im Geheimen. Ich stellte mir dunkle Zimmer vor, Decknamen, komische Perücken.

Mir war klar, dass ich empört sein sollte, weil er meine Eltern Verräter nannte, also schleuderte ich ihm einen Löffel Reis in sein verdutztes Gesicht und stürmte aus der Küche. Er kannte meine Eltern nicht. Warum wollte ich ihm trotzdem so gern glauben?

Während der dreiminütigen Telefonate, die ich mit meinen Eltern führte, schrien sie mir Befehle ins Ohr. Selbst wenn sie gewollt hätten, verbot Maman Elizabeth wegen der Abhörgefahr jede Erwähnung der neuen Regierung. Für mich war es jedes Mal dieselbe Leier: »Sei brav, Niaz. Hör auf deine Großmutter, Niaz. Mach deine Hausaufgaben, Niaz. Schreib gute Noten, Niaz. Wir holen dich bald, aber du wirkst so glücklich, Niaz. Niaz. Niaz. In so guten Händen. Mir hat Elizabeth nie so viel Aufmerksamkeit geschenkt, als ich in deinem Alter war, mich hat sie nur verkleidet. Genieß das. Wir rufen nächsten Sonntag wieder an.« Schon bald graute mir vor den Sonntagen.

Durch den kleinen runden Aufsatz, den man hinten aus dem Telefon ziehen konnte, hörte ich mit, was sie Maman Elizabeth zu sagen hatte: »Fütterst du mein Kind mit Süßigkeiten? Sorgst du auch dafür, dass sie lernt? Willst du etwa, dass sie dick und dumm wird? Wenn du sie mir verdirbst, verzeih ich dir das nie.«

Ich strich mein Kleid glatt und untersuchte, ob meine Taille breiter geworden war.

*

Saddam Hussein mit seinem lächerlichen Schnurrbart bombardierte den Iran, wunderschöne, mörderische Leuchtfeuer ließen den Himmel erstrahlen, Sirenen heulten in den Straßen, und unser ganzes Haus wackelte. Maman Elizabeth pflasterte alle Fenster mit einem speziellen Klebeband zu, um zu verhindern, dass berstendes Glas in die Wohnung fiel, in so hübschen Mustern, dass ich sie als Dekorationen meiner Kindheit in Erinnerung behielt. Formationen aus gelben Sternen und der untergehenden Sonne, ihre Strahlen breit gefächert wie ein Akkordeon, große umgekehrte lächelnde Münder. Ich war jetzt acht und verwandelte all diese Herrscher und ihre Lakaien in Zeichentrickfiguren. Verschwitzte, verschlagene Bösewichte mit Zigarren und dicken Bäuchen, in protzigen Militäruniformen mit sich wölbenden Orden, mit schwarzen Schirmmützen, Tee aus zierlichen Glasbechern schlürfend. Dann stellte ich sie mir in geblümten Kleidern vor, wie meine Mutter sie trug, auf frischer Tat bei etwas Peinlichem ertappt, mit nach innen gedrehten Beinen, gedemütigt, einen Finger an den Lippen.

Der sogenannte rote Alarm bedeutete, dass wir in den Gemeinschaftskeller laufen mussten. Weißer Alarm: wieder rauskommen. Der rote war lauter, angsteinflößender. Gebombt wurde nachts. Nie während des Unterrichts, zumindest damals noch nicht. Später stellte ich fest, dass der rote Alarm genauso klang wie ein rasendes Rennauto in einem Videospiel – oder besser gesagt klangen Rennautos in Videospielen später für mich nach dem Ende. Keine Angst, Niaz, sagte ich mir. Mit Kian hatte ich mich längst versöhnt, und manchmal, nachdem ich bei ihm zu Abend gegessen hatte, fand ich mich auch in seinem Keller wieder. Maman Elizabeth ließ mich so oft zu ihm rübergehen, wie ich wollte. Vielleicht dachte sie, seine Familie sei besser im Verstecken.

Ich wusste nicht, warum meine Landsleute gegen neue Gegner kämpften. Aber dieser neue Feind war deutlich auf dem Globus auszumachen – ein völlig anderes Land, nicht Teil der Katze auf der Landkarte, sondern der Irak, der das Chaos im Iran zu seinem Vorteil nutzte. Das war leichter zu verstehen als die Kämpfe im Inneren. Leichter zu verstehen als Iraner, die andere Iraner öffentlich henkten, Studenten erschossen und jeden aus dem Weg räumten, der nicht mit allem einverstanden war, was sie sagten.

Meine Mutter rief an und erzählte, dass sie im Fernsehen die Bomben fallen sahen, bot aber trotzdem nicht an, mich von dort wegzuholen. »Amerika ist verwirrend. Die Witze sind anders. Wir lernen noch«, sagten die drei.

»Was denn?«, hakte ich nach.

»Ah, keine Ahnung. Niemand streitet sich um die Rechnung. Sie setzen sich in ihren Straßenkleidern aufs Bett. So was. Hab Geduld, Niaz«, sagte sie.

Ich sagte: »Ich bin glücklich, ich will hier nicht weg.«

Meine Mutter schwieg und antwortete dann: »Okay, Niaz Jun«, als hätte ich nichts Wichtiges gesagt. Dann war sie weg. Manchmal konnte »Jun« auch genau das Gegenteil seiner eigentlichen Bedeutung meinen.

Ich wurde neun und war ständig wütend. Wollte ich bleiben oder gehen? Ich wusste nicht, wie man eine solche Entscheidung fällte. Und doch empfand ich einen gewissen Stolz, ein Gefühl von Überlegenheit, weil ich hier war, während der Rest meiner Familie mit Mickymaus-Figuren spielte, Hershey-Schokoriegel mampfte und beim Kochen des Abendessens keinen Luftalarm, sondern das Surren der Klimaanlage im Ohr hatte. Weil ich einer besonderen Gruppe von Menschen angehörte, in einem Land, in dem wir ausharrten. Diese unausgesprochene Haltung teilte ich mit Maman Elizabeth. Das wurde deutlich, weil sie immer nur genug Essen für zwei Tage mit nach Hause brachte, statt größere Vorräte anzulegen, sodass sie ständig einkaufen gehen musste. Eine Trotzreaktion und eine Leugnung der Tatsache, dass das Leben sich verschlechtert hatte.

Später verstand ich, dass sich unter diesem Stolz auch das Bedürfnis verbarg, mich zu beschützen: Ich war ein ausgesetztes Baby. Während dieser Zeit waren die Supermarktregale manchmal leer. Wir nahmen beide ab, Baba Roshani auch, und ich wusste, dass meine Mutter sich freuen würde. Keine Spur der Rundung mehr an meinen eingefallenen Wangen.

Die netten Lehrerinnen von früher waren längst verschwunden. Jeden Morgen überprüften die neuen Lehrerinnen, ob unsere Schleier – inzwischen trugen wir Maghnae – auch korrekt angelegt waren. Wenn irgendwo Haare herauslugten, rissen sie daran und drohten, Gott werde uns bestrafen. Keine Rucksäcke mehr, sagten sie. Rucksäcke waren aus dem Westen. Der böse Westen, der große Teufel, die Schlange.

Ich sollte lügen, wenn die Lehrerinnen fragten, ob Maman Elizabeth Alkohol trank oder Karten spielte, und meine Familie in Amerika sollte ich am besten auch nicht erwähnen. »Es ist sogar verboten, Musik zu spielen, Niaz Jun. Du musst jeden wie eine potenzielle Ratte behandeln!«, warnte sie.

Meine Mitschülerinnen warfen mir unter all dem Schwarz komische Blicke zu, als wären sie für ein solches Leben geboren. Als wäre ich, die Mutterlose, der einzige Freak. Wenn ich vorbeiging, flüsterten sie. Ich sehnte mich nach einer Komplizin, mit der ich zerstäubte Kreide auf den Deckenventilator streuen oder den anderen Mädchen beim Beten mit einer Nadel in den Hintern piksen könnte, aber ich hatte hier niemanden. Eines Nachmittags sollten wir während einer Pause leise im Schulhof spielen. Es war Mai und heiß, und ich konnte es kaum erwarten, dass endlich Sommerferien waren und Maman Elizabeth und Baba Roshani entschieden, ob es sicher genug wäre, um mit mir ans Kaspische Meer zu fahren, wo ich mit den Enkeln ihrer Freunde spielen könnte. Baba Roshani würde auf der Terrasse seine Zeitung lesen, Maman Elizabeth würde tratschen und Karten spielen.

Ich sah mich um, und alle waren beschäftigt. Mädchen saßen zusammen und spielten ein Spiel oder liefen um den Baum in der Mitte des asphaltierten Platzes. Unser Schulhof war nichts Besonderes, eher ein Parkplatz ohne Autos. Die Lehrerinnen standen in einer Ecke zusammen und unterhielten sich. Ich schaute in den Himmel und nahm Blickkontakt mit der Sonne auf.

Ich hatte alles hier satt. Sogar diese Sonne. Meine Augen brannten, und als ich wieder zu den Lehrern schaute, waren die noch immer beschäftigt. Ich lief so schnell ich konnte auf Zehenspitzen am Rand des Hofs entlang und dann die Gasse hinter dem Schulgebäude hinunter. Vor mir, ein paar Stufen hinauf, standen die großen schwarzen Mülltonnen.

Ich trug meinen Schleier, er war nass und muffig und brachte mich zum Schwitzen. Ich sehnte mich nach Abkühlung. Ich ballte die Fäuste so fest ich konnte und schrie. Mir wurde noch heißer. Ich sprang auf und ab, dann riss ich mir mit einem weiteren Schrei den Schleier vom Kopf und schleuderte ihn in eine der Mülltonnen. Ich spürte mein platt gedrücktes Haar, den Schweiß an den Schläfen und schüttelte den Kopf hin und her. Es fühlte sich gut und frei an. Die Luft an meinen nackten Ohren, ungefilterte Geräusche, Vögel, hupende Autos. Kian wäre stolz auf mich.

Schwer atmend setzte ich mich auf die Stufen. So etwas hatte ich noch nie gemacht.

»Wen haben wir denn da? Was fällt dir eigentlich ein?«, schrie eine Lehrerin. Drei schwarze Tschadors marschierten auf mich zu. Ich stand auf, mit unbedecktem Kopf, und verschränkte die Arme. Ich trug nur noch das Uniformkleid und die weiße Bluse.

»Das darfst du nicht. Was du machst, ist gegen den Islam. Dafür wirst du bestraft, das verspreche ich dir, und zwar nicht nur von denen, die du mit den Augen sehen kannst!«, sagte Khanum Morad, die Religionslehrerin.

»Wer ist das Kind? Ist das die mit der Großmutter, die sich für was Besseres hält?«, fragte eine andere Lehrerin.

Khanum Morad lachte. »Die mit der Sonnenbrille im Winter. Was für eine blöde Schnepfe.«

Ich kochte vor Wut. Khanum Morad packte mich am Arm. »Wo hast du deinen Schleier? Leg ihn sofort wieder an, und dann zeige ich dir, was Anstand ist.«

»Nein«, sagte ich und schubste sie weg.

Ihr Gesicht wurde hart.

»Nein!«, wiederholte ich, und als sie nach mir ausholte, sammelte ich den Speichel in meinem Mund und spuckte ihr direkt zwischen die Augen.

Mit einer schnellen Ohrfeige wurde ich augenblicklich der Schule verwiesen. Sie sagten, ich hätte Glück, dass sie mir nicht hundert Peitschenhiebe verpassten.

Maman Elizabeth hatte nie hören wollen, was tagtäglich in der Schule vor sich ging. »Nicht auszuhalten, diese Farce von Bildung, und wir können nichts dagegen tun!«, sagte sie. Aber sie sah, was ich sah. Erlebte, was ich erlebte. Sie legte seit den ersten Wochen der Revolution keinen Lippenstift mehr auf, nachdem sich herumgesprochen hatte, dass die Soldaten sich Frauen packten und ihnen die geschminkten Lippen mit Rasierklingen abschnitten. Doch dann ging sie ohne mein Wissen in die Schule, mit Sonnenbrille und perfekt geschminkten Lippen, und überredete die Lehrerinnen, mich wieder aufzunehmen. Sie wusste, dass das meine einzige Hoffnung war.

*

Es waren Jahre der Revolution und des Krieges, aber auch der Feste, Picknicks und geschmuggelten Hollywoodfilme. 1987 hatte Maman Elizabeth jedes Interesse an mir verloren. Ich war fünfzehn. Nicht mehr niedlich. Was sie auch immer in mir gesucht hatte, sie hatte es nicht gefunden. Nach den ersten Jahren der Nähe, in denen wir gemeinsam auf dem Sofa gesessen hatten, wusste ich nicht mehr, warum Maman Elizabeth mich eigentlich bei sich haben wollte. Sie war entweder allein in ihrem Zimmer oder bei ihren Freundinnen, verbrachte kaum Zeit mit ihrem Mann, der, abgesehen von seinem täglichen Spaziergang, den Großteil des Tages im Bett lag.

Eines Nachts wachte ich auf und war sicher, ich hätte ins Bett gemacht, weil mein Schlafanzug mir nass am Becken klebte. Im mondhellen Badezimmer, die Hose um die Knöchel, stellte ich jedoch fest, dass die Innenseiten meiner Oberschenkel ganz rot waren. Der kleine Raum roch nach kaltem Metall. Aus einer mit Klopapier umwickelten frischen Unterhose baute ich mir eine Windel. Die schmutzige Unterwäsche versteckte ich zu einem Ball zusammengeknüllt unter meinem Bett, in der Kiste mit den Fotos von Mo, die meine Mutter mir schickte. Mos Gesicht, mein Blut. Ich hatte niemanden, dem ich davon erzählen konnte.

Inzwischen traf ich mich mit meinem alten Freund Kian, ohne dass Maman Elizabeth oder irgendjemand anderes davon wussten. Gebombt wurde jetzt zu jeder Tageszeit, und manchmal kamen wir auf dumme Ideen. Wir verabredeten uns in Seitengassen zwischen unseren Schulen und unseren Häusern. Ich stellte ihn mir auf einem muskulösen Pferd vor, ganz in Weiß, wie er in Lichtgeschwindigkeit durch die Wüste ritt, um mich zu finden. Ich dachte an das Blut, das jeden Monat aus mir herauslief. Rot auf Weiß. Das Blut, das mich ihm näherbrachte.

Eines Nachmittags ging ich zu ihm nach Hause, ein beiger Wohnblock mit kaputtem Aufzug, und grüßte seine Eltern, die mit anderen Versionen von sich selbst auf dem Teppich saßen – ernst, streng, fahrig, die Stirnen in Falten gelegt. Sie trugen schlichte Kleidung, die Frauen keinen Schleier, zum ersten Mal, seit ich mich erinnern konnte, sah ich mehrere Frauen auf einmal mit frei fallendem Haar. Der Anblick war atemberaubend. Ich war voller Ehrfurcht, als betrachtete ich eine Szene auf einem romantischen Gemälde von Meeresnymphen, wie die, die mir Maman Elizabeth einmal vor dem Schlafengehen beschrieben hatte. Überall Textur und Masse, dunkel, wellig, wie fliegende Teppiche. Ich liebte diese Frauen und ihr mächtiges Haar.

Kian führte mich für einen Snack in die winzige Küche, aber ich versuchte, dem Gespräch im Nebenzimmer zu folgen. Sie nannten einander Bruder und Schwester. Tauschten Informationen über inhaftierte, gefolterte Freunde aus, über geplante Anschläge. Ich stellte mir vor, wie sie Haushaltschemikalien zusammentrugen. Es wirkte wie ein Spiel.

»Diese Hundeväter von Mullahs haben gelogen. Sie haben sich verstellt, weil sie uns brauchten. Und jetzt töten sie uns und wollen die Macht nicht teilen? Sie haben kein Interesse daran, dass die Menschen selbst über ihr Schicksal entscheiden. Sie sind genauso verlogen wie der Schah, dieser närrische König der Könige«, äffte Kian armwedelnd die Erwachsenen nach.

Er war, das bemerkte ich gegen meinen Willen, langgliedrig und schlank wie ein Reh. Seine Augen waren hellbraun, und er hatte Sommersprossen auf der Nase, seine langen Locken glichen einer Krone. Sein Hals außerhalb des Pullovers war weich, und ich spekulierte über die Kurven darunter, fragte mich, wie sie sich wohl bogen. Ich stellte mir vor, Saft aus der Kuhle an seinem Hals zu trinken.

»Weißt du noch, wie sauer du immer auf mich warst?«, fragte er lächelnd. »Jetzt siehst du ein, dass ich recht habe, stimmts?« Seine Augen blitzten.

Ich sagte mir: Antworte nicht auf seine Fragen, Niaz. Bewahr dir deine Geheimnisse. Blute zwischen den Beinen und stopf die Beweise in die Fotoschachtel. Schür deinen Hass auf deine Familie in Amerika, das du *Ahmreekahee* aussprichst, wie einen seltsamen, krächzenden Dinosaurier, riesig und bösartig, diebisch wie ihr geliebter Weißkopfseeadler. Aber vertrau dich keiner Menschenseele an.

Der Mo am Telefon war ein Trottel. Zu viel Fernsehwerbung, Frühstücksflocken und Neonfarbe. Elf Jahre alt. Seit Jahren war er ein wandelnder Werbespot für G. I. Joe, spielte Krieg, *peng peng*, schob kleine Panzer hin und her, *brumm brumm*, aber eine echte Bombe hatte er nie gehört. Er konnte nicht wissen, dass sie zuerst klang, als käme sie aus deinem Inneren, selbst wenn sie zwei Blocks weiter hochging, dass sie einen fürchten ließ, mitten in der Nacht im Schlaf zu sterben, der letzte feuchte Sabber auf dem Kopfkissen, die allabendlichen Abschiedsworte in Gedanken, nur für den Fall. Wie man auf dem verschwitzten Rücken lag, alles stockfinster, bis auf den Lichtstreifen unter der Tür, weil auch die Großmutter nicht schlafen konnte.

*

Eines Tages ergriff mich plötzlich das beschwingte Gefühl, dass selbst dieser nie endende Krieg nicht ewig dauern könnte, und ich sagte in der Schule zu meiner Freundin: »Ich will Kian heiraten.« Endlich hatte ich eine Freundin.

Shamsi mit den goldgesprenkelten grünen Augen, den vollen, rosigen Wangen und den perfekten Noten. Ihr Mantel war länger als vorgeschrieben. Das steife Taschentuch in ihrer Manteltasche wurde nie benutzt, aber täglich gebügelt. »Wieso denn heiraten?«, fragte sie. »Wallah, du bist sechzehn. Willst du nicht was aus deinem Leben machen?«

»Was hat das denn damit zu tun?«

Sie lachte. »Du bist echt ein Dummerchen. Aber wenn ihr es diskret macht, wird es schon gut gehen.« Sie senkte die Stimme. »Wenn du ihn lutscht oder es dir nur in den Po machen lässt, kriegst du kein Baby. Sonst musst du dich wieder zunähen lassen. Und die Ärzte, die das machen, sind komplett ausgebucht. Da wartest du ein Jahr. Und die Zeit hast du sicher nicht.«

Hatte ich etwa das mit heiraten gemeint?

Kians Eltern waren nur noch selten zu Hause. Sie waren bedroht, befragt, verhaftet und geschlagen worden. Man hatte ihre alten Liebesbriefe ausgehungerten Ziegen zum Fraß vorgeworfen. Ein Wunder, dass sie noch nicht tot waren.

In Kians weichem Gesicht sprossen jetzt vorwitzige kleine Härchen in seltsamen Winkeln. Seine Schultern waren breiter geworden. Mit seinen langen Armen und Beinen und den weit auseinanderstehenden Augen glich er immer noch einem Reh, aber eher einem Bock. Ich war jetzt »besser gepolstert«, wie Maman Elizabeth es ausdrückte, hoffte aber, dass ihm das nichts ausmachte. Vielleicht gefiel es ihm sogar.

Nach der Schule lag ich auf seinem Bett, schob mein Oberteil zur Hälfte hoch und wartete. Ich war eine Show, das Shirt der Bühnenvorhang. Er drehte sich zu mir um, zog die Augenbrauen hoch und grinste. »Ich seh deine Möpse.«

Ich lächelte. Ich merkte jetzt schon, dass mein Plan funktionierte, also setzte ich mich auf und zog das Shirt ganz aus. Ich wollte seine volle Aufmerksamkeit. Ich wurde zum Schatz.

»Ich erzähl's auch niemandem«, sagte ich. Zauberworte.

Er setzte sich mir gegenüber, und ich führte seine Hand über meine Brust. Lotste ihn durch mir selbst unbekanntes Terrain. Seine Finger bewegten sich nicht, waren ganz still, aber warm. Sie wurden weicher. Ich nahm seine andere Hand und legte sie an den Bund meiner Jeans. Eine Einladung. Er knöpfte meine Hose auf, zog sie mir aus, ließ die Hand mein nacktes Bein entlanggleiten und kniff mir in den Schenkel. Ich stieß neue Geräusche aus. Der Raum drehte sich, ich drehte mich mit.

Wir küssten uns auf seinem weichen Bett, unsere warmen Zungen umspielten einander. Er schlüpfte aus seiner Hose, enthüllte seinen Penis. Mein erster Penis. Er baumelte zwischen seinen Beinen wie ein Uhrenpendel. Dann richtete er sich auf, glatt und glänzend, stolz wie ein Schwert.

Ich zog ihn an die Bettkante und setzte mich ihm gegenüber, dirigierte ihn aber nach hinten. »Das ist besser für uns«, sagte ich, stolz auf mein Wissen.

Aber war sein Schwanz wirklich ein Schwert? Ein Dolch, ein Messer? Wir waren zwei wogende Seesterne, und ich hatte entsetzliche Schmerzen. Ich war der Ohnmacht nahe. Aber ich war auch längst fest entschlossen, nicht aufzuhören, was auch passierte. Ich würde das durchziehen. Sehen, was auf der anderen Seite wartete.

Die Zeit verging. Der Raum dehnte sich aus. Der Schmerz fühlte sich nicht mehr an wie etwas von mir Abgetrenntes. Er gehörte einfach zu mir. Also entspannte ich mich, zog ihn tiefer. Und dann erreichte sein Stoßen endlich einen Punkt, an dem ich es plötzlich auf wunderbare Weise genoss. Mit jedem Stoß breitete sich der Genuss weiter in meinen Gliedmaßen aus, wie eine Strömung, ein Signal. Ich spürte, dass das Gefühl versuchte, eine Mauer zu durchbrechen, einen Damm, der es hinderte, ganz durch mich hindurch und über die Grenze meiner Haut hinwegzurauschen. Was war das für eine Mauer?

Ich atmete und versuchte loszulassen. Nur noch Körper zu sein. Zwei Körper. Ich hob ein Bein und drehte mich auf die Seite, sodass er hinter mir war. Wir waren heiß und nass, wir keuchten. Gruben zusammen nach Schätzen. Auch in ihm nahm ich jetzt eine Veränderung wahr. Er reagierte, und ich spürte ihn noch mehr. Ich drehte den Kopf, und als ich ihn sah, hinter mir, den Rehjungen mit dem langen Hals und den breiter werdenden Schultern, sein Verlangen nach mir, war ich endlich frei.

*

Am nächsten Schultag zerrissen sich die Mädchen vor meinen Augen das Maul über mich. Irgendwo in meinem erblühenden Gehirn hatte ich damit schon gerechnet, die Warnungen aber ignoriert. Ich war ruiniert. Aber wenn das stimmte, warum ging es mir dann so gut? In ihren prüfenden Blicken witterte ich eine Macht.

Wieder zu Hause klingelte es an der Tür. Es war Kian. Mit gesenktem Kopf und hängenden Armen kam er rein. Seine hellen Augen konnte ich nicht sehen.

»Niaz. Ich hab was Dummes gemacht.«

»Was du nicht sagst.«

»Ich hab's Babak erzählt.«

»Trottel.«

»Ich konnte es einfach nicht für mich behalten.«

»Erinnere mich dran, dir nichts von den ganzen anderen Schwänzen zu sagen, die ich in meinen Arsch gelassen habe.«

Er lief knallrot an, sein Gesicht glich einer Pflaume.

»Und so was will der Sohn kommunistischer Agitatoren sein …«, sagte ich. »Willst du ins Gefängnis? Ausgepeitscht werden? Hör zu, du kannst entweder nach deren oder nach unseren Regeln spielen«, sagte ich. »Es ist so gedacht, dass wir das machen. Wie Tiere. Wo sollen sonst die Menschen herkommen? Jeder einzige Mensch auf der Welt ist so entstanden. Nur dass wir das falsche Loch benutzt haben.« Ich stemmte die Hand in die Hüfte.

»Wir sind keine Tiere. Tiere fühlen keine Liebe.« Er sah mich mit seinen großen, dämlichen Augen an.

»Du liebst mich nicht«, sagte ich. »Und ich liebe dich nicht.«

Er wandte den Blick ab.

Maman Elizabeth war bei ihrem illegalen Doreh bei Ameh Minu. Oder war es Khaleh Pari? Wer konnte diese ganzen Tanten, die nie zu Besuch kamen, schon auseinanderhalten? Ich nahm Kian bei der Hand und führte ihn in mein Zimmer. Über ein Jahr lang machten wir alles bis auf die eine Sache, die wir eigentlich machen wollten. Ich erzählte ihm alles bis auf das, was ich wirklich fühlte.

*

Zu diese Zeit fing ich an, meine Mutter Shirin und meine Großmutter Mommy zu nennen. Ich machte das nicht aus Trotz. Oder vielleicht ein bisschen. Aber vor allem machte ich es, weil ich mich verändert hatte und das irgendwie zum Ausdruck bringen musste. Es sollte ironisch klingen. Meine Großmutter war auch keine Mutter. Ich hörte, wie Auntie Sima sie am Telefon nur Elizabeth nannte.

Die Mädchen in meiner Schule hörten auf zu tratschen, genau wie die Jungs aus Kians Schule. Es wurde langweilig, etwas anzugaffen, was sie sich selbst wünschten. Shamsis eindringliche Warnungen, er werde mich fallen lassen, bewahrheiteten sich nicht. Ich wusste es besser, wusste um meine Macht. Hatte ich diese Macht von meiner echten Mutter geerbt?

Kian gehörte mir. Nach der Schule brachte er mir Melonensaft und getackerte kommunistische Pamphlete. Er erzählte mir von der Tudeh-Partei und von der Kommunistischen Partei Persiens, von ihren Anfängen im Norden, ihren Verbindungen zu den Bolschewiken, den Marxisten. Ich erfuhr von der Geschichte dieser Bewegungen – vom Kampf gegen Kräfte, die unsere Brüder und Schwestern korrumpierten und die Harmonie störten, und dass Khomeini viele der alten Führungspersönlichkeiten einsperrte und tötete. Vielleicht, so Kian, werde der heroische Schriftstellerverband wiederbelebt und wir könnten helfen.

Während der Ferngespräche aus Houston erzählten Shirin und Houman von ihrem Swimmingpool und ihrem Tennisplatz. Mo, inzwischen zwölf, war ein Spitzenspieler, stürmte die US-Juniorenbestenlisten. Der kleine gelbe Ball würde ihm zu Ruhm verhelfen.

Was würde uns Ruhm bringen?

»Kian«, sagte ich. »Es ist Zeit, endlich zu helfen. Ich bin bereit zu töten.«

Kian lachte. »Das ist nicht unser Weg. Uns geht es darum, die Gemüter durch Debatten und Gespräche zu verändern. Arbeitsgesetze. Mindestlohn und bezahlte Überstunden.«

»Das kann doch nicht sein. Was ist mit dem Gift, das sie gesammelt haben?« Ich löcherte ihn zu obskureren Rändern außerhalb der Kerngruppe. Zu möglichen Entführungen. »Können wir nicht eine Bombe bauen? Das ist nicht so schwer. Kein Mensch würde uns verdächtigen.«

Kian sah weg. »Wir sind nicht mehr so stark wie früher«, sagte er. »Inzwischen geht es eigentlich nur noch um den Kampfgeist.« Er sah mich wieder an. »Willst du vielleicht sterben?«

Ich zuckte mit den Schultern.

Noch ahnte ich nicht, dass der Sommer der Hinrichtungen nicht mehr weit war. Mitglieder aller linken Gruppen.

Sie sagten den Gefangenen, sie hätten nichts zu befürchten. Sie fragten: »Glaubst du an Himmel und Hölle?« Sie fragten: »Hat dein Vater gebetet, als du ein Kind warst? Hat er gefastet, im heiligen Koran gelesen?« Fangfragen. Nur der Sohn eines Gläubigen konnte ein Abtrünniger sein. Manche sagen, sie töteten dreitausend, andere sprechen von zehnmal so vielen. Kian und seine Familie schafften es nach Amerika, bevor der Sommer anbrach. Sie verkauften nicht einmal ihre Wohnung.

*

Es war 1992, die Hinrichtungen und das Kriegsende lagen vier Jahre zurück. Eine Million Iraner waren tot. Ich war müde, wie alle anderen Überlebenden. Sie hatten uns ausgelaugt. Sie wussten, was sie taten. Wer wollte nach all dem noch weiteren Ärger?

An der Uni in Teheran studierte ich Mathematik und Naturwissenschaften, das Gegenteil von Politik und Geschichte. Wozu sollte ich mir die Lügen der regimetreuen Dozenten anhören? Die Wahrheit, wenn sie mich überhaupt noch interessierte, würde ich im Privaten ergründen müssen. Was sind Atombomben anderes als Physik? Was ist Wahlbetrug, wenn nicht Mathematik?

Ohne Kian blieb mir nur noch meine Schein-Mommy, und natürlich ihr Mann. Sie war klein wie eine Grille, telefonierte den ganzen Abend an ihrem niedrigen, mit einem zarten weißen Leintuch bedeckten Tischchen. Das mechanische Surren der Wählscheibe nach jeder Ziffer. Ich kochte jetzt Abendessen für uns drei, eine Kombination aus Huhn, Reis und Gemüse. Baba Roshani dankte mir für das Tablett, das ich ihm ans Bett brachte, küsste mir die Hand. Dieses immer gleiche Huhn. Ich hatte schon so viele Hühner gegessen, eine ganze Farm. Essen bereitete mir keine Freude. Von der Pfanne in den Mund in den Darm ins Klo.

Essen war bloß etwas, das mich dick oder dünn machte, geliebt oder gehasst.

»Mommy, vielleicht muss Shohreh Khanum jetzt, wo ich dir mehr im Haushalt helfe, nicht mehr so oft kommen?«

»Niaz, du weißt genau, dass deine Mutter es nicht mag, wenn du mich so nennst.«

»Sie hört's ja nicht.«

»Sei nicht unverschämt.«

Ich hatte immer noch eine Frage zu meiner Mutter, doch ich brachte es nicht einmal über mich, sie mir selbst zu stellen. Obwohl das Fleisch meines Herzens verhärtete. Es spielte keine Rolle mehr. Im Gegensatz zu meinen Freunden, die alles Amerikanische vergötterten, konnte ich die Faszination nicht nachvollziehen.

Im Stillen fing ich an, Gedichte zu schreiben. Ich wünschte mir eine neue Verbindung zur Sprache, zu meinem Unbewussten. Ein Portal. Ich schrieb ein Gedicht über ein auf wundersame Weise durch Analsex empfangenes Baby, dessen Mutter in Gottes Augen immer noch rein war. Und eins über einen ehrgeizigen jungen Tennis-Champion, der einen Ball aufschlägt, in dessen Kern eine Granate versteckt ist. Die Themen lagen auf der Hand.

*

Schein-Mommy stieß auf der Suche nach Wattebäuschen in einer Badezimmerschublade auf einen kleinen Stapel meiner Gedichte. Mein Gesicht war knallrot.

Sie wedelte mit dem Stapel in der Luft herum, die Blätter wogten auf und ab. »Aber Niaz, mein Schatz, die sind doch wundervoll.«

Was? Ich erstarrte. Das waren meine intimsten Gedanken. »Du bist nicht sauer? Du findest mich nicht dumm und ekelhaft?«

Sie schüttelte den Kopf. »Kunst ist das Einzige, was uns

bleibt«, sagte sie. Und dann erzählte sie mir plötzlich vom Malen.

Ich brachte kein Wort heraus. Diese kleine Frau in ihren ordentlichen Röcken auf ihrem ewig gleichen Korbstuhl vor dem ewig gleichen Telefontischchen mit ihren ewig gleichen Geschichten über ihre Verdauung, über Erdbeben, Haarausfall und Entführungen war eine Malerin? Ich fing an zu weinen.

»Nicht doch.« Ich spürte, wie sie mir wieder näherkam.

Ich hatte nie begriffen, warum sie wollte, dass ich blieb. Jetzt verstand ich es noch weniger.

*

Abends in meinem Zimmer schrieb ich an Kian und erzählte von der bisher geheimen Malerei meiner Großmutter und meiner Lyrik. Wie wir nachmittags am Küchentisch daran arbeiteten. Sie mit ihren Wasserfarben, ich mit meinem Bleistift. Ich schrieb ihm, dass ich seinen Penis vermisste, auch wenn ich eigentlich seine Stimme meinte.

Adressiert nach Bethesda, Maryland. Was für komische Wörter. Bethesda klang wie Batseba, die Frau von König David. Bethesda, hatte mir Kian vor seiner Abreise erzählt, war eine Zisterne in Jerusalem, die Heilkräfte besaß, seit ein Engel ihr Wasser bewegt hatte. Vielleicht waren Kian und seine Familie in Bethesda, Maryland, von jeder Sehnsucht nach dem Iran geheilt worden. Und Kian von mir.

Mein erster Hinweis: Er schrieb mir nie zurück.

*

Als Maman Elizabeth und ich meine Mutter in Amerika anriefen und ihr von Parvanehs Tod erzählten, lachte sie und sagte: »Na endlich! Jetzt kann Mommy nach New York fliegen und ihm einen Antrag machen.« Maman Elizabeth knallte den Hörer auf. Meine Mutter kann brutal sein.

Danach rief ich Mo in New York an. »Elizabeth ist eine alte Frau«, sagte ich. Die Verbindung knisterte. »Sag Shirin, sie soll netter zu ihr sein. Allzu lange wird sie uns nicht mehr bleiben.«

»Du hast keine Ahnung, was hier los ist«, sagte er.

»Wovon redest du?«

Er erzählte mir von Aspen und der Verhaftung meiner Mutter. Ein Polizist. 50.000 Dollar. »Sie tut so, als hätte sie ihm eine Lektion erteilt. Kein Wort zu Maman Elizabeth. Shirin hat sich in den Kopf gesetzt, nach New York zu kommen. Völlig irre. Ich hab keine Zeit für den Quatsch, Niaz. Ich stehe hier kurz vor einem wichtigen Deal, ich muss nach Genf. Ein Börsengang.«

»Das passiert, wenn man keine echten Probleme hat«, sagte ich. »Kannst du sie nicht anrufen und zur Vernunft bringen?«, fragte er. »Du sprichst doch ihre Sprache.« Diesmal legte ich auf. Was für eine grausame Ironie. In Amerika war eine Anklage wegen versuchter Prostitution höchstens peinlich. Wahrscheinlich hatte sie gelacht, als sie sie ins Gefängnis warfen. Damals, in einer Zeit, von der Shirin keinen Schimmer hatte, hatten sie hier eine Frau, der man die Förderung von Prostitution vorwarf, per Erschießungskommando hingerichtet. Sie war die erste weibliche Ministerin des Iran gewesen, eine ehrwürdige, hart arbeitende Frau.

Und auf der anderen Seite Shirin. Quicklebendig.

Sie war in Freiheit, meine Mutter. Was wusste sie über mich? Hatte sie sich in all diesen Jahren jemals Sorgen gemacht, dass ich verletzt oder verhaftet werden könnte, oder getötet? Warum sollte ich mir jetzt Sorgen um sie machen?

II

Wir lieben Gift

BITA

Jamie Diaz' Praxis lag in Harlem, im ersten Stock eines Gebäudes ohne Fahrstuhl. Von einem kleinen Wartebereich ging ein schmaler Flur ab, geschlossene Türen auf beiden Seiten. Ein steriler Geruch nach Windex und Zitrone. Keine Rezeption, aber der Raum strahlte eine aufgeräumte Eleganz aus. Wandleuchter und schmuckvolle Details. Ich wusste, dass Therapeuten keine Rezeption hatten, ich hatte schließlich die *Sopranos* gesehen. An der Wand hing eine laminierte Tafel mit der Aufforderung, nicht zu klopfen, sondern die Klingel zu benutzen. Ich gehorchte. Drückte den glatten Knopf neben »Jamie Diaz, M.A., Paar- und Familientherapeutin«, und er leuchtete auf wie ein Vollmond. Ich starrte ein paar Sekunden darauf und schaute dann aus dem Fenster. Es war gut, wieder in New York zu sein.

Als Jamie herauskam, um mich zu begrüßen, sah sie in ihrem figurbetonten Hosenanzug und den spitzen Pumps businessmäßiger aus, als ich es erwartet hatte, und ich war enttäuscht. Ich hatte sie aus einer Liste von Therapeuten gewählt, weil sie sich in ihrer Bio als »unvoreingenommene Zuhörerin für Menschen« bezeichnete, auch wenn mir die Formulierung beim Lesen ein komisches Gefühl gab. Aber ich war nicht auf der Suche nach einem Karrierecoach. Ich wollte jemanden, der ein bisschen einer Fee oder einem Engel glich, einer Yogalehrerin. Etwas anderes als das, womit ich mich sonst umgab. Jemanden, der mich in einem neuen Licht betrachten, etwas Außergewöhnliches in mir sehen konnte.

Nachdem wir uns vorgestellt hatten, fragte sie: »Hilft es Ihnen, wenn ich Fragen stelle, oder wollen Sie einfach erzählen, was Sie zu mir führt?«

»Meine Freundin Patty hat es satt, sich meine Probleme anzuhören. Sie meinte, und ich zitiere: ›Vielleicht solltest du mal mit jemandem reden.‹«

»Gut. Bevor wir loslegen – wie geht es Ihnen damit, wenn Ihre Freundin so etwas sagt?«

»Okay. Aber eigentlich ist mir nichts richtig Schlimmes passiert.«

»Das ist auch keine Voraussetzung für unser Gespräch«, sagte sie. Hinter ihr an der Wand hing eine Reihe von Zertifikaten neben einer nichtssagenden pastellfarbenen Landschaft. Auf dem niedrigen Tisch zwischen uns stand ein Taschentuchspender.

»In letzter Zeit läuft es bei mir nicht gerade blendend«, sagte ich. »Aber kann ich nicht einfach nach vorn schauen?« Vielleicht war mir ihr juristisches Äußeres zu nah, hinderte mich daran, einen Blick über den Horizont zu werfen.

»Es ist ein gängiges Missverständnis, dass das Bedürfnis nach Therapie ein Zeichen von Schwäche ist. Wir betrachten sie als einen Akt des Mutes, und ich bewundere Sie dafür, dass Sie heute hierhergefunden haben.«

Ich hätte am liebsten die Augen verdreht, lachte aber nur ein wenig und studierte ihre einfühlsame Miene. »Wissen Sie, ich bin einfach verwirrt, ich weiß nicht, was mit mir nicht stimmt oder ob überhaupt irgendetwas nicht mit mir stimmt.« Ich wartete auf eine Antwort. Als keine kam, sagte ich: »Meine Mutter ist gestorben.« Peng.

Sie sagte, das tue ihr leid, als wäre es ihre Schuld, und dann noch ein paar therapeutisch klingende Dinge über den Verlust eines Elternteils, und dass ich jetzt gut zu mir sein müsse. Ich erzählte ihr, sie sei eine gute Mutter gewesen. Ich wandte den Blick ab, er fiel direkt auf den Taschentuchspender. Als wäre er strategisch in genau diesem Winkel platziert, um offene Trauer zu fördern. Katharsis. Um eine Art von Abhängigkeit von diesen fünfzigminütigen Zeitblock zu zementieren. Ich wollte Jamie nichts davon erzählen, wie meine Hoffnung, Mom zu gedenken, indem ich mit meiner Familie Zeit in Aspen verbrachte, kläglich gescheitert war. Ich band den meisten Leuten nicht auf die Nase, dass ich mich an Orten wie Aspen aufhielt. Ich war ja nicht blöd. Ich wusste, wie widerlich das war.

Ich erzählte Jamie von den Büchern über Buddhismus, die ich nach Moms Tod gelesen hatte, teils, um zu sehen, ob es sie vielleicht beeindruckte, aber ich sprach auch darüber, wie diese Bücher mich dazu gebracht hatten, den Anspruch, »im Jetzt zu leben«, so ernst zu nehmen, dass ich mich schuldig fühlte, wenn ich nicht jeden Moment voll auskostete. Wie ich das Mantra »Man lebt nur einmal« ins Extrem trieb. Dass meine Mutter meiner Meinung nach ihr Leben verschwendet hatte, erwähnte ich nicht. Ich wusste, dass mich das wie ein überhebliches Arschloch wirken lassen würde, aber es war der eigentlich Grund, warum ich die ganzen Buddhismus-Bücher gelesen hatte. Zum Schutz und zur Vorbeugung.

»Meine Mom wollte gern, dass ich Jura studiere«, sagte ich. »Vielleicht mache ich das für sie. Wahrscheinlich hätte sie es selbst machen sollen.«

»Was glauben Sie, was sie sagen würde, wenn Sie ihr erzählen könnten, dass Sie das Jurastudium ihretwegen angefangen haben?«

»Sie würde mich wahrscheinlich kräftig schütteln. Bevor sie gestorben ist, hat sie zu mir gesagt: ›Genieß dein Leben.‹ Wobei man leicht reden hat, wenn man beim Tod angekommen ist. Es ist nicht so leicht, das Leben zu genießen.«

»Von einem Jurastudium hat sie also nichts gesagt?«

Ich schüttelte den Kopf. »Ich wollte etwas machen, das meine Familie respektiert. Vor allem wegen der Zeit nach dem College, die meine Tante als meine ›verschwendeten Jahre‹ bezeichnet. Sackgassenjobs. Ich hab wohl auch gedacht, dass Jura mir das Gefühl geben würde, irgendwie was Wichtiges zu machen. Weniger egoistisch zu sein.«

»Warum nennen Sie sich egoistisch?«

»So bin ich eben. Seicht, verwöhnt und unsympathisch. Liegt in der Familie. Wie meine Tante immer sagt: ›Wir sind nicht für ein besseres Leben hierhergekommen. Das bessere Leben haben wir zurückgelassen.‹«

Ich wusste, dass sie gern fragen würde, was ich mit dem besseren Leben meinte, das wir verlassen hatten. Und dann müsste ich ihr erzählen, wie wir vor hundert Jahren zu unserem Ruhm gelangt waren. Von meinem Ururgroßvater, einem waschechten iranischen Helden. Einem funkelnden Stern. Damals hatten wir alles: einen Stall voller Ponys, das, was man heute als Mietköche bezeichnen würde, die Aufmerksamkeit eines jeden Amtsträgers. Jetzt, in Amerika, hatten wir nur noch Geld. Es interessiert niemanden, wer dein Urgroßvater ist, wenn sie nicht einmal deinen Namen aussprechen können.

Nichts davon wollte ich ihr erzählen. Was *wollte* ich ihr überhaupt erzählen?

»Wie geht es Ihnen jetzt gerade?«

»Jetzt?« Ich war überrascht. Vielleicht war sie doch nicht wie die Leute, denen ich sonst begegnete.

»Horchen Sie in sich hinein. Messen Sie Ihre emotionale Temperatur.«

Ich dachte ausgiebig und mit geschlossenen Augen nach. War mir warm? War ich lustlos? Ich schlug die Augen wieder auf. Der Raum schwankte einen Moment. Als er sich beruhigte, antwortete ich. So wohlüberlegt wie lange nicht mehr. »Manchmal weiß ich nicht, was ich hier eigentlich mache. Ich fühle mich nicht wie ich selbst. Aber … was bin ich selbst?«

*

Ich machte mich für mein Treffen mit Patty fertig. Putzte mich heraus. Ich betrachtete mein Spiegelbild, begutachtete mich aus verschiedenen Winkeln. Nicht schlecht, aber wohl nichts, was irgendwen begeistern würde. Okay, ich hatte große Augen und volles Haar, wie alle iranischen Frauen. Ich dachte daran, wie Maman Elizabeth in ihrer Jugend Porträts von Familienmitgliedern gezeichnet hatte. Wie würde sie mich darstellen? Was würde sie sehen?

Patty gegenüber konnte ich irgendwie ich selbst sein. Bei anderen Leuten tat ich so, als ob. Als hätte meine Wohnung in Battery Park eine Mietpreisbindung, als bezahlte ich sie von dem Geld, das ich mir mit Sommerjobs verdiente. Als spielte es eine Rolle, ob wir die Rechnung teilten, je nachdem, wer mehr getrunken hatte. Nicht einmal einer Therapeutin gegenüber konnte ich in diesen Dingen offen sein – einer Person, die ich fürs Zuhören bezahlte. O Gott. Ich armes kleines reiches Mädchen führte ein Leben, das ich mir nicht verdient hatte, und fühlte mich deswegen schuldig.

Im Kreis meiner Familie übernachtete ich gern in einem teuren Hotel, tat aber so, als wäre ich etwas Besseres als sie, eine Jurastudentin, die über solche Oberflächlichkeiten erhaben war. Schüttelte den Kopf über Shirin und Mo, wenn sie kiloweise Kaviar bestellten und dann unangetastet stehen ließen, war aber trotzdem mit von der Partie, wenn es darum ging, sich zu amüsieren und das leichte Leben zu genießen. Ich konnte mich nicht ausstehen, wenn ich mit den Persern unterwegs war. Sollten wir nicht eigentlich um meine Mutter trauern? Angeblich war sie zu schlau für die Schule gewesen, aber ich erinnerte mich nur an eine gelangweilte Hausfrau.

Ich griff nach meiner Haarbürste und rupfte energisch drauflos. Es fühlte sich gut an, meine Kopfhaut zu zerkratzen. Daran zu zerren. Während der zwei Wochen in Aspen hatte ich keinen klaren Gedanken fassen können. Es war eine feindliche Übernahme gewesen, die reinste Shirinvasion. Ohne Mom, mit der ich mich hätte verstecken können, wenn sie es satthatte, allen etwas vorzulächeln. Wieder in New York erlaubte ich mir, über die Zukunft nachzudenken.

Einen »Weltverbesserer« nannte Shirin mich. Wie langweilig das klang. War ich langweilig? Natürlich. Ich hatte mit Jura angefangen, um die Welt zu verbessern. Aber ich liebte das Strafrecht. Warum? Wegen der Sprache? Die Terminologie war cool: Abschreckung. Vergeltung. Zweite Chancen. Mochte ich den Einblick in Lebensläufe, die sich von meinem unterschieden? War es eine Flucht?

Im Vorlesungssaal zu sitzen war etwas ganz anderes als die Arbeit als Anwältin. Wollte ich Schriftsätze verfassen und auf LexisNexis Fälle recherchieren? Sah ich mich selbst vor einem Richter aufstehen, im Hosenanzug, einen Stapel Unterlagen im Arm? Euer Ehren, darf ich vortreten? Warum nicht? Warum konnte ich nicht so sein? Was wollte ich sonst machen?

Ich verließ das Badezimmer und durchwühlte meinen Schrank. Mein Strafrechtsprofessor, Prof. Jenilko, hatte immer eine geschlossene Schneedecke von Schuppen auf seinen ausgeblichenen schwarzen Polohemden. Er legte es nicht darauf an, die Blicke anderer auf sich zu ziehen. Sein Bart roch nach seiner letzten Mahlzeit. Vermutlich Pizza Salami. Ich fand das reizend, liebenswert. Er konnte es sich leisten, weil er einen brillanten Verstand hatte. Sein nachlässiges Äußeres, sein mangelndes Bewusstsein für seine eigene Erscheinung. Ich träumte davon, so frei zu sein. Ich zog einen schlichten schwarzen Hoody, blaue Jeans und Laufschuhe hervor und schloss den Schrank.

Am Montag würde ich wieder in einem sterilen Hörsaal sitzen, in der Mensa des Juristischen Instituts stehen, mit ihrem uralten Fliesenboden, vor den pickligen Studierenden, die in ihren blauen Kitteln aus Polyester an der Kasse saßen. Was hatte ich auf meinem Tablett? Einen Veggieburger, einen Red-Delicious-Apfel, eine Wasserflasche aus so dünnem Plastik, dass sie in meiner Hand knisterte. Ich würde über den Innenhof gehen, vorbei an all den fröhlichen Menschen, den properen Undergrads mit ihrem breiten Lächeln und den strahlenden Augen, die Schenkel in Radlerhosen gequetscht. Die Jurastudenten, die angeregt auf den Gängen diskutierten, in ihren schlecht sitzenden Anzügen, wenn sie gerade ein Vorstellungsgespräch hinter sich gebracht hatten, mit ihren Rucksacktrolleys, ihren bunten Klebezetteln und Textmarkern. Ein seltsam hoffnungsvoller Ort. Diese Menschen glaubten daran, dass es so etwas wie Gerechtigkeit gab und dass sie noch mehr davon in die Welt bringen konnten. Hatte ich denn keine Hoffnung?

Patty rief mich an, als sie unten war, und ich schlüpfte in meinen Wollmantel. Sie hatte ihren Abschluss schon in der Tasche, aber ihre gemeinnützige Kanzlei gewährte ihr einen Aufschub, damit sie sich um ihre Mutter kümmern konnte, die in Jersey City lebte und gerade eine Wirbelsäulenoperation hinter sich hatte. Patty war in New Jersey geboren. Ihre Eltern waren aus Kolumbien hergekommen. Normale, anständige Leute. Die Mutter war Apothekerin, der Vater Manager in einer ortsansässigen Bank. Sie schnitten Coupons aus und halfen ehrenamtlich in der Suppenküche, und das nicht nur an Thanksgiving.

»He du«, sagte ich draußen vor dem Haus. Ein ganzer Monat ohne Patty lag hinter mir. Ich lächelte.

»Da ist sie ja wieder!« Sie eilte auf mich zu und fiel mir um den Hals. »Wie geht's dir?« Sie schlang ihre Arme um meine. Meine Wolle presste gegen ihre Daune, ich wünschte mir, ich könnte mit der Füllung ihres Mantels verschmelzen.

»Komisch«, sagte ich. »Ich hab so lang mit dieser Therapeutin über mich gesprochen, dass ich jetzt gar nicht mehr reden will.«

»Das ist gut. Du nimmst dir Zeit für dich.«

Ich zog die Augenbrauen hoch. Sie klang wie Jamie. Mir fiel ihr neuer Haarschnitt auf. Ihre Haare waren braun, heller als meine, leicht wellig. Sie waren jetzt oben länger, gerade nach hinten gestrichen und an den Seiten ausrasiert. »Süße Frisur«, sagte ich.

Sie lächelte. Unter ihrer pludrigen Jacke trug sie ein bis oben zugeknöpftes Chambray-Hemd. Schmale Hose. Beige Jack Purcells. Ich kannte sonst niemanden, der lieber die beigen als die weißen trug. Das war, als würde man bewusst in Kauf nehmen, dass die Schuhe verschwitzt aussahen oder vergilbt wie nach dreißig Jahren im Schrank, aber ich respektierte ihre klare, bewusste Entscheidung. Davon traf Patty reichlich.

»Ich hab mir ein paar Gedanken wegen deiner Tante gemacht.« Wir hatten beschlossen, dass sie versuchen würde, Shirin zu vertreten.

»Willkommen im Club.«

»Eine Sache macht mir ein bisschen Sorgen. Ist sie US-Bürgerin?« Wir standen jetzt an die Fassade meines Hauses gelehnt, während die üblichen Passanten vorbeizogen – Mütter mit Buggys, Hunde in Pullovern, verrückte Jogger in Shorts.

»Ähm … Sie hat eine Greencard. Wollte sich nie einbürgern lassen. Obwohl meiner Mutter sie immer gedrängt hat. Wohl irgendeine seltsame Art von Stolz.«

»Okay, also, soweit ich das verstehe, gibt es bestimmte Delikte, bei denen die Regierung eine Greencard entziehen kann.«

»Was?« Ich stellte mir Auntie Shirin zurück im Iran vor. Wie sie nur zum Spaß einen Mullah provozierte. Vielleicht mit einem Nippelblitzer? O Gott. Sie wäre tot. »Auch wenn sie schon seit Jahren hier ist?«, fragte ich. »Ich meine, sie ist inzwischen praktisch Amerikanerin.«

»Wir müssen rausfinden, inwiefern ein langfristiger Aufenthalt ihren Status beeinflusst.«

»Okay«, sagte ich. Die Vorstellung, Shirin könnte abgeschoben werden, verursachte mir ein leichtes Schaudern. Ein elektrisches Bitzeln. Nicht ausschließlich unangenehm.

»Wenn sie deine Tante wirklich reinreiten wollen, könnten sie argumentieren, dass es um mehr geht als die versuchte Prostitution. Die übrigens in Colorado genauso gewichtet wird wie Prostitution. Was hat sie denn verlangt?«

»50.000 Dollar.«

Patty lachte. »Ernsthaft?«

»Sie meint, sie sei locker das Doppelte wert. Die Frau hat ein Ego …«

Wir beschlossen, später in die juristische Bibliothek zu gehen und die Details nachzuschlagen. Wir überquerten die Straße und steuerten unseren Lieblingsladen an, wo es den ganzen Tag Pancakes mit echtem Ahornsirup und Butter gab, serviert von Kellnerinnen der alten Schule. Etwa einen Häuserblock lang streifte meine Hand immer wieder die von Patty. Es lag irgendwie an meinem Gang. Vielleicht war er etwas gelöster, entspannter, weil ich zum ersten Mal seit Wochen wieder eine Freundin, meine einzige Freundin, an meiner Seite hatte. Sie zog die Hand nicht weg.

Das Semester ging wieder los. Ich tippte Notizen in meinen alten Mac, meldete mich. Aber als ich am Freitagnachmittag den Reißverschluss meiner Tasche zuzog und mich auf den Heimweg machte, sehnte ich mich nur noch nach meinem Bett, das mir zuflüsterte: Komm hierher, wo es gemütlich ist und du keine einzige Entscheidung treffen musst. Ich streckte Arme und Beine aus so weit ich konnte. Drückte gegen das Kopfteil. Ich seufzte. Ein gutes Gefühl. Ich gähnte geräuschvoll.

Als ich mich wieder aufsetzte, wurde mir schwindlig. Es war plötzlich Sonntagabend. Ich schaute aus dem Fenster – blinkende rote und weiße Lichter. Ich blinzelte zurück. Mein Telefon klingelte, eine unbekannte New Yorker Nummer. War das Patty aus der Bibliothek, mit neuen Infos und Fragen? Oder meldete sie sich einfach so? Ich nahm ab. Und da war sie, Auntie Shirin. Während ich horchte, spürte ich ihren heißen Atem, süß vom Zigarettenrauch, als pustete sie mir direkt ins Ohr.

»Warum hast du nicht angerufen? Die Jüngere muss sich bei der Älteren melden. Du hast nur uns«, sagte Auntie Shirin durchs Telefon. »Ohne deine Familie bist du gar nichts.« Es waren erst zwei Wochen vergangen, seit wir uns in Aspen gesehen hatten.

Sie war in New York. »Ich habe keinen Rückflug gebucht«, sagte sie. »Houman hat versucht, mein Ticket zu canceln, ist das zu fassen? Er und Mo haben bei der Airline angerufen und denen erzählt, ich wäre eine Gefahr für mich selbst. Ich! Eine Gefahr! Ich bin eine eigenständige Frau, Bita. Ich hab eine Nacht im Ritz gebraucht, um mich vom Flug zu erholen, aber morgen komme ich zu dir. Du lässt besser deine Wohnung putzen und besorgst Kaffee und richtiges Essen, ich werde nicht hausen wie eine arme Studentin. Und ich brauche dein Bett. Ich bin nicht mehr so jung wie du, mir tut der Rücken weh.«

»Und was ist mit Mo? Will der dich nicht beherbergen?«

»Du kennst doch Mo. Steht kurz vor einem wichtigen Deal. Börsengang, Schmörsengang. Zu beschäftigt für einen Besuch. Er ist sauer, weil ich nicht auf ihn höre. Genau wie sein Vater. Aber er meinte, wenn ich ein Abendessen organisiere, stellt er mir seine neue Freundin vor. Ich Glückspilz. Wahrscheinlich wieder eine Sekretärin. Verzeihung, Assistentin.« Ich konnte fast hören, wie sie die Augen verdrehte.

Ich ließ sie reden und sagte ihr, dass wir sie, solange sie da war, auf die Anhörung vor Gericht vorbereiten würden. Patty und ich arbeiteten daran. Aber das schien sie nicht im Geringsten zu interessieren. Als sie aufgelegt hatte, hielt ich mir den Hörer noch ein paar Sekunden ans Ohr. Dann stand ich auf. Ich hatte gewusst, dass sie kommen würde.

ELIZABETH

Sie zeichnete Ali, während er still im Wald saß, und aus Tagen wurden Wochen, wurden zwei Jahre.

Elizabeth war achtzehn. Ihre Eltern stellten ihr Anwärter vor. Sie schnitt Grimassen. Zog eine Augenbraue hoch, beide Augenbrauen, verzog keine Miene, brachte ihren Baba in Verlegenheit.

Die ganze Zeit sprach sie nur mit Ali, dachte an ihn, stellte sich vor, mit ihm zu sprechen. In seiner Nähe war sie nicht ihre Nase. Ihre Nase war nur zum Atmen da. Sie stellte sich vor, wie sie sich auflöste, zu einem Punkt, ins Nichts.

»Du bist unmöglich«, sagte Baba. »Ich kann sie doch nicht alle wieder wegschicken.«

»Dann hört auf, sie einzuladen. Ich habe mich entschieden«, sagte Elizabeth.

Baba schüttelte den planetengroßen Kopf. Rieb sich die massigen Hände. »Ich hole deine Mutter.«

»Warte«, sagte Elizabeth.

Baba hielt inne. Er zog an seinem dicken Schnurrbart, strich sich über die Haare. Legte den Kopf schief.

»Ich habe etwas zu sagen.«

»Nur zu.«

»Ich bin eure jüngste Tochter.«

Baba strich sich weiter über den Schnurrbart.

»Dein Ruf ist gesichert«, sagte sie. »Du könntest Maman umbringen, und es würde dir nicht schaden.« Baba zog die dicken Augenbrauen hoch. »Es ist so, das könntest du.«

»Elizabeth, es ist mir egal, ob ich deine Mutter umbringen könnte. Du heiratest. Ein junges Mädchen wie du, ganz allein. Das geht einfach nicht.«

»Ich bin noch nicht fertig.«

Baba runzelte die Stirn.

»Ich habe jemanden im Sinn. Es ist nur …«

Baba räusperte sich. »Ich bin ein sehr toleranter Mann. Mir muss er ja nicht gefallen.«

»Es ist Ali.«

»Wer?«

»Ali Lufti.«

»Wer soll das sein? Der Sohn des Chauffeurs? Was? Hast du seinen Pipimann gestreichelt? Oh, Elizabeth. Ich will es lieber gar nicht wissen.«

»Ach, komm schon, Baba. Deine englischen Grazien? Es gibt eben so etwas wie tierische Anziehungskraft.«

»Das ist eine Sache, aber muss man alles, was einem gefällt, auch kaufen und mit nach Hause nehmen? Mir war immer klar, dass ich diese englischen Mädchen nicht heiraten würde. Sie waren zur Unterhaltung. Das geht einfach nicht.« Er verschränkte die Arme.

*

Nachdem die erste Überraschung verflogen war, hielt sich Babas Sorge in Grenzen. Geschichte und Erfahrung waren auf seiner Seite. Und er wusste das ein oder andere über menschliche Regungen. Wenn er es verbot, würde sie den Jungen nur noch heftiger wollen. Wenn er nichts sagte, könnte er dabei zusehen, wie die Liebe schwand. Seine Tochter würde zur Vernunft kommen und hätte früher oder später sowohl Ali Lufti als auch seine Liebe satt, würde ihn sogar dafür verachten. Also sagte er Elizabeth: »Es ist dein Leben.«

Er konnte es damals nicht ahnen, aber diese Entscheidung, nicht »Nein« zu sagen, war das, wofür er in Erinnerung bleiben würde. Jeder zukünftige Mann in der Familie maß sich an diesem Ideal. Der ultimative Beweis für Macht und Einfluss eines Vaters bestand darin, niemals »Nein« zu einer Tochter, einem Sohn oder auch einer Ehefrau zu sagen und trotzdem sicher zu sein, dass sie sich seinem Willen beugen würden.

Für Elizabeth weichte Ali seine Hände über Nacht in Wasser ein, schabte sich die Unterseite der Fingernägel sauber, wusch seine Hemden und rasierte sich, sobald sich auf seinem Gesicht ein Schatten abzeichnete. Wenn er nicht gerade unter einem Auto lag, trug er seine neuen Schuhe. Und im Gegensatz zu vielen anderen Arbeitern konnte er bereits lesen und bildete sich nun rasch weiter.

Seiner Frau erzählte Baba nichts von dem Gespräch mit Elizabeth. Stattdessen sagte er: »Ich glaube, unsere Elizabeth braucht noch etwas Zeit.«

Zu Elizabeth sagte er: »Nur nichts überstürzen.«

Elizabeth umarmte ihren Baba. Sie beschloss, Ali nichts von den Neuigkeiten zu erzählen. Er sollte nicht erfahren, wie leicht sie sich hatte erobern lassen.

Offiziell stellte Baba sich blind, wenn die beiden mit einem Picknickkorb voll sommerreifer Früchte vorbeispazierten. Er klopfte sich selbst für seine große Fortschrittlichkeit auf die Schulter. Trotzdem beauftragte er den Koch Abol Hassan, die beiden im Auge zu behalten und unwiderrufliches Unglück zu unterbinden. Und für den Notfall hatte er noch eine Geheimwaffe parat, die er zücken würde, wenn sich die Dinge nicht nach Plan entwickelten.

»Du bist ein Juwel, verstehst du das nicht? Und ein Juwel gibt man nicht an einen gewöhnlichen Steinbrocken«, flüsterte Baba vor sich hin, während er seine eigenen Schuhe polierte.

Im Laufe des Sommers, in dem Elizabeth an Alis Seite

lief, ihre kleine Hand in seiner großen, stellte sie fest, dass die Liebe eines Mannes etwas Väterliches hatte, eine Fürsorglichkeit. Sie spürte, wie Baba auf diesen Spaziergängen langsam ersetzt wurde. Jetzt war es Ali, der Elizabeth sagte, wie klug sie war. Sogar Elizabeth die Große nannte er sie. An einem besonders strahlenden Tag erreichten sie nach einem langen Spaziergang ihren Picknickplatz, ein Waldstück, weiter draußen, als Elizabeth sich je vorgewagt hatte. Ali stellte wie immer den Korb ab. Elizabeth wartete darauf, dass er die Fläche für sie vorbereitete, sie von Erde und Zweigen befreite. Vielleicht sein Taschentuch ausbreitete.

Aber er überraschte sie. Er setzte sich auf einen Stein und tippte mit den Fingern auf das Stückchen Erde neben ihm.

Elizabeth zeigte auf den Boden. »Aber die Ameisen und der Schmutz.« Sie war es gewohnt, dass Dorfbewohner ihre besten Stoffe, ihre Hochzeitszwirne vor ihr auf die Straße legten, damit ihre Schuhe nicht den nackten Boden berührten.

Ali lachte. »Ach, komm schon, Elizabeth. Das bisschen Staub wird dich schon nicht beißen. Bist du nicht neugierig?«

Elizabeth schüttelte den Kopf. Sie spürte plötzlich das Gewicht ihres Namens. Elizabeth Valiat. Den Einfluss ihrer Geschichte. Sie schluckte und versuchte mitzuspielen. Sie musste sich eingestehen, dass sie kompliziert war, nicht so abenteuerlustig, wie sie sich selbst gern sehen wollte. Mit der Liebe zum Sohn eines Chauffeurs war es nicht getan. »Du hast recht«, sagte sie. Zog demonstrativ ihre zierlichen Schuhe aus und drückte die Zehen in den Schmutz. »Siehst du«, sagte sie und scharrte mit den Füßen in der Erde. Schaufelte noch mehr Erde mit den Fingern auf, bis sich die weißen Halbmonde ihrer Nägel schwärzten.

Sie saßen beieinander. Ali spielte mit ihrem Haar. »Du bist ein Engel. Mein Engel.«

Elizabeth gab sich Mühe, nicht zu lächeln. Für ihn drehte sie sich das Haar zu Locken, ließ sich den Flaum im Gesicht entfernen – den Schnurrbart, die Koteletten, jedes noch so kleine Härchen an Wangen und Kinn, zupfte sich die Augenbrauen schmaler. Sie umrahmte ihre Augen mit Kajal. Puderte sich die Nase, um das Licht zu reflektieren und ihr etwas Volumen zu nehmen. Sie trug das gelbe Blumenkleid aus chinesischer Seide, das Baba ihr gekauft hatte.

Wozu das alles?

Ali verlor kein Wort über das Kleid, das Parfüm, ihr Haar. Eines Tages, hatte Elizabeth sich immer vorgestellt, würde sie von einem Mann konkrete Komplimente zu ihrem Äußeren hören. Nicht nur diese überirdischen Anbetungen, in denen Ali sich ausdrückte: mein Engel, meine Taube! Vielleicht war er noch schüchtern. Schließlich war er nicht unter Damen aufgewachsen. Ihm fehlte es an Übung. Das musste sie ihm nachsehen. Er hatte ihren Wert erkannt und betonte ihn. Elizabeth öffnete den Korb und holte Schälchen mit Datteln und Kirschen heraus, ein Glas Gurken und einen winzigen Salzstreuer. Sie stellte alles auf das dünne Tuch, das der Koch Abol Hassan ihr eingepackt hatte. Sie biss von einer Gurke ab, um eine Oberfläche zu erzeugen, klopfte ein paar Körnchen Salz darauf und reichte sie Ali.

»So eine schöne, saftige Gurke«, sagte er. »Grüner als das reifste Gras.« Er nahm einen großen Bissen und noch einen. Nahm sich noch eine. Kaute mit offenem Mund. Offenbar war er in der Lage, die besondere Schönheit eines Gemüses zu erkennen.

Heute waren seine Zähne zum ersten Mal gelb. Wie war das möglich? Lag es am Licht? Konnte sie ihren Augen trauen? Es war ihr Kopf, das wusste sie. Er kontrollierte, wie und was sie sah. Und dann bot Ali Elizabeth nicht eine einzige Gurke an. Als er aufgegessen hatte, wischte er sich den Mund mit dem Handrücken ab.

Elizabeth reichte ihm eine Leinenserviette.

»Die brauche ich nicht, verschwende sie nicht an mich«, sagte Ali und warf sie zurück in den Korb.

Elizabeth beobachtete all das wie zum ersten Mal. Ihr Verstand nahm plötzlich ganz deutlich die Unterschiede zwischen ihnen wahr. Aufmerksam und angespannt. In den letzten zwei Jahren hatte sie jeden Zweifel, der in ihr aufzukeimen drohte, mit ihrem Taschentuch zugedeckt, so entschlossen war sie gewesen, recht zu behalten. Doch jetzt, wie sie hier an diesem entlegenen Ort saß, am Rand dieses Abgrunds, kurz davor, ihre lebenslange Loyalität zu Ali Lufti zu verkünden, regte sich ein widerständiger Geist.

Ja, Menschen, die sich den Mund mit Servietten abwischten, waren besser. Aber warum? Sie wollte sich nichts daraus machen. Ja, sie hätte seine Zähne lieber weiß gesehen, aber konnte es ihr nicht einfach egal sein?

Elizabeth ergriff Alis Hand, sie war klebrig und verschwitzt, und drückte sie. Sie wollte ihn lieben, diesen Mann, dessen strahlendes Lächeln etwas in ihr angestoßen hatte. Vielleicht war ihr Instinkt, all seine Eigenschaften wahrzunehmen und zu zeichnen, das eigentliche Problem. Nicht ihr Hintergrund, ihre Herkunft, sondern das Zeichnen. Die Kunst. Die Fixierung auf die Oberfläche.

Am Abend in ihrem Zimmer zeichnete Elizabeth wieder ihre Porträts. Sie saß bei Kerzenschein an einem Tisch aus afrikanischem Palisander, das Baba aufgetrieben hatte. Ein wunderschönes Holz, ideal, um darauf zu zeichnen.

Als Erstes zeichnete sie Feridun Lufti, Alis Vater. Seine buschigen, grau durchwirkten Augenbrauen. Die wachsamen schwarzen Augen. Sie skizzierte ihn mit leichtem Strich und arbeitete die restliche Zeit an den Details seines Gesichts. Ein bisschen musste sie improvisieren. Hatte er noch alle Zähne? Sie zeichnete seine Lippen als Vorhang darüber, wodurch der Abstand zwischen Mund und Nase größer und sein Blick sanft wurde. Sie erkannte die Ähnlichkeit zu seinem Sohn. Die Zeit hatte die Glätte mit Furchen und Falten überzogen.

Beim Zeichnen, begriff sie nun, wuchs die Liebe. Ob sie nun Ali zeichnete oder auch nur seinen Vater. Wohin sich ihr Bleistift auch bewegte, er war ein Werkzeug der Liebe. Selbst, wenn sie ihre Mutter zeichnete. Das Zeichnen veränderte ihre Beziehungen zu den Menschen, verbesserte sie. Aber lief sie, indem sie sich zu dieser anderen Linse flüchtete, um die Menschen dadurch zu betrachten, nicht am Ende Gefahr, allein zu bleiben? Für immer? Sie musste daran denken, wie sie Ali, den Zauberer, heraufbeschworen hatte, damit er sie berührte, oder wie sie sich das zumindest eingebildet hatte. Und wie die Besessenheit für ein Phantom sie befallen hatte. Panik stieg in ihr auf.

An diesem Abend versuchte sie, Ali zu zeichnen. Es gelang ihr nicht.

*

Am nächsten Nachmittag saß Elizabeth im Innenhof, ein Skizzenbuch auf dem Schoß. Sie zeichnete den Garten. Blühende Blumen, tanzende Blätter. Der Teich ruhte ganz still, nur die winzigen Insekten erzeugten mit ihren Flügeln ein kaum sichtbares Kräuseln. Sie sah Farben, Blau, Grün, Gelb. Aber die Natur langweilte sie. Alles daran war unreflektiert, ahnungslos. Natur bestand aus Chemie und Duftstoffen, aus Instinkten, scharfen Zähnen, grotesker Geometrie. Das war nicht ihre Welt.

Sie stand auf und ging zur Werkstatt. Ali lag unter einem Auto.

»Du erzählst mir nie von deiner Mutter«, sagte sie so laut, dass er es hörte.

Ali hatte keine Mutter. Aber jeder hat eine Mutter! Angeblich war sie bei der Geburt gestorben. Elizabeth bezweifelte das. Sie fand, dass sie die ganze Geschichte kennen sollte.

»Hast du mich gehört?«, fragte Elizabeth. Sie verschränkte die Arme.

Wenn Ali eine Frage nicht gefiel, antwortete er nicht. Sein Kopf glitt aus Babas glänzend braunem Ford hervor.

»Was gibt es da zu erzählen?«, fragte er.

»Hat sie für uns gearbeitet?«, fragte Elizabeth.

»Ach. Weil alle Armen eure Diener sein müssen?« Er kniff unter der grellen Sonne die Augen zusammen, sein Blick wirkte scharf und stechend.

»Das habe ich nicht gesagt.«

»Was macht es für einen Unterschied, ob ich über sie spreche? Würdest du mich dann mehr lieben?«, flüsterte er.

»Ja, schon möglich«, sagte sie, leicht vornübergebeugt.

»Dann habe ich wohl Pech gehabt«, sagte er und steckte den Kopf wieder unter das Auto.

Elizabeth richtete sich auf und ging. Wollte, dass Ali ihr folgte. Wusste sehr gut, dass er das nicht tun würde.

Mit der Freierschar war auch eine Schar von Müttern angerückt. Damen mit riesigen Juwelen, die bis über die Fingerknöchel reichten. Damen mit gefärbten Haaren, die von einer ganzen Armada von Dienern in Locken gelegt worden waren. Damen mit gepuderten Gesichtern, die beim kleinsten Anflug von Stallgeruch pikiert die Lippen spitzten. Sie kannte diese Frauen. Mit einer solchen Mutter wusste sie umzugehen. Aber weckten sie ihr Interesse an einem dieser Männer? Nein. Machte sie sie attraktiv? Nein. Es ging nicht um die tatsächlichen Mütter. Das war es nicht, was sie von Ali erwartete. Es ging ihr um die Geschichte. Das Bild seiner Mutter, durch seine Augen gesehen. Das Bild, das er mit ihr teilen könnte, aber nicht teilen wollte.

Sie wollte ihn auf eine Weise kennenlernen, wie es ihr auch mit dem tausendsten Porträt nicht gelingen würde. Wie ein Mensch zu seiner Mutter stand, so ihr Gefühl, war ein Hinweis darauf, wie er sich zur Welt verhielt. Elizabeth dachte an ihre eigene Mutter – kritisch und kalt.

*

»Wir sind sehr verschieden«, sagte Elizabeth zu Ali. Sie standen an eine Steinmauer gelehnt. Ali war mit seinen Studien für diese Woche fertig. »Ich glaube, du würdest mich nicht mögen, wenn du mit mir unter einem Dach leben müsstest. Wenn du mich wirklich kennenlernen würdest.«

Nach dem Gespräch vor der Werkstatt verzerrte sich Alis strahlendes Lächeln jetzt manchmal zu einem clownesken Grinsen. Die starken Hände waren plötzlich rau und ungelenk. Wenn sie ihn ansah, glich er nicht mehr den Zeichnungen aus ihrem Zimmer. Es waren jetzt nicht mehr nur die Zähne. Als Elizabeth es das erste Mal bemerkte, war es, als spürte sie ein schwarzes Samenkorn in ihrem Magen, und seitdem war das Korn mit jedem Tag, den sie mit Ali verbrachte, größer und härter geworden.

Ihre Heiratspläne hatte sie so gut wie verworfen. So schlimm würde es mit einem anderen schon nicht werden, sagte sie sich. Sie kam aus einer guten Familie und war nicht gänzlich abstoßend. Der Mann, auf wen es auch hinauslief, würde schon kein Monster sein. Sie würde vielleicht fünfmal die Schenkel für ihn öffnen müssen – höchstens. Sie dachte an die Schlange der Anwärter zurück. Einer musste doch dabei sein.

Und doch war sie unschlüssig. Was, wenn sie einfach nur nervös war? Abends stand Ali draußen vor ihrem Fenster. Manchmal hatte er ein selbst geschriebenes Gedicht dabei. Manchmal improvisierte er einfach. Seine Stimme war warmer Sirup. Wenn alle anderen schliefen, half er Elizabeth aus ihrem Fenster. Dann lachten sie zusammen im Mondlicht. Sie genoss diese Abende mit ihm. Es gab Momente, in denen sie sogar den alten Ali wiedererkannte.

Auf ihren Wunsch hin beschäftigte sich Ali mit Platon. Sie selbst wusste nichts von Philosophie. Sie hatte zu früh aufgehört, aus Büchern zu lernen.

»Du hast noch nie einen perfekten Kreis gesehen«, sagte Ali eines Abends unter einem Baum. »Und trotzdem kannst du dir etwas darunter vorstellen.«

»Natürlich habe ich schon einmal einen perfekten Kreis gesehen«, sagte Elizabeth. »Ich kann dir sogar hier und jetzt einen zeichnen.« Sie hob ein Stöckchen auf und beugte sich über die Erde.

»Das ist die Kopie eines perfekten Kreises. Es ist kein perfekter Kreis.«

»Verstehe. Dann gibt es wohl auch keine perfekten Menschen«, sagte Elizabeth. Sie fand es großartig, wie Ali sie zum Nachdenken brachte.

»Für mich bist du perfekt«, sagte er.

Elizabeth rümpfte die Nase. »Willst du mich kränken?«

»Haar wie das lichteste Meer, Augen wie Sonnen, Lippen wie die reifste Frucht«, sang er.

»Mach dich nicht über mich lustig«, sagte sie. Sie genoss es, wenn er einen solchen Wirbel um sie machte, und obwohl das hier den erhofften Lobpreisungen schon näherkam, sorgte die Übertreibung für Distanz. Ali schien sie zum Narren zu halten.

Trotzdem zog er sie an sich und führte seine Lippen an ihre. Trotz Elizabeths Wut küssten sie sich, feucht und hemmungslos, saugten einander in sich auf.

Liebe und Hass lagen nah beieinander.

*

Tag und Nacht las Ali Bücher oder schraubte an Autos. Für Elizabeth blieb weniger Zeit. Wenn sie sich beschwerte, sagte Ali: »Aber Liebling. Ich tue das für uns.«

»Mir war nicht klar, dass es so lang dauert, Geld zu verdienen und ein Haus zu kaufen.«

Ali schnaubte. »Ich will auch etwas mit meinem Leben anfangen.«

»Tust du das nicht schon?«, fragte sie.

»Nein. Noch nicht«, sagte er.

Elizabeth runzelte die Stirn.

»Ich will die Welt verändern«, sagte er.

»Was soll das heißen?«, fragte Elizabeth.

Sie wusste, wie man sich in *dieser* Welt zurechtfand. Nicht in einer veränderten. Sie wusste, wie man die Tochter einer wichtigen Familie war, wenn auch nicht die hübscheste oder die älteste. Und sie wusste, wie man zeichnet, vor allem Gesichter. Vor Kurzem hatte sie gelernt, einen Jungen für sich zu gewinnen, der ihr gefiel. Aber die Welt verändern? Sie beobachtete die Welt, wie sie war, und zeichnete sie. Sie betrachtete Ali mit neuen Augen. Halb beeindruckt und halb beunruhigt. Baba war zur Schule gegangen und hatte nie das Wort »Veränderung« in den Mund genommen. Sogar Baba fügte sich in die Welt, wie sie war. Sie war zu jung, um sich an ihren Großvater, den Großen Krieger, zu erinnern, sie kannte kaum die Geschichten um ihn. Er hatte sicher etwas verändert. Aber Ali?

*

Ali fing an, im Dunkeln neue Ideen mit ihr zu teilen. Bei Kerzenschein, nachts im Garten vor ihrem Zimmer. Er sprach davon, dass die Dinge so, wie sie waren, nicht sein mussten. Es müsse keine herrschende Klasse geben und keine Bauern. Das seien nur von Menschen erfundene Wörter.

Baba wurde langsam unruhig, ließ ihnen aber ihre abendlichen Stelldicheins. Er wanderte den Kiesweg ums Haus entlang und versuchte zu lauschen. Er wusste, dass die Liebelei bald enden würde. Wenn nicht, musste er sich eben persönlich darum kümmern.

Elizabeth lachte über Ali Luftis Thesen. »Aber das ist doch nicht wahr. Was sollte dein Vater denn sonst sein? Was sollten Abol Hassan und seine Nachkommen sein, wenn nicht unsere Köche? Das ist doch lächerlich.«

»Sie könnten eine eigene Zukunft haben, statt wie Vieh gezüchtet zu werden, um deinesgleichen zu dienen.«

»*Meinesgleichen*?«, wiederholte Elizabeth. »Aber wir sind wie eine Familie.«

»Du kannst jederzeit einfach deine Sachen packen. Verstehst du das denn nicht?«

Elizabeth lachte. Man bewaffnet sie, und dann wenden sie sich gegen einen, dachte sie. Sie blies die Kerze aus. Sie standen in der dunklen Nacht, kein Mond war zu sehen, nur die Sterne. Im schwachen Schein ging sie davon. Sie wusste nicht, wie sie mit den Veränderungen umgehen sollte. Nach dem Ende der offiziellen Schulpflicht im Alter von zwölf Jahren beschränkte sich ihre Bildung vor allem darauf, eine gute Ehefrau und Mutter zu werden. Sie lernte Nähen, Stricken und Kochen, auch wenn sie nichts davon würde tun müssen. Nützliche Fähigkeiten, wenn etwa plötzlich alle Angestellten Diphtherie bekamen. Sie beherrschte keine davon sonderlich gut, stach sich die Finger an den Nadeln, verbrannte sich die Handgelenke an Töpfen mit kochendem Wasser. Selbst ihr Zeichnen taugte nur dazu, ansehnliche Porträts von Verwandten anzufertigen, die diese stolz bei sich zu Hause aufhängen konnten, und, wenn es sein musste, für eine mittelmäßige Darstellung von Obst, das ein oder andere prosaische Landschaftsbild.

Es ging nicht darum, etwas zu hinterfragen oder zu verändern. Es galt, die Regeln zu befolgen, das Spiel mitzuspielen. Einen Mann lieben zu lernen und sich um seine Kinder zu kümmern.

Was blieb ihr anderes übrig?

*

Als Elizabeth Ali das nächste Mal sah, wartete er nicht vor dem Dienstboteneingang, der für die Angestellten reserviert war, sondern im Innenhof, wo Maman immer ihren Nachmittagstee trank. Da saß er einfach, kühn und herausfordernd. In diesem Moment spielte es keine Rolle, dass Elizabeth ihre Mutter nicht leiden konnte.

»Was machst du da?«, fragte sie. Jetzt verwirrte er sie nicht mehr nur, er war eine Schlange. Voller Gift.

»Siehst du doch«, antwortete er.

»Das geht nicht. Auch wenn wir zusammen sind. Derzeit.«

Ali blinzelte. Sein Blick war scharf und verwegen. Er setzte ein Lächeln auf – ein Lächeln, das sie schon einmal gesehen hatte –, und wirkte irgendwie älter. »Dann hast du dich wohl entschieden«, sagte er.

»Ach ja?«, fragte sie.

Elizabeth hatte überhaupt nichts entschieden. Aber sie zögerte, und wieder spürte sie das schwarze Samenkorn in ihrem Innern – seine Härte und wie es, jetzt wohl dauerhaft, ihren ganzen Körper ausfüllte.

»Also gut«, sagte sie. »Du hast in mein Herz gesehen. Und ich habe gesehen, was in deinem ist. Keine vollkommene Liebe, nur eine schlechte Kopie davon. Leb wohl, Ali.« Sie ließ ihn auf der Bank sitzen und ging zurück in ihr Zimmer.

Sie beschloss, Baba nicht zu erzählen, was zwischen ihnen vorgefallen war. In ihrem Zimmer trocknete sie sich die Tränen mit einem Leinentaschentuch. Es war vorbei. Warum, das brauchte Baba nicht zu erfahren. Elizabeth wusste es ja nicht einmal selbst so genau, trotz ihrer Worte an Ali, die sie sich schon währenddessen nicht ganz geglaubt hatte. Sie würde behaupten, dass sie ihre Liebe Baba opferte. Aus Pflichtschuldigkeit ihm und ihrer Familie gegenüber, weil sie wusste, was richtig war. Auf Mamans Platz hatte er sich gesetzt! Stürzen wollte er sie alle. Sie war schlau genug zu begreifen, dass es zu ihrem Vorteil wäre, wenn es aussah, als beugte sie sich dem Willen ihres Vaters.

Am Sonntag, nach Kabab und Reis, die er unter löffelweise dunkelrotem Sumach begrub, schnallte Baba den Gürtel weiter und spazierte mit einer Zigarre durch den Garten. Er begutachtete die Blumen, rief den Gärtner, damit der hier etwas zuschnitt, dort eine störrische Rebe kappte.

Elizabeth trug sein Lieblingskleid, das gelbe mit den weißen Blumen. Dasselbe, das sie auch für Ali angezogen hatte. Dieses Kleid schmeichelte ihrer dichten gewellten Haarpracht, kaschierte ihre Nase. Machte sie, so glaubte sie, zu einem angenehmeren Anblick.

»Elizabeth, Prinzessin«, sagte Baba. Ihr Name war nicht nur eine Hommage an Babas Ex-Freundin, sondern auch an die Erstgeborene des Königs von England. Er streckte seinen kräftigen Arm nach ihr aus, drückte sie an sich. Am liebsten hätte er sie in sich aufgesogen, dieses Kind in seine Brust absorbiert. Elizabeth wusste das, und es erfüllte sie mit der Geborgenheit, die ein Baby spürt. Nie sollte das aufhören.

»Baba, ich habe nachgedacht«, sagte sie.

»Oh. Tu doch so was nicht.« Er lachte.

Elizabeth lächelte. Wenn sie ehrlich war, hatte sie die

ganze Denkerei satt, die Ali ihr abverlangt hatte. »Ich weiß, dass ich eine Rolle zu erfüllen habe. Ich will dich nicht enttäuschen.«

Baba fasste sich durch das Jackett ans Herz, als würde es ihm schwellen, eine Welle kurz vor dem Scheitelpunkt. Er grinste.

»Du freust dich«, stellte Elizabeth fest.

»Nun ja. Weißt du, ihm war klar, dass er wegen deiner Nase eine Chance bei dir hat. Grund genug, ihn abzuschreiben. Er hat dich ausgenutzt, Elizabeth. Verstehst du? Sonst hätte er das doch nie gewagt. Törichter Schuft.« Baba schüttelte den Kopf. Das war sie, seine Geheimwaffe, die er jetzt gar nicht mehr brauchte, aber trotzdem abfeuerte. Er konnte nicht anders. »Und überhaupt heiratet man nicht außerhalb seiner Klasse.«

Elizabeth lief rot an. Baba, der Löwe, der große, starke Beschützer. Ha! *Baba* war die Schlange. Nicht Ali. Ali liebte sie. Und zwar weder trotz noch wegen ihrer Nase. Sie glaubte, dass er sie auch mit einer perfekten Nase gewählt hätte, genau wie sie ihn. Genau wie sie ihn nicht liebte, weil, noch obwohl er der Sohn des Chauffeurs war. Selbst wenn ihre Geschichte ihren Anfang mit ihrer Nase und Alis sozialer Stellung genommen hatte, war doch beides nicht der Grund dafür, dass aus ihrer ersten Begegnung Liebe geworden war. Es war nicht der Grund dafür, dass Ali einen gelehrten Mann aus sich machte. Und auch nicht dafür, dass sie, in ihren stärksten Momenten, aus ihrer strikten Erziehung ausbrechen wollte.

Oder doch? War ihre Beziehung deshalb dem Untergang geweiht? Weil sie auf etwas so Oberflächlichem beruhte? Ihr Herz krampfte sich ob dieser Erkenntnis zusammen.

»Ich hasse dich, Baba. Ich habe dich immer gehasst.«

NIAZ

Hi, Bita Jun. Die Creme ist perfekt, danke! Meine Haut ist wie ausgewechselt. In schmutziger Luft sind reine Poren der heilige Gral. Und eine gute Ablenkung – frag mal die Frauen hier. So besessen von Gesichtsbehandlungen und Schönheitssalons wie nie zuvor, zum Teufel mit den Mullahs. Ich hab gehört, meine Mutter dreht durch, aber warum? Fühlt sie sich schuldig? Bereut sie irgendwas? Glaub ich kaum. Denkt sie daran, was sie anderen antut? Haha. Wenn sie ihre Karriere und ihr Leben ruinieren und verrückt werden will, dann bitte. Sie ist erwachsen. Ihre Zukunft ist ihre Sache. Stell dir mal vor, sie wäre im Iran. Kannst du natürlich nicht, was weißt du schon vom Iran. Und deine Freundin vertritt sie also? Gute Idee. Dann bleibt es in der Familie. Aber Mo kannst du abschreiben, der tut nur so, spielt den braven Sohn, macht sich aber nicht die Hände schmutzig. Da musst du dich drum kümmern. Ruf mich zurück. Aber reden wir nicht mehr von ihr, ich hab für die nächsten fünf Leben genug von ihr, dabei haben wir uns 30 Jahre nicht gesehen. Jetzt muss ich erst mal Baba anrufen, der dreht völlig am Rad. Schau, wie sie uns alle kontrollieren will. Ist das mit deiner Mutter auch so? Kontrolliert sie dich aus dem Grab?

SHIRIN

Ich habe Houman während eines Strandurlaubs am Kaspischen Meer kennengelernt, als wir noch Kinder waren. Am Kaspischen Meer, aus dem meine Vorfahren stammen, dessen Wasser sie vor Millionen von Jahren entstiegen sind, grüne Meereswesen mit Schwimmhäuten. Gingen in Mazandaran und Rascht an Land und bevölkerten es. Ihre Kiemen verkümmerten, auf ihren Rücken wuchsen Haare. Das Kaspische Meer ist die Quelle von allem, unser Ground Zero.

In Houman traf ich meine Vergangenheit. Immer wenn ich nach Ramsar im Norden von Teheran fuhr, dachte ich an algenbedeckte Meereswesen, aber was ich dann dort sah, was mir im Land unserer Ahnen in den Häusern von Verwandten Tag für Tag vor die Nase gehalten wurde, war dieses blöde Schwarz-Weiß-Foto meines Urgroßvaters, des G.K. Das berühmte. Das alle Familienmitglieder prominent präsentieren, auf dem Tisch, dem Kaminsims oder an der Wand, wo immer man sich die meisten *Ooohs* und *Ahhhs* versprach. Ich ging davon aus, dass auch ich es eines Tages aufstellen würde, und alle meine Nachkommen. Der Böse Blick betrifft eher Babys und Frauen, nicht tote alte Männer, also stellten wir sein Gesicht stolz und ohne Bedenken zur Schau.

Zur jüngeren Generation sagte ich immer: Lasst euch den G.K. auf den Arm tätowieren! Stellt ihn euch als Bildschirmschoner und Handyhintergrund ein, ganz egal,

Hauptsache, er bleibt im Umlauf. Folgendes Bild: Der Kommandant, unser Großer Krieger, der Mann mit der ernstesten Miene, die man je gesehen hat, mit einem einfachen schwarzen Fez ohne Quaste, in einem schlichten schwarzen Mantel. Niemand würde bestreiten, dass dieser Mann etwas Besonderes an sich hat. Etwas Königliches sogar. So königlich, dass er die Krone verschmäht hat. So schlicht, dass einem die Tränen kommen, man sich die Haare raufen möchte. Im Goldenen Zeitalter, in dem alles mit Pailletten besetzt ist, ist er ein Fanal der Nahbarkeit. *Genau wie wir!* Wie in diesen bescheuerten Magazinen.

Wie konnte ich also so wütend auf Houman sein? Wütend genug, um sein Flehen, ich solle in Houston bleiben und an seiner Seite die Konsequenzen meiner Festnahme durchstehen, in den Wind zu schlagen und ihn stattdessen für ein Abenteuer in New York zu verlassen, ohne ihm zu sagen, wann ich wiederkommen würde. Wenn überhaupt. Ganz einfach. Ich kann Houman nicht vom G.K. trennen. Ich kann Houman nicht von den Valiats trennen. Wenn man mir nun also nachsagte, meine Familie sei nichts und ich hätte keine Klasse, was sollte ich dann mit Houman im Schlepptau? Houman, der mich zu sehr an meine Herkunft erinnerte. Houman, der der Meinung war, die Cops hätten nur ihren Job gemacht. Was sollte ich mit dem?

Schon vor dieser ganzen dummen Geschichte hatte mich das Gefühl beschlichen, dass ich in Houston nicht mehr bleiben konnte. Es waren nicht nur die Manujhers aus dem Blumenläden. Ob ich ein paar Sachen aus der Reinigung holte, in der iranischen Patisserie Petits Fours bestellte oder meinen Tennisschläger neu bespannen ließ, wohin ich auch ging, überall wurde geredet. Ich hatte von allem die Schnauze voll, sogar von meinem Geschäft.

Beruflich nenne ich mich Shirin Valiat, nicht Shirin Javan, weil es entscheidend ist, die Leute wissen zu lassen, dass ich einem großen Geschlecht entstamme. Ich verlieh jeder Veranstaltung ein Flair höchster militärischer Macht und das Charisma konstitutioneller Visionen. So einen Bullshit schrieb ich auf meine Broschüren, weil es funktionierte! Ich richtete nicht nur Veranstaltungen für die Reichen aus, sondern auch für Adam hesabi, Menschen mit Anspruch und Visionen. Bedeutende Persönlichkeiten, die Weinverkostungen und Kunst bedurften, um ihre gesellschaftlichen Zusammenkünfte aufzulockern, und sich darauf verließen, dass ich ihnen angemessene Partner vermittelte. Und jetzt wollten mich diese boshaften Weiber also ruinieren? Diese Schmuckdesignerinnen? Diese Immobilienmaklerinnen? Diese Hausfrauen wollten uns erzählen, wir seien nichts? Schönen Dank auch. Gut, vielleicht war mein Vater Said Roshani gar kein Sohn eines Feudalherren aus dem Norden, die Ehe meiner Eltern nicht die Verbindung zweier mächtiger Familien, nur eine Seite war bedeutend, aber wer greift nicht hin und wieder zu einer kleinen Notlüge?

Jetzt aber zurück zu dem Foto, das sich jeder in meiner Familie an die Wand hängt, obwohl es so schmucklos ist und obwohl dazu keine Pflicht besteht, so wie es bei den Porträts von diesem lächerlichen Schah und später von Khomeini und Khamenei im Iran der Fall war, vorzugsweise in einem Rahmen aus vierundzwanzigkarätigem Gold, vorzugsweise in XXL. Heute wird dieser Stil mit schlechtem Geschmack in Verbindung gebracht, mit Gangstern wie Donald Trump oder Fußballerfrauen. Aber wir haben ihn erfunden, und bei uns strahlt er Flair und Überlegenheit aus.

Damals heiratete ich also den erstbesten Idioten, den ich kennenlernte, den ersten, der mir einen Antrag machte. Ich traf ihn am Kaspischen Meer und dachte: Ja, verpass mir deinen Namen. Lösch mein einzigartiges Valiat mit deinem nichtssagenden Javan aus. Gesagt, getan. Warum auch nicht. Ja, Bita, so war deine Tante einmal. Nie hätte ich gedacht, dass es eine Rolle spielen würde, ob ich meinen Namen wegwerfe, alle würden immer wissen, wer ich bin.

Bita fragte mich zu meiner Jugend im Iran aus, während sie in ihrer Frechheit von einer Küche – »Kitchenette« nennen sie das hier, weil das so schön französisch klingt – neben dem Gasherd stand, damit ich ihr die schwarzen Armhaare versengen konnte. Ich hatte darauf bestanden, keine Widerrede, obwohl ich gerade erst angekommen war und sie mir noch nicht mal eine Willkommenszigarette angeboten hatte. Sie war mit demselben Schicksal gestraft wie ich: Die langen Haare auf unseren Armen sind so kräftig, dass wir sie im Spiegel sehen können, sie sich uns aufdrängen, wenn wir im Fitnessstudio auf dem Crosstrainer oder im Einkaufszentrum auf der Rolltreppe stehen. Als Frau, erklärte ich ihr, konnte man keine Momente des Selbstekels gebrauchen, schon gar nicht mit sechsundzwanzig, oder in welchem zarten Babyalter sie sich auch gerade befand, da hatte man reizend zu sein, und so ein dichter Pelz war nicht reizend.

»Gib mir deinen Arm«, sagte ich. »Her damit.«

Bita, die ein Kleid trug, das aussah wie eine Papiertüte, ließ ihren linken Arm locker in meiner Hand baumeln.

»Körperspannung, Bita. Ich will den Arm nicht behalten.«

»Das ist wirklich nicht nötig, Auntie.« Sie schüttelte den Kopf. »Aber ich liebe diese Geschichten über Onkel Houman und dich.« Offenbar hatte sie überhaupt nichts begriffen. »Ich stell mir dich vor wie eine persische Annette Funicello, wie du in deinem gelben Bikini am Strand tanzt. Bist du sicher, dass du ihn nicht anrufen und dich versöhnen willst? Zurück nach Houston fliegen und dir von ihm helfen lassen?« Sie lächelte, wobei sie irgendwie betrunken oder benommen wirkte, wie diese jungen Leute es manchmal tun, wenn sie nachdenken. Kein Pokerface.

»Willst du mich beleidigen? Annette Funicello? Das war ja wohl vor meiner Zeit, Bita. Für wie alt hältst du mich? Außerdem war sie nicht hübsch, mit diesem omahaften Vogelnest auf dem Kopf und den bäuerlichen Beinen. Aber gut. Was soll's. Houman war die eigentliche Schönheit«, sagte ich, schaltete die Flamme an und bog Bitas Arm darüber.

»Wirklich? Autsch.« Sie heulte so laut, dass ich ihren sauren Atem riechen konnte.

»Halt still. O ja. Ein Adonis. Muskelbepackt, gewaltiges Lächeln. So was hat man an den iranischen Stränden sonst nicht zu Gesicht bekommen. Er stellte selbst die Mädchen in den Schatten, und das wussten sie auch, versetzte sie in Angst und Schrecken. Sie fürchteten, er könnte ihre Hässlichkeit offenbaren. Ihre grässliche Haut. Poren so groß wie Gräben. Ungeschminkt waren die meisten von ihnen wahre Monster. Weißt du, wenn man jung ist, ist Aussehen eigentlich alles, auch wenn du es nicht glauben willst. Liegt an den Hormonen. Und jetzt schau ihn dir an. Wie dieser Typ aus *Super Mario Bros.*, den ihr jungen Leute so liebt. Fett, alt und hohl.«

Ein schwefliger Geruch breitete sich aus. Bitas Haare schmolzen zu kleinen Knötchen zusammen, und ich rieb sie in die Spüle. »Bitte sehr. Ta-da.« Ich drehte den Hahn auf, um das Becken auszuwaschen, besann mich aber dann. »Sauber machen kannst du selbst.«

Bita zog den Brauseschlauch aus der Armatur und spritzte Wasser durch die Gegend wie jemand, der keine Ahnung hat, wie man mit Wasser spritzt, vom Putzen eines Spülbeckens ganz zu schweigen. Hoch und runter, aber nicht mit dem Ziel, alles in den Abfluss zu befördern. Sima hatte sie nie einen Handgriff in der Küche machen lassen, vor lauter Angst, es könnte eine Hausfrau aus ihr werden, und jetzt konnte das arme Ding sich nicht richtig um sich selbst kümmern. Gott sei Dank war ich da.

»Kriegst du überhaupt ein Rührei zustande?«

Sie lächelte. »Auntie, du bist lustig. Ich ess doch keine Eier. Das sind abgetriebene Küken.«

»Was sind das denn für Prioritäten? Machst du plötzlich einen auf Pro-Life, wenn es um Hühner geht? Gib mir den anderen Arm. Menschen ernähren sich seit Millionen von Jahren von Eiern, und du willst es jetzt plötzlich besser wissen?« Ich senkte ihren zweiten Arm auf die blauorange Flamme. Die Härchen verbrutzelten in einer Straße bis zu ihrer Schulter hinauf, wie Feuer, das einer Benzinspur folgt. »Manche Sachen sollte einfach jeder beherrschen«, sagte ich.

»Au!«

»Diese Haut, genau wie deine Mutter. Besorg dir das nächste Mal einfach ein Päckchen Jolen zum Bleichen«, sagte ich und zog ihren Arm einen Millimeter von der Flamme weg – nur so weit, dass ich sie trotzdem noch ein bisschen verbrannte. »Houman hat damals die Hollywoodfilme studiert, wusste alles über Spencer Tracy, Paul Newman, Richard Burton. Ich hielt das für Zeitverschwendung, habe mich ihm dann aber trotzdem zu Füßen geworfen. Nein, wirklich, ich hab mich vor ihm fallen lassen, damit er mir aufhalf und den Sand von den Knien rieb. Ich war so eine Verführerin. Hab mich hingestellt, mir Sand in den Badeanzug geschaufelt und gefragt: ›Machst du das auch noch weg?‹ Ihm sind fast die Augen aus dem Kopf gesprungen. Ich war erst fünfzehn. Kaum aus den Windeln raus.« Ich lachte. Ich wusste, wenn mich jetzt ein Mann sah, konnte ich ihn allein mit meinem Lachen beim Gedanken an mein jüngeres Ich verführen. Man darf nie glauben, die Männer hätten sich geändert.

»Deine Großmutter hat versucht dazwischenzufunken«, sagte ich. »Er sei nicht gebildet, meinte sie. Dabei hatte er einen Abschluss in Chemieingenieurwesen von der Boston University! Okay, nicht Harvard. Nichts ist mit Harvard zu vergleichen. Nicht einmal Harvard. Du weißt, wovon ich rede, schau dich an.«

»Ich war nicht in Harvard«, sagte Bita.

»Darum geht's nicht. Fast hätte ich ihr weisgemacht, er sei in Harvard gewesen. Aber so schlau ist er nicht, das hätte sie wahrscheinlich durchschaut und mir eine Ohrfeige verpasst. Ich sagte ihr: ›Wenn du mich ihn nicht heiraten lässt, heirate ich den Nächstbesten, der mich anschaut.‹ Sie hat nachgegeben wie der erloschene Vulkan, der sie nun mal ist, die nichtsnutzige Wichtigtuerin. Und er ist trotz allem auch heute noch einer der besten iranischen Männer. Was nicht viel zu sagen hat. Eigentlich fast gar nichts. Er ist nicht untreu – die einzige Möglichkeit für iranische Männer, uns heimzuzahlen, dass wir es in der Welt zu etwas gebracht haben, während sie nur immer weiter abgestiegen sind.« Ich betrachtete Bitas Arm und schüttelte ihn noch einmal kräftig. »Okay, glatt wie ein Babypopo. Jetzt hast du vier Wochen Ruhe, bis es wieder heißt: ›Gorillas im Nebel.‹ Kann ich sonst noch etwas für dich tun? Ist deine Poritze gewaxt?« Ich lächelte.

»Schluss jetzt, Shirin.«

»Okay, okay. Apropos Untreue. Als deine Mommy krank geworden ist, hat dein Dad sich dafür die Schuld gegeben.«

»Ja klar, als ob sie sich Krebs eingefangen hätte, weil er sich wie ein Arschloch aufgeführt hat«, sagte Bita. »Hör zu, du hast mir den ganzen Scheiß schon mal erzählt. Ich glaub nicht, dass sie an gebrochenem Herzen gestorben ist. So was gibt's nicht. Das ist Bullshit.«

»Die Wahrheit ist manchmal nicht so leicht zu erklären, Bita. Da sind mysteriöse Kräfte am Werk. An Krebs ist oft jemand schuld. Verdrängter Schmerz, der ein Zuhause braucht, Druck von außen. Unausgesprochene Gefühle und toxische Energie fressen einen von innen auf. Deshalb ist es auch so wichtig, immer viel Ananas zu essen. Nein, wirklich, und die Ärzte wissen das, die sagen einem das nur nicht, weil sie von der Pharmalobby bezahlt werden. Da sind Enzyme drin, die Giftstoffe und Depressionen abbauen und den Krebs ausschalten. Einfach so.« Ich schnipste mit den Fingern.

»Hör jetzt auf. Überhaupt niemand ist schuld. Und Ananas sind keine Medizin, das weißt du genau.«

»Glaubst du, du lebst ewig? Glaubst du, du wirst mindestens hundert?«

»Weißt du was? Halt einfach die Klappe, Auntie.«

»Gut, okay. Ich habe dich richtig erzogen. Hör nicht auf die Alten. Aber auf mich solltest du manchmal eben doch hören. Mich meine ich nicht mit den Alten. Wann unternimmst du jetzt mal was Schönes mit mir, Bita? Schließlich bin ich nicht jeden Tag in New York. Und du brauchst auch mal wieder ein paar neue Impulse.«

»Der Krebs war also Dads Schuld. Er ist toxisch. Ein Feind, dem man alles in die Schuhe schieben kann. So machst du das immer. Niaz zum Beispiel. Auch toxisch. Dabei ist das Bullshit. Menschen sind nicht toxisch. Du nennst sie nur so, um dir einzureden, dass es richtig war, was du mit ihr gemacht hast.«

»Was hat denn jetzt Niaz damit zu tun? Undankbares Balg. Das gilt übrigens auch für dich. Du wirst schon noch sehen. Die moderne Medizin ignoriert die Kraft der Seele. Aber die ist wichtig. Schwaches Herz, schwaches Leben.«

Bita verdrehte die Augen.

»Du hattest doch eine Mutter, die dir zugehört hat. Warum bist du so? Immer musst du mich runtermachen …«, sagte ich.

»Ich weiß nicht, ob Mom mir immer zugehört hat. Schließlich war sie mit dem Kopf woanders, oder?«, sagte sie.

»Wie auch immer. Bin ich dir peinlich, oder was? Nie stellst du mich irgendwem vor, hast du noch nie. Wahrscheinlich erzählst du deinen Freunden nicht mal, woher du kommst. Halten die uns für irgendwelche Flüchtlinge?«

»Waren wir das denn nicht?«, fragte sie.

»Flüchtlinge wachsen nicht in Beverly Hills auf.«

»Ehrlich gesagt halte ich vererbten Reichtum für problematisch«, sagte Bita.

»Ich bitte dich! Du hast ja keine Ahnung, du bist noch so ein Baby. Wirst schon noch sehen. Man muss im Leben eben abwägen. Schau dir Houman an. Eigentlich war er nur ein Mittel zum Zweck, als der Reiz der Attraktivität erst mal verflogen war, und glaub mir, das passiert früher oder später.« Ich schüttelte den Kopf. »Unterm Strich zählt Aussehen gar nichts. Also bei Männern, wir Frauen haben da weniger Glück. Irgendwann geht es nur noch um Zielstrebigkeit, und an der fehlt es Houman. Er ist eine gutherzige Dumpfbacke mit einer Schwäche für klassisches Hollywood-Kino. Ein bisschen wie Niaz, mal abgesehen vom Hollywood-Fimmel, du hast also recht, sie hat doch etwas mit diesem Gespräch zu tun. Vor den Männern, meine Liebe, musst du dich in Acht nehmen. Erst stehlen sie dein Herz, dann räumen sie dein Konto leer. Also pass lieber schön auf deinen vererbten Reichtum auf.«

»Ich suche keinen Mann«, sagte Bita.

»Warum eigentlich nicht?« Ich zog die Augenbrauen hoch. »Jetzt ist die Zeit dafür, Bita. Sie müssen dich in der Blüte deines Lebens kennenlernen. Und die ist jetzt. Nicht nächsten Monat. Deine Zellen sterben.«

Am nächsten Morgen wachte ich erholt auf. Bitas Bett war kein Hotelbett, aber immerhin war ich hier abgelenkt. Sie stand schon in der Küche und machte gerade irgendeinen Klumpen, der sich Essen schimpfte, auf einem Stück Küchenpapier in der Mikrowelle warm.

»Verleihen wir dieser Bude ein bisschen Pep«, sagte ich. »Du wohnst doch nicht im Altersheim. Bis auf das Leopardensofa, das ich dir geschenkt habe, hat die Wohnung null Flair. Und Leopardenprint gilt inzwischen ja schon fast als Klassiker. Gehen wir zu Bendel.«

Bita weigerte sich, mich mit einem Kaufhausbesuch zu verwöhnen, meinte aber, wir könnten den Sonntag nutzen und auf einen Flohmarkt gehen. Da dürfe ich ihr eine Kleinigkeit oder zwei kaufen.

»Ich will nicht von den Tellern eines Toten essen«, sagte ich, gab aber schließlich nach. War ja nicht meine Wohnung.

Ich bestand auf ein Taxi. »Glaubst du, ich wurde geboren, um mich in eine U-Bahn zu setzen?«

Auf diesem Markt begann Bita, mich im Kreis zu führen. Wir müssen lächerlich ausgesehen haben, zitternde Mäuse, die sich in einem Labyrinth verirrt haben. Immerhin gab es Kaffee to go, an dem ich mir die Hände wärmen konnte, während wir uns umsahen. Tisch auf Tisch häufte sich nutzloser Müll. Alte Make-up-Döschen, kaputte Lampen, Spiegel, in denen man sich kaum erkennen konnte.

»Bita, sobald du Anwältin bist, kannst du aufhören, einen auf bescheiden zu machen. Wenn du erst mal einen sechsstelligen Betrag verdienst, kümmert sich kein Schwein mehr darum, wie du lebst. Vertrau mir.«

Wir blieben unter einer Markise stehen, wo ein alter Knacker Militärschund feilbot. Alte Orden und Kapitänsmützen, widerliche ausgelatschte Stiefel. Wahrscheinlich hatte er für seine speziellen Kunden ein paar Nazisachen unter der Theke. Ich war froh, dass er uns nicht ansprach.

»Ich studiere nicht Jura, um reich zu werden. Das hab ich dir doch schon erklärt.« Sie pustete auf ihren Kaffee.

»Jaja. Du wirst schon sehen«, sagte ich und starrte die alten Stiefel an. Ich fragte mich, ob ich mir was einfangen konnte, wenn ich sie berührte. »Ich bin sicher, das sagen alle«, fügte ich hinzu. »Wie viele deiner Kommilitonen würden ernsthaft ein gutes Gehalt ausschlagen? Deine Mutter war auch ein bisschen so, bevor du zur Welt gekommen bist. Aber im Ernst, überleg doch mal, woher du stammst.« Ich deutete mit dem Arm auf den Schrottplatz um uns herum.

Sie wirkte irritiert. »Auntie. Es ist mir egal, wer wir vor Ewigkeiten gewesen sind. Das ist nicht meine Realität. Es hat nichts mit meinem echten Leben zu tun.«

»Und wie willst du dieses echte Leben dann bestreiten?«

»Du kapierst es einfach nicht. Ich will nicht sein wie du. Ich will nicht leben wie du, und ich will auch nicht deine Prioritäten.«

Ich lachte und ließ den Becher mit dem restlichen Kaffee in den Mülleimer vor mir fallen. Der weißhaarige Mann sah auf. »Das ist eine Antiquität, Ma'am.«

Ich schüttelte den Kopf. Was wusste der Typ von Antiquitäten? Dann funkelte ich Bita an. »Schon interessant, dass du ausgerechnet jetzt Streit anfängst, wo ich deine Hilfe brauche!«, sagte ich. Vielleicht wurde ich ein bisschen laut.

Sie sah mich an. Sah den Mann an. Lehnte sich in dieses Ding, was auch immer für eine Vorrichtung es darstellen sollte, und fischte meinen Kaffeebecher heraus. »Entschuldigen Sie, Sir«, sagte sie und sprach bis auf ein gelegentliches »Nein, Auntie« den restlichen Vormittag kein Wort mehr mit mir.

»Marty, Schätzchen«, sagte ich, zurück in Bitas Wohnung, während sie einkaufen war. »Wie steht's?«

»Schlechte Nachrichten. Ich hab mit unserer Hotlist gesprochen, und sie wollen sich weder unsere Seite anhören noch mit dir persönlich reden.«

»Was meinst du mit ›Hotlist‹?«

»Einmal die Eskandarians. Die haben ihre Anwälte zusammengetrommelt und wollen vom Vertrag zurücktreten.«

»Was?«, schrie ich. »Und wenn schon. Ich war sowieso nie scharf drauf, die Sweet Sixteen ihres Sohnes zu organisieren! Ich schmeiße keine Partys für Kleinkinder. Und schon gar nicht für die Kinder von Kleinkindern.«

»Die Riani-Hochzeit hängt auch am seidenen Faden, Shirin. Die Rianis meinen, eure Familien seien seit Generationen eng verbunden, das sei der einzige Grund, der sie noch bei dir hält. Das und deine Beziehungen zum Museum. Die Location hat es ihnen angetan, sie wollten es ›kultiviert‹ und ›edel‹, du erinnerst dich?«

»Gut. Dann sag ihnen, dass sie in Houston außer mir niemanden finden werden, der ihnen mit einer Vorlaufszeit von unter sechs Monaten an einem Samstagabend im Juli ein waschechtes Kunstmuseum bucht.« Ich legte auf. Gott sei Dank war ich hier bei Bita. Keine Ahnung, was ich gemacht hätte, wenn ich Khanum Eskandarian im Fitnessstudio über den Weg gelaufen wäre. Oder meinen guten alten Freundinnen Manijeh und Faranaz in der iranischen Patisserie, die waren ständig in der Patisserie, und lächeln würden sie, mit Krümeln zwischen den Veneers, ganz beseelt davon, wie ihr Meine-Familie-ist-passé-Tratsch sich vor ihren Augen bewahrheitete.

Allerdings war ich nicht nur nach Manhattan geflogen, um eine Weile aus Houston rauszukommen. Natürlich nicht. Mein Leben bestand noch aus anderen Dingen. Wie hätte ich zum Beispiel der Tatsache widerstehen können, dass Ali

Luftis Frau Parvaneh meinen Quellen zufolge irgendwo zwischen der East 43rd und East 61st Street gestorben war. Vielleicht war ich ja auch hier, um ihn zu treffen. Ihm meinen Respekt zu zollen. Auf so einer Trauerfeier würden mir sicher im Handumdrehen alle aus der Hand fressen. Und ja, zugegeben, vielleicht wollte irgendetwas in mir gern wissen, was dieser berühmte Ali so trieb.

Als Bita mit ihren Essiggurken und tiefgekühlten Pizzataschen nach Hause kam, verzog ich das Gesicht über ihre abstoßenden Essgewohnheiten. »Du solltest dich freuen«, sagte ich. »Vielleicht erfüllt sich dein Wunsch, denn ganz offensichtlich geht es mit uns bergab.«

Sie stellte sich dumm. »Welcher Wunsch? Ich hab nie gesagt, dass ich mir das wünsche.«

Es stimmte, sagte ich ihr. In nicht einmal hundert Jahren waren wir von den furchterregendsten Kriegern zu ausgemachten Schwächlingen verkommen. Mein Urgroßvater, auch bekannt als der Große Krieger, größter aller Anführer, Anführer aller Anführer, der eine Armee von Tausenden befehligte und mehr Land besaß als jeder andere im Iran, war der Grund, warum wir dort eine der zehn wichtigsten Familien waren, manche würden sogar behaupten, die wichtigste. Aber leider hat Urgroßvater sich vergiftet, als der Wind sich drehte. Und der Wind dreht sich *immer*.

Das iranische Volk war nicht bereit für solche Größe.

Seinen Söhnen befahl er, nicht zu weinen. Ist das zu glauben, fragte ich Bita. »Ich bin schon tot«, schrieb er in seinem Abschiedsbrief. Von den Töchtern wurde natürlich erwartet, dass sie wehklagten, sich auf die Brust trommelten und sich auf sein Grab warfen. Seine Frau begrub ihn mit ihren bloßen Pranken.

Bita nickte. »Aber warum müssen wir das alles noch mal aufwärmen?«, fragte sie, während sie beim Versuch, das Gurkenglas zu öffnen, rot anlief.

Ich schob sie beiseite. »Weil irgendjemand, wenn ich einmal, in ferner Zukunft, nicht mehr hier bin, in der Lage sein muss, diese Geschichte zu erzählen. Unser Schicksal hängt daran. Hier«, sagte ich und schraubte den Deckel mit Leichtigkeit ab. »Und jetzt hängen wir dieses Bild auf. Es war mit Abstand der am wenigsten deprimierende Gegenstand auf deinem Flohmarkt. Kaum zu glauben, dass es nur dreißig Dollar gekostet hat. Dafür kriegt man nicht mal eine leere Leinwand in dem Format!« Ich hob das Porträt der europäischen Aristokratin hoch, das ich Bita all ihren Protesten zum Trotz gekauft hatte. »Ich bin sicher, sie hat den Armen Almosen gegeben«, sagte ich. Bita fummelte an der Kante des vergoldeten Rahmens herum. »Halt es gerade«, fuhr ich sie an.

Während wir das Bild aufhängten, erzählte ich ihr von unserem schleichenden Niedergang. Die Jahre der Beschlagnahmung und des Betrugs durch zwei Schahs, die bereits vor dem Tod des Großen Kriegers ihren Anfang genommen hatten. Bald gehörte uns nicht mehr die Hälfte des ganzen Landes. Der Große Krieger hatte einen Sohn. Meinen Großvater, deinen Urgroßvater, Hushang Agha. Baba Valiat. Er war groß und laut und freigiebig, aber ein Krieger war er nicht. Er verstand sich mit allen blendend, sonnte sich in Aufmerksamkeit. Sagte nie »Nein«. Trug Dreiteiler, Taschenuhr, goldgerahmte Brille, und sein Bauch quoll über den Gürtel. Er lebte für gutes Kabab und Komplimente. In Haushaltsdingen ließ er sich von meiner Großmutter Banu Khanum herumkommandieren. Sie war die Diktatorin, der Boss. Trotzdem bestand er darauf, die vier Töchter allein zu erziehen, aber eigentlich machte es das nur noch offensichtlicher: Er war zu häuslich veranlagt. Banu, genannt der Große Kleine Boss, hätte den besseren Anführer abgegeben. Sie starb, als ich noch klein war.

»Na also. Perfekt«, sagte ich. »Sie ist nicht so bedeutend

wie eine Valiat oder auch nur eine Roshani, aber zumindest hast du jetzt hier etwas von Substanz.« Ich bewunderte die Blau- und Grautöne im Hintergrund des Gemäldes, wahrscheinlich der Fluss und der Himmel irgendeiner kalten europäischen Stadt, Amsterdam oder London, die Falten und Furchen der Ölfarbe im langen braunen Haar der Frau, ihr ewiger Blick. »Schade, dass deine Großmutter nicht hier ist, um mit ihrem fachkundigen Auge die Qualität des Pinselstrichs zu beurteilen«, sagte ich lachend.

Ich wollte ihr nicht erzählen, dass es nach Baba Valiat eigentlich nur noch bergab ging. Die Enkel des Großen Kriegers, Mommys Cousins, Onkel Hormoz und Onkel Keyvan, waren komplette Versager, die auf jedes billige Schneeballsystem ansprangen. Solche Maschen hatten Konjunktur in den 60er- und 70er-Jahren, als der Iran glaubte, auf dem Weg zur globalen Supermacht zu sein, übertrumpft nur noch von den USA. Sie investierten in gigantische Bauprojekte, Import und Export von Maschinen, Diskotheken – aber alles ging den Bach runter. Hormoz und Keyvan verloren ihr gesamtes Vermögen, oder vielmehr das des Großen Kriegers, und dann verloren sie auch noch das gesamte Vermögen ihrer Frauen, die sich zeitgleich von ihnen scheiden ließen, als hätten sie sich abgesprochen. Hatten sie wahrscheinlich! Onkel Hormoz, der Anständigere der beiden – es trifft immer die Anständigen –, folgte dem Beispiel des Großen Kriegers und schluckte Gift. Wir lieben Gift in dieser Familie.

Und die Urenkel des Großen Kriegers? Ha. Mein Bruder Nader, Trottel par excellence. Lebt in Los Angeles, mitten in Culver City, meilenweit entfernt von den MGM-Studios und der angeblich so angesagten Kunstszene, in einem schäbigen Apartment in einem Klotz auf Stelzen, wo ihn kein Schwein findet. Tut so, als wäre er gar kein Iraner. Nennt sich Nate, Champion im Wettbewerb um den dumpfbackigsten amerikanischen Namen. Hat irgendjemand schon mal von einem Nate mit Gehirn gehört? Ich erwarte darauf keine Antwort, erklärte ich Bita, ich habe ihm das genau so gesagt, und es war ihm egal. Installiert Heizungs- und Lüftungsanlagen, schuftet sich den Arsch ab, wirft sich schwitzend in die Arbeit. Aber wer will bitte einen verschwitzten Klimaanlageninstallateur? Das ist wie ein Friseur mit Glatze.

»Du bist so fies, Auntie«, sagte Bita.

Da wusste ich, dass ich mit meiner Meinung über Mo lieber hinter dem Berg halten sollte. Mein Mo. Der einzige Ururenkelsohn. Die meisten von uns bekamen überhaupt keine Kinder mehr. Wozu auch? Ja, ich hätschle und tätschle meinen Mo. Aber er ist zu versessen auf seinen persönlichen Erfolg. Er war eins dieser Kinder, denen ihr Sparschwein etwas zu wichtig ist.

Tja, Sackgasse, wie man so schön sagt. Wir haben den offiziellen Tiefpunkt erreicht. Warum ich mich auf die Männer konzentriere? In dieser Familie haben die Frauen das Feuer. Aber ohne Macht sind sie zu nichts zu gebrauchen. Schlimmer noch: Unsere eigene Hitze brennt uns aus. Mommy zum Beispiel. Sie war einmal stark. In dieser Zeit überhaupt einen Jugendschwarm zu haben. Und dann noch den Sohn des Chauffeurs! Aber irgendwann hat sie aufgegeben. Manche würden wohl behaupten, ich bin unsere letzte Hoffnung.

Zu Hause in Houston, nachdem Niaz mich wegen Parvaneh angerufen hatte, dachte ich: Damit ist es entschieden. Ich stand auf und ging zu meinen Blumenarrangements. Ich steckte die Nase zwischen die Blumen, die zum Glück nach nichts rochen. Duftende Blumen sind so aufdringlich, so erbärmlich. Reicht es nicht, dass ich euch anschaue? Ich warf einen letzten Blick auf den schönen Tropenstrauß, die vielen Orange- und Rottöne, all die Zwischennuancen.

Dann – *zack!* – stieß ich die Vase auf den Marmorboden. Sie zersplitterte in winzige Lichtblitze. Im ersten Moment konnte ich keinen Gedanken fassen – so eine atemberaubende Kakofonie. Ich klatschte in die Hände. Auf keinen Fall würde ich auch nur eine einzige Scherbe anrühren. Das war's. Showtime!

Ich wusste sofort, dass ich nach New York gehen würde, sobald ich ein Ticket in die Hand bekäme, an den einen Ort, der Amerika wirklich verkörpert. *Was willst du denn in New York? Einen Bagel? Ich kauf dir einen Bagel, ich geh mit dir ins Theater! Alles was du willst*, hörte ich Houman in seinem albernen Singsang auf mich einreden. »Kannst du fassen, dass er mich aufhalten wollte?«, fragte ich Bita.

»Ja«, sagte sie nur.

»Es sind ein paar Dinge kaputtgegangen, ich muss sie reparieren«, erklärte ich ihm, als er nicht lockerließ. Er brauchte nicht alles zu wissen. »Und du auch nicht«, sagte ich zu Bita. Sie verdrehte mal wieder die Augen. Natürlich.

Und so saß ich also in einem Flugzeug nach New York, bevor ich es mir anders überlegen konnte. Ich rief die Airline an und sagte der Frau von der Hotline – die sitzen alle irgendwo in Indien, nennen sich aber Marcia, damit wir nicht zu unverschämt werden, ich kann es ihnen nicht verübeln –: »Ich bin auf der Flucht vor einer häuslichen Gewaltsituation, mehr kann ich gerade nicht sagen.« Ich flüsterte, als käme mein Peiniger gerade um die Ecke gebogen. Das unschuldige Schätzchen buchte mir einen Platz in der nächsten Maschine. Nur dass ich dann beschloss, nicht Economy zu fliegen, und doch erst ein paar Tage später kam. Die erste Klasse war völlig ausgebucht. In den entscheidenden Momenten muss man besonders gut zu sich sein.

Kaum zu glauben, dass mein Ehemann wirklich der Typ war, den ich damals am Kaspischen Meer kennengelernt hatte. Gründlich zum Narren gehalten hatte er mich, dieser Houman, und ich weigerte mich zu glauben, auch wenn ich es manchmal behauptete, dass mich damals, im Strudel meiner jugendlichen Lust, nur meine Augen getäuscht haben. Nein. Er hatte sich verändert. Und doch war er eben Teil meiner Geschichte. Außerdem sprudelte er nur so vor Plänen: versprach mir, wir würden unaufhaltsam sein die Stars der iranischen Elite. Er werde alle guten Firmen aufkaufen. Die ganzen Sharokhs, Rezas, Mitras und Shamsis im Regen stehen lassen. Unsere Eltern und ihre Freunde waren nicht besonders kreativ, wenn es darum ging, ihre Kinder zu benennen, und so hatten wir alle dieselben zwanzig Namen. Im Iran heißt niemand Safran, Sesam, Sailor Moon oder Pepsi.

Und dann, aus heiterem Himmel, kam die Revolution, und Houman knickte ein. Jetzt meinte er, das nächste große Ding sei Tee. Tee! Das hat er sich von deinem Daddy einreden lassen, sagte ich zu Bita, naiv, wie er nun mal ist. Tee ist für Omas. Er lässt sich unmöglich neu erfinden wie Kaffee – von Folgers' löslicher Brühe zu diesen Kreationen für acht Dollar, von denen ich direkt auf die Toilette rennen muss. Frappé, Crappé. Es geht immer um die Ursprünge, man muss die Leute dazu bringen, sich im Jetzt für die Vergangenheit zu interessieren. Die Kaffeeplantagen. Dort kann man heute Luxus-Touren buchen. Aber Tee hat keinen Flair. Tee ist Mottenkugelsuppe. *Earl Grey.* Bitte.

Gott, jetzt ein schönes Glas Wein. Ich würde eine Kiste in die Wohnung bestellen. Nach dem ganzen Gerede erklärte ich Bita, dass ich ein Nickerchen gebrauchen könnte.

Die Revolution war jetzt siebenundzwanzig Jahre her, und wir lebten immer noch in einer Endlosschleife aus *Wohin gehen wir, was tun wir?* Es ist immer leichter, darauf zu warten, dass jemand anderes die Dinge in Ordnung bringt. Houman konnte vielleicht nichts für seinen Mangel an Fantasie. So etwas war vom jungen Prinz Houman im Iran einfach nicht erwartet worden. Man braucht sich ja nur anzuschauen, wie viele andere Idioten einfach in die Fußstapfen ihrer Eltern treten.

Es rüttelte an der Klinke. Bita kam ins Zimmer und warf etwas Richtung Bett. »Eigentlich wollte ich dir noch ein paar Tage zum Eingewöhnen geben, aber ...«

»Pass doch auf«, sagte ich. »Was ist das?« Es war ein Brief. Ich hob ihn vom Boden auf. Er war an meine Adresse in Houston ausgestellt, geöffnet und mit Tesa wieder zugeklebt worden. Ich erkannte Houmans unleserliches Gekritzel, er hatte die Adresse durchgestrichen und mit blauem Filzstift die von Bita darübergeschrieben. Allein der Gedanke an den Stift, den er immer benutzte, weckte schon die Tobsucht in mir, und auch ein kleines bisschen Sehnsucht.

Ich starrte den Umschlag an. Er kam vom »Superior Court of Aspen«. Doppeltes Porto und Zeitstempel. Ich schleuderte ihn wie das Ufo, das er war, zurück auf den Boden.

»Mach lieber auf. Bestimmt deine Vorladung. Wann willst du dich mit Patty treffen? Ich vermute, du wirst ein Vorgespräch mit dem Gericht führen müssen. Vielleicht geht das auch telefonisch, weil du deinen Wohnsitz nicht vor Ort hast. Ich will dir keine Angst einjagen, aber Patty macht sich Sorgen wegen deiner Greencard.«

»Meiner *was*?«

BITA

»Warum denke ich nur an mich selbst, wenn anderen Leuten etwas Schlimmes zustößt? Letztlich geht es mir nur darum: um mich.« Das sagte ich Jamie bei unserer zweiten Sitzung.

»Sie sind ein Mensch«, sagte sie. »Das machen alle.«

»Sich wie ein Arschloch verhalten?«

In der dritten Sitzung kamen wir auf meine Kindheit zu sprechen. Natürlich. Es schien angebracht, weil Auntie Shirin hier war und wohl nie wieder gehen würde. Sie nahm so viel Raum ein. Aber ich trug auch meinen Teil dazu bei.

»Ich erinnere mich besonders gut an die schlechten Sachen. Ziemlich vorhersehbar, oder?«

»Schießen Sie los«, sagte Jamie und kritzelte in ihr Notizbuch.

»Ich war ungefähr elf, in der sechsten Klasse. 1989 in L. A.« Ich erzählte ihr, dass viele meiner Mitschüler die Kinder von Leuten aus Hollywood waren, auch wenn ich das damals noch nicht wusste. Ich hatte keine Ahnung, wem Paramount gehörte, wusste nichts von *Der Pate* und den ganzen anderen Filmen, die alle, die daran mitgewirkt hatten, für andere zu Göttern machten. Sie waren unfehlbar, und dasselbe galt natürlich für ihre Kinder, selbst wenn sie die schlimmsten Gören waren, was in der Regel der Fall war. Ich war die einzige Iranerin an der Schule. Wir waren Pioniere, man gewährte uns Zugang zu einem ausgesuchten Zirkel.

Ich wollte ihr einen möglichst genauen Eindruck vermitteln, damit sie ein Bild bekam. Ich wollte nicht lügen. Nicht wie Shirin mit ihren ewigen Übertreibungen. Aber Therapie war, das merkte ich jetzt, auch ein bisschen wie Theaterspielen. Es ging darum, eine Geschichte zu erzählen und sich dann gemeinsam einen Reim darauf zu machen.

»Die Schule lag ganz oben auf dem Mulholland«, erzählte ich weiter. »Es war wie in der Wüste. Steppenläufer und Chaparral, Schlangen und Salamander, aber eben auch ein neongrünes Fußballfeld, und wir mussten jeden Morgen auf die Flagge schwören.« Ich legte die Hand aufs Herz.

Jamie lachte. Ich lief zu Hochform auf.

»Amerika ist so ein Baby, finden Sie nicht? Wir waren alle wie Babys. Die Kinder, die Lehrer. Alt waren nur die Schlangen. Der Kalte Krieg steuerte auf sein Ende zu. Da war Gorbatschow mit seinem großen Muttermal. *Die rote Flut* lief wieder in den Kinos. Ich war keins dieser Kinder, die große Angst vor dem Atominferno hatten.

In meiner Klasse gab es nur ein schwarzes Kind. Keine Latinos. Das war L.A. – El Pueblo de la Reyna de los Angeles.« Ich lachte. »Der Unterricht fand in provisorischen Bauwagen statt, die auf einer großen, in den Berg gehauenen Fläche verstreut standen. Unser Direktor war ein Alkoholiker, der mit den Grundschullehrerinnen flirtete. Keine Ahnung, warum die Schule so beliebt war.

Meine Lehrerin Mrs Randall wollte, dass wir über unsere Herkunft schreiben, um zu zeigen, dass Amerika ein Melting Pot ist. Eine patriotische Hausaufgabe. Die Entbehrungen, denen Familien in ihren Heimatländern ausgesetzt gewesen waren, Kartoffelbrand, Hungersnot und so weiter, und dann Willkommen in Amerika, Happy End. Es würde viel um deutsche, englische und irische Siedler gehen. Die meisten hatten nicht viel zu erzählen. Was sollten sie schon sagen? Unsere Wurzeln liegen in Iowa? Wir entstammen den Great

Lakes? Trotzdem schilderten sie ihre Herkunft in den schillerndsten Farben, ganz unabhängig von dem Milieu, aus dem sie kamen. Bauern, Verbrecher, Busfahrer. Mrs Randall nannte das Projekt ›Familienchronik‹. Und da bin ich, ein kleines Kind, und denke, dass ich das richtig gut machen werde, weil ich eine tolle Geschichte zu erzählen habe. Ich interviewe also Mom und Dad, meine Tante und meine Großmutter, von denen eigentlich niemand mit mir reden will. Meine Familie hat es nicht so gern, wenn jemand die Nase in ihre Angelegenheiten steckt.«

Jamie sah mich an, strich sich mit den perfekt manikürten Händen den perfekten Rock glatt. Inzwischen genoss ich ihre Aufmerksamkeit. Sie verschaffte mir Raum.

»Meine Tante sagte: ›O Bita, wir waren wie Monarchen ohne wirkliche Macht. Wie Prinzessin Diana. Schon mal gehört? Aber sag ihnen das nicht. Das wird deinen Freunden nicht gefallen. Die wollen von unserer Familie nichts hören.‹ Meine Großmutter sagte: ›Ich habe viele Bücher mit Geschichten aus meinem Leben. Aber die sind nichts zum Weitererzählen.‹ Meine Mom redete die ganze Zeit nur vom früheren Premierminister Mossadegh und der von den USA genehmigten Geheimoperation 1953 und von der CIA. Sie schaute gerade die Nachrichten, eine mintgrüne Maske im Gesicht, und aß Popcorn aus ihrer großen Keramikschüssel. Wie eine geschälte Avocado sah sie aus.

Also schrieb ich schließlich, was ich so aufgeschnappt hatte. Dass ich von diesem bedeutenden Mann abstammte. Nicht über unseren Umzug nach Amerika. Sondern über meinen Ahnen, den Großen Krieger. Ich war so naiv. Er war berühmt, weil er in Schlachten gekämpft hatte, so ähnlich wie der Bürgerkrieg, aber für die Zukunft des Iran, während unserer Konstitutionellen Revolution. Als er und seine Armee von Norden auf ihren großen schwarzen Pferden in Teheran einritten, marschierten die Leute hinter ihm her und riefen, dass er König werden sollte. Sie wollten ihn krönen. Aber er glaubte an die Demokratie und lehnte ab. Er fand, es sollte keine Könige geben, auch keine guten. Ich schrieb davon, wie demokratisch wir in Wirklichkeit waren. Vielleicht hoffte ich unbewusst, dass darin meine größte Chance bestand, von meiner Schule, von Amerika, akzeptiert zu werden. Rede ich zu viel?«

»Nein, nein. Gar nicht. Lassen Sie sich ruhig Zeit.«

Ich erzählte ihr von dem berühmten Wandteppich mit der Darstellung seines Einmarschs in Teheran. »Er sitzt auf seinem Pferd und ist, so weit das Auge reicht, von Leuten umringt. Am Himmel ballen sich schwere Wolken. Da sind so viele Menschen. Tausende. Wie Baumwollbüschel sehen sie aus, die Kavallerie mit hohen weißen Hüten.

Um den Menschen einen Gefallen zu tun, akzeptierte er den Posten des Premierministers. Und er fuhr nach Frankreich, um noch mehr über Demokratie zu lernen. Aber dann gab es einen neuen Schah, der mochte meinen Ururgroßvater nicht. Also haben sie sein Geld von der Bank genommen und seine Männer angegriffen. Er wurde depressiv und hat sich eines Tages vergiftet.«

»Puh. Das wussten Sie schon mit elf? Ziemlich jung für solche Geschichten.«

Ich nickte. Therapie war gut fürs Ego. »Den Erwachsenen war egal, was wir Kinder mitbekamen. Sie waren theatralisch. Wenn sie etwas aufwühlte, sagten sie gern mal ›Töte mich einfach‹ oder ›Ich bin erledigt‹ oder ›Begrabt mich schnell.‹ Alles Dinge, die der Große Krieger angeblich gesagt hatte. Das war ganz normal.

Ich schrieb auch darüber, dass meine Familie zu der Zeit, als meine Großmutter geboren wurde, nicht mehr so wichtig gewesen war. Ich wusste, wie gern die Leute Abstiegsgeschichten hörten. Der Schah, schrieb ich, ich glaube vor allem der letzte, nahm ihnen einen Großteil ihrer Ländereien und gab sie den Bauern. Als Kind war meine Großmutter eine Art Prinzessin. Die Bauern hatten großen Respekt vor ihrem Großvater, dem Großen Krieger. Also blieben sie am Straßenrand stehen und opferten Tiere zu ihren Füßen. Jetzt lebt sie in einer ganz normalen Wohnung in Teheran. Sie hat noch das Land, das ihr Vater ihr vermacht hat, ein winziger Bruchteil von dem, was sie einmal besessen haben, aber sie kann es nicht verkaufen, weil die Regierung korrupt ist und es nicht erlaubt, und deshalb ist es eigentlich wertlos.

Ich war stolz auf mich. Ich war sicher, dass ich gut zusammengefasst hatte, woher wir kamen und wer wir waren. Ich habe Mrs Randall noch deutlich in Erinnerung. Sie hatte eine ganz steife Frisur und riesige Brillengläser. Sie las meinen Aufsatz und rief mich zu sich ans Pult. Und dann hat sie mich gedemütigt.«

»Wie das?«

»Sie sagte: ›Ihr solltet eine wahre Geschichte schreiben. Das ist alles erfunden.‹ Sie hatte Nachrichten über den Iran gesehen, über die Botschaft und die Mullahs und so weiter, und sie wusste, dass es dort keine Demokratie gab. Das sagte sie laut, alle konnten es hören. ›Bye-ta‹ nannte sie mich. Ich habe es immer noch im Ohr. Ich hatte so ein Vertrauen in sie. Für mich waren diese Lehrer Götter. Wie sonst hatte sie es geschafft, in Amerika Lehrerin zu werden? Und diese Kinder in meiner Klasse, mit ihren blonden Haaren, blauen Augen und französischen Zöpfen – ich wünschte mir nichts mehr, als so zu sein wie sie. Mit ihren blöden Schinken-Käse-Sandwiches und ihrer Schokomilch. Ergibt das irgendeinen Sinn für Sie?«

Jamie nickte.

»Natürlich interessierten sie sich nicht für meine glorreiche Vergangenheit. Gut möglich, dass sie auch gesagt hat, es sei sehr schön geschrieben und eine fabelhafte

Geschichte. Aber ich müsse es neu schreiben und die Wahrheit sagen.«

»Wie hat sich das angefühlt?«

»Niederschmetternd. Ich war eine gute Schülerin, und ich spürte, dass meine Intelligenz etwas war, wofür die anderen Kinder mich hassten. Von wegen, warum kriegt dieses komische Kind bessere Noten als wir? Dem japanischen Mädchen ging es nicht besser. Kanako. Ich weiß nur noch, dass ich meine Hände angestarrt und in diesem Moment sogar meine Daumen gehasst habe. Ich hatte schon immer das Gefühl gehabt, dass sie irgendwie komisch geformt waren, wie Astronauten mit Weltraumhelmen, und in diesem Augenblick kamen sie mir noch abstoßender vor. Ich bin auf die Toilette gelaufen und habe geweint.« Ich hielt inne. Betrachtete den Taschentuchspender, spürte aber keine Tränen.

»Bita, in so jungem Alter ist das eine schmerzhafte Erfahrung. Diese Lehrerin hat sich Ihnen gegenüber ungerecht verhalten. Es ist absolut verständlich, dass Sie immer wieder Bestätigung von außen suchen.«

Ich nickte.

»Haben Sie Ihren Eltern davon erzählt?«, fragte sie.

Ich schüttelte den Kopf. »Wie hätten die das verstehen sollen?«

»Haben Sie die Aufgabe wiederholt?«

»Ich hab das geschrieben, wovon ich wusste, dass Mrs Randall es hören wollte.«

»Und zwar?«

»Wie meine Eltern bei unserem Umzug in die Staaten an einer Tankstelle kleine Amerikafähnchen gekauft haben. Am 4. Juli saßen wir vor dem holzvertäfelten Fernseher auf dem Boden und haben sie geschwenkt. Von *Saturday Night Live* und Bill Murray und *M*A*S*H* haben sie alles über amerikanischen Humor gelernt. In einem texanischen

Diner Hamburger zu essen, hinterließ riesigen Eindruck bei meinem Vater. ›Warum nennen sie es Hamburger und fragen einen, ob man Käse drauf will? Ist das dann nicht ein Cheeseburger?‹, fragte er gern. Er versteifte sich auf alberne Ungereimtheiten, die sonst kein Mensch bemerkte. Ich machte mich über uns lustig. America First! Dafür gab sie mir eine Eins.«

»Und wie ging es Ihnen mit dieser neuen Version?«

»Ich hatte das Gefühl, dass ich ihnen etwas vorspielte, damit sie mich mögen.« Ich schaute an Jamie vorbei, auf die Wand mit den Zertifikaten. Tat ich nicht jetzt dasselbe?

*

Sorry, dass ich so spät zurückrufe, Niaz. Hier geht es drunter und drüber. Shirin ist immer noch da. Keine Ahnung, was sie vorhat. Sie glaubt offenbar, New York wird sie irgendwie retten, aber richtig Sinn ergibt das alles nicht. Sie geht in schicke Einkaufszentren, sitzt dort einfach im Café und wartet, dass reiche Perser sie ansprechen, aber das passiert nicht! Weißt du noch, als du dich gefragt hast, was passieren würde, wenn sie im Iran wäre? Tja, du kannst wohl hellsehen, meine Freundin fürchtet nämlich, sie könnten versuchen, sie abzuschieben. Aber Shirin will das entweder nicht wahrhaben, oder sie hat zu viel Angst, um sich damit zu befassen. Als ich es vor zehn Minuten angesprochen habe, hat sie mich angeschrien. Vielleicht kannst du ihr ja erklären, wie sich ihr Leben dort verändern würde? Und sei's nur, um sie wachzurütteln, damit sie sich endlich zusammenreißt und sich vernünftig auf ihre Aussage vorbereitet … falls es wirklich zum Prozess kommt. Die beste PR auf der Welt ist einen Dreck wert, wenn sie ihre Aussage verkackt. Wir hoffen, dass es auf etwas Geringfügiges wie Trunkenheit in der Öffentlichkeit rausläuft. Sorry, ich weiß, du willst damit nichts zu tun haben.

SHIRIN

»Wir gehen zu Parvanehs Trauerfeier«, sagte ich und balancierte einen Becher grauenhaften Kaffee auf dem Knie. Seit einer geschlagenen Woche saß ich jetzt schon in Bitas Wohnung herum, stellten ihre Möbel um und nahm Anrufe entgegen.

Martin und Tony hatten es endlich geschafft, mir Mrs Eskandarian und Mrs Riani ans Telefon zu holen. Einzeln natürlich, aber ihre Botschaft war identisch. Sie wollten nicht, dass ihre Namen mit mir in Verbindung gebracht wurden. Das sei schlecht für ihren Ruf. »No shit!«, sagte ich zu Martin und Tony und fühlte mich schon wie Bita.

Mrs Riani war ein hoffnungsloser Fall, bei Mrs Eskandarian war die Sache heikler. Sie unterstellte uns einen Vertragsbruch. Ich sagte ihr, ich stünde selbst in Kontakt mit einem Rechtsbeistand und sie solle sich gut überlegen, ob sie eine Party wolle, nach der die Mädchen sich vor der Tür ihres Sohnes die Klinke in die Hand gaben oder eben nicht. Im Hintergrund hörte ich Cyrus heulen: »Aber Mahhhhhhhm.« Die durchschnittliche persische Mutter kann bei so etwas nicht widerstehen, ich wusste, es war nur eine Frage der Zeit.

Sobald die ersten mir folgten, würden die restlichen Kunden sich anschließen. Wie Martys Dominosteine, nur positiv. Und dann war da noch Bitas Freundin Patty. Die drehte immer noch am Rad und sagte, man werde mich vielleicht in den Iran zurückschicken und ich müsse alles daransetzen, damit die Anklage so harmlos wie möglich ausfiel. Und dann nicht verurteilt werden.

»Hast du ihn angefasst?«, hatte Patty mich am Telefon gefragt.

»Ob ich Hand an den haarigen Koloss gelegt habe? In einem vollen Nachtclub?«

»Ich meine, bist du handgreiflich geworden?«

»Ich hab ihm meinen Drink ins Gesicht gekippt.«

»Bist du sicher, dass dir das Glas nicht nur aus der Hand gerutscht ist? Das ist alles wirklich ernst. Ich verstehe, dass du nicht gern das Lämmchen spielst, aber es wäre von Vorteil, wenn wir es so darstellen, als wäre er offensiv auf dich losgegangen, als wärst du das Opfer gewesen. Nicht umgekehrt.«

In nicht einmal einer Woche hatte ich eine Kiste Wein und eine Stange Zigaretten vernichtet. Wäre es wirklich das schlimmste Szenario, in den Iran zurückzumüssen, »rückgeführt« zu werden, wie es so schön heißt? Ich liebäugelte plötzlich mit dem Gedanken, auch wenn ich eigentlich nicht glaubte, dass es so weit kommen würde. Dafür war ich zu lange eine rechtschaffene Bürgerin gewesen, na ja, keine richtige. »Amerika will mich nicht verlieren«, hatte ich schließlich in den Hörer gesagt, worauf Bita mir schweigend einen Todesblick zugeworfen hatte.

Jetzt sah Bita am Esstisch von ihrem Laptop hoch. »Parvaneh?«, wiederholte sie. »Woher kenne ich den Namen?«

Ich verdrehte die Augen. »Bita, wir müssen Ali Lufti kennenlernen. Schauen, was er so getrieben hat.«

Sie stand auf, als würde ihr das dabei helfen, mich zu verstehen. »Was willst du denn jetzt plötzlich auf einer Beerdigung?«

»Du warst noch nie auf einer persischen Beerdigung, deine Mutter hat ja keine vernünftige bekommen, du machst dir keinen Begriff davon. Auf Beerdigungen kommt die

Wahrheit ans Licht, da kriechen alle aus ihren Löchern. Die ganzen geheimen Liebhaber, Leute, mit denen die Toten fremdgegangen sind oder die sie betrogen haben. Ein Spektakel! Eine richtige Shitshow. Nur schade, dass die Toten es nicht mehr mitbekommen. Aber ich schätze, darum geht's. Sobald man tot ist, hat niemand mehr irgendwelche Hemmungen. Die Scham verfliegt. Und diesmal wird es hoffentlich besonders gut, sie ist schon über einen Monat tot. Ist das zu glauben? Eigentlich soll Khatm am dritten Tag stattfinden. Das heißt, inzwischen sind sicher alle reif für den besonders pikanten Scheiß.«

Bita verschränkte die Arme. »Okay. Aber muss *ich* unbedingt mit? Ich hab zu tun, Auntie.«

»Was denn? Deine Bücher hast du ja in meinem Zimmer versteckt.«

»Warst du schon mal in Therapie?«

»Schätzchen, ein Therapeut hilft uns nicht weiter. Deine Probleme haben nichts damit zu tun, dass Mindy und die anderen Mädchen ihre Kartoffelchips nicht mehr mit dir teilen wollten, als ihr zehn wart. Sie liegen viel tiefer. Du bist wie ein tausend Jahre alter kranker Baum. Was du brauchst, ist ein Wunder.«

Bita starrte mich an. »Du solltest dir weniger Gedanken darüber machen, was ich brauche, und dich stattdessen lieber auf deinen Gerichtstermin konzentrieren. Bist du sicher, dass du keinen erfahreneren Anwalt willst? Patty ist meine Freundin, aber sie ist komplett grün hinter den Ohren. Ist dir klar, worauf du dich da einlässt?«

»Gähn«, sagte ich. »Patty schafft das schon. Ich will nicht noch mehr Aufmerksamkeit auf die Sache lenken. Ich brauche keinen Johnnie Cochran oder Kardashian. Das lockt nur noch mehr Schaulustige und Hochstapler an. Und dieser Bulle mochte mich. Das weiß ich. Keine Deals. Das ist doch ein reines Bagatellverfahren – gut, okay, mit einer zehnprozentigen Chance, abgeschoben zu werden. Das eigentliche Problem ist mein Ruf, dieser popelige Prozess ist nur ein Nebenschauplatz. Glaubst du wirklich, ich hätte nicht schon Schlimmeres durchgestanden?«

»Bring sie dazu, die Anklage fallen zu lassen, und dein Ruf ist gerettet. Wenn sie dich schuldig sprechen, war's das, Auntie.«

»Natürlich, meine kleine Baby-Anwältin. Gut, treffen wir uns mit Patty. ASAP. Aber diese Beerdigung ist auch wichtig, und du kommst mit. Und eins sag ich dir.«

»Was?«

»Du glaubst es vielleicht noch nicht, aber du könntest das Bedürfnis bekommen, diesen Leuten gegenüber etwas Grausames an den Kopf zu werfen. Lass dich nicht hinreißen. Das könnte uns den Weg zu interessanteren Dingen verbauen. Und jetzt zieh dich um.« Ich klatschte in die Hände.

»Jetzt sofort?«, fragte Bita.

»Wir bringen weiße Rosen mit. Aber gefüllte, damit sie nicht zu sexy für den Anlass wirken, kerzengerade, die größten Dornen müssen ab.« Ich sah die Rosen vor mir, nebeneinander aufgereiht, wie Tote in Leichentüchern

SIMA

Schule war Mist, ich war zu klug dafür. Mit meinen zwölf Jahren hatte ich schon Platon, Homer, Tolstoi und Shakespeare gelesen. Aber Lehrern geht es ums Benehmen, und sogar die Schandtaten der anderen Kinder waren verglichen mit meinen uninspiriert. Wen interessierte es schon, ob Jahangir seine Französischkonjugationen nicht gelernt hatte oder ob Roya versehentlich das Lehrerpult kaputt machte. Ich stahl die Aufgaben für die Abschlussprüfung und verteilte sie an die ganze Klasse, weil ich nicht damit einverstanden war, dass wir uns miteinander wie in einem Wettrennen messen sollten. In einem sinnlosen Wettrennen, das nur dazu diente, uns gegeneinander aufzustacheln. Ich mochte lieber Menschen mit Elan, mit Ambitionen, einer zündenden Idee. Kennedy zum Beispiel oder Marx. Damals wusste ich noch nicht, dass das Kinderspiele waren, alles miteinander – Karl, Mao, John, Ringo, die Revolutionäre, sogar Nounou, niemand weiß wirklich, was er tut. Wir improvisieren alle nur, manche besser als andere. Das würde ich schon bald herausfinden.

Direkt nach der Schule rannte ich hinauf zum Dachboden, aber die große Tür war zu, also klopfte ich. »Nounou, Nounou Jun, Ich bin wieder da!«, rief ich, außer Atem, mit einem demonstrativ übertriebenen Keuchen, das niemand mitbekam außer mir selbst.

»Lass mich rein«, sagte ich.

Nichts.

»Lass mich rein, sonst muss ich die Tür eintreten. Du weißt doch, dass es mir egal ist, ob du was anhast«, rief ich, so laut ich konnte.

Immer noch nichts. Ich drehte den Türknauf. Ich hatte einen ganzen Schultag hinter mir, acht langweilige Stunden, und erinnerte mich nicht mehr an das morgendliche Dösen in Nounous Bett. Mein Traum von ihrem Tod kam mir nicht in den Sinn.

Ihre Zimmertür öffnete sich knarzend. Ich wartete darauf, dass sie mir entgegenkommen würde. Nichts. Ich suchte das Zimmer mit den Augen ab, erfasste die Umrisse, roch Wolle und Handcreme. Die Fenster waren zu, das war ungewöhnlich, denn Nounou schwor darauf, tagsüber zu lüften, ganz egal, wie kalt es war. Lieber trug sie zehn Schichten übereinander und holte sich Frostbeulen, als in einem ihrer Auffassung nach unzureichend belüfteten Zimmer zu hausen, einem »Kerker«, wie sie es ausdrückte. »Warum sollte ich toten Fisch einatmen wollen? Das ist, als würde man seinen eigenen Urin trinken.« Sie hatte Elan, war das genaue Gegenteil von allen anderen Erwachsenen, die fast über nichts anderes als über Zugluft redeten. Alle hatten sie panische Angst vor Zugluft. Ich lief jetzt im Kreis.

»Nounou Jun, wo bleibst du denn?« Noch heute habe ich meine Kleinmädchenstimme im Ohr: »Koja-yi digeh?« Das »digeh« machte es unhöflich, aber ich war ungeduldig. Ich hörte fließendes Wasser und ging hinüber in das separate Badezimmer. Meine Füße wurden nass. Ich beobachtete, wie meine grauen Socken sich schwarz färbten, wie das Wasser meine Ferse hinaufkroch.

»Nounou? Was ist los?«, rief ich.

Meine Füße waren schwer, als trüge ich Flossen, ich hob erst den einen, dann den anderen. Einmal hatte Nounou mich angezogen baden lassen, mein Kleid hatte sich an die Oberschenkel geklebt, sich an mir festgesaugt. Ich genoss das Gefühl ebenso sehr, wie ich es danach unangenehm fand, das Kleid von mir abzuschälen, während der Stoff mich gepackt hielt, schwer und fordernd.

»Nounou?« Meine Stimme hallte.

Die Lichter flackerten, und die alte Badewanne lief über. Wo war sie? Ich taumelte rückwärts zurück ins Schlafzimmer, auf die andere Seite des Bettes – die einzige uneinsichtige Nische. Und da, auf dem Boden neben dem kleinen Tisch, lag sie. Nounou Jun, in ihrem schwarzen Trauerkleid, den Kopf zwischen den Knien. Von der Bettkante baumelte etwas Großes: die schwere Lampe aus Metall, ihr Kabel um den Bettpfosten gewickelt und um Nounous Hals.

Seltsamerweise schrie ich nicht. Ich ging in die Hocke und stupste sie an. Sie war so schwer, als hätte sich ihr Körper mit Wasser vollgesogen. Sie kippte mit gespreizten Beinen auf den Teppich. Tote kennen keine Scham. Ihre Augen waren offen, das Weiß darin geweitet, der Mund schlaff. Ihr weißes Haar klebte ihr wie ein feines Fischernetz im Gesicht. Das schwarze Kabel zog sich quer über ihren Hals wie ein Schlitz.

Ich bin erstaunt, wie leicht dieses Bild jetzt zu mir kommt, das ich mein ganzes Leben lang abzuschirmen versucht, vor das ich eine Trennwand geschoben hatte. Wann immer sich mein Geist diesem Bild näherte, sich auf die Suche nach ihrer Leiche machte, den angezogenen Knie, dem Lampenkabel, stieß ich den Anblick von mir weg. Sodass er irgendwie halb Erlebnis und halb Schatten blieb. Gleichzeitig wurde dieses Bild, dieser Moment mit Nounou zu meinem Eigentum, zu einem Teil meines tiefsten Inneren, zu meinem ganz persönlichen Geheimnis. Ich fürchtete mich davor, aber gleichzeitig liebte ich den Moment, weil er mir gehörte. Uns. Dieser letzte gemeinsame Augenblick. Als wäre ich Teil der Entscheidung gewesen, der Plan ein Wispern in meinem Ohr.

Dann überkam mich auf einmal die Eile, ich stolperte in meinen klitschnassen Socken nach unten, hinterließ eine Spur. Ich stieß auf Abbas Ghassem, den Koch, und erzählte ihm, was ich gesehen hatte. Er legte mir die Hand auf den Mund, bis ich schwieg. Dann ging er zum Küchentisch, flüsterte der Nanny etwas ins Ohr, die mitten im Stich über dem Kissen, das sie gerade nähte, erstarrte, bevor die beiden zu Elizabeths Zimmer stürzten und mich hinter sich herzogen.

Elizabeth erschien auf der Schwelle und schimpfte lauthals über die Störung. Ihre Hände waren voller grüner Farbe. Was malte sie da die ganze Zeit? Wir bekamen nie etwas davon zu Gesicht. Ich hielt mir die Ohren zu, während Abbas Ghassem redete und alle sich plötzlich dicht um mich drängten. Sie standen im Kreis, schrien und ruderten mit den Armen. Ich presste mir fest die Finger auf die harten Knubbel in den Ohren, bis ich das Blut in meinem Kopf rauschen hörte.

»Worauf wartet ihr Schwachköpfe denn noch? Los, zu ihr!«, schrie Elizabeth.

Sie sahen einander an und liefen gemeinsam los.

*

Das nächste, woran ich mich erinnere, ist, dass mein Gesicht gewaschen wurde. Ich lag auf Big Dogs Hundebett, eine zusammengelegte alte Decke in der Küchenecke. Big Dog leckte mich von oben bis unten ab. War ich ohnmächtig geworden? Ich rührte mich nicht. Der Hund leckte weiter, ich ließ ihm seinen ekligen Spaß. Seine Zunge war rau wie Sandpapier, sein warmer Speichel kühlte beim Verdunsten mein Gesicht. Abbas Ghassem kam mit einem Besen in die Küche, und Big Dog schoss in die entgegengesetzte Richtung davon. Der Koch stieß mich erst mit seinem Pantoffel an, dann mit dem Besen. Er ging zum Ofen, umgriff mit beiden Armen einen riesigen Metallkessel und hob ihn vom Feuer. Abbas Ghassem verbrannte sich nie.

»Das Abendessen ist fertig, Miss Sima. Zum Glück haben Sie geschlafen und konnten es nicht verderben. Zur Abwechslung.« Er kicherte und ging.

»Wo ist Nounou?«, rief ich. »Was ist mit ihr passiert?« Vielleicht hatte ich alles nur geträumt. Ich legte das Ohr auf den kalten, harten Fußboden.

*

Ein paar Tage später hörte ich zufällig, wie Abbas Ghassem im Gespräch mit dem kleinen armenischen Dienstmädchen die ganze Geschichte noch einmal wiederholte, als wäre Nounous Tod eine Fernsehserie, die sie beide schauten. Nachdem Elizabeth geschrien hatte, sie sollten zu ihr gehen, waren besagtes Dienstmädchen, der Koch, die Nanny und Elizabeth selbst in Nounous Zimmer gelaufen. Erst übersahen auch sie die Leiche, und Abbas Ghassem drohte, mich mit seinem Kochlöffel zu verdreschen, weil ich ihn wieder mal reingelegt hatte. »Und ich hätte jede Sekunde genossen«, sagte er jetzt. Aber dann war Elizabeth auf der anderen Seite des Bettes über Nounou gestolpert. Sie fiel über die Leiche und brach sich einen Fingernagel ab. Zwischen lauten Klagen über den Nagel wies sie die Nanny an, Nounou wiederzubeleben. »Na los, bring sie wieder zum Atmen. Schnell! Wofür bezahlen wir dich?«

Abbas Ghassem löste das Kabel von Nounous Hals und stellte die Lampe ordentlich auf den Tisch. Die Nanny pustete Nounou in den Mund. Nichts passierte, außer dass sie vor Anstrengung selbst fast ohnmächtig wurde. Wie Herzschläge, so heißt es, hat jeder nur eine begrenzte Anzahl von Atemzügen. Manche nutzen sie zum Reden, die Nanny nutzte sie, um Kinder zu maßregeln, ich nutzte sie, um mein Gehirn zu versorgen und meinen Klassenkameraden überlegen zu sein. »Pusten, Nanny, pusten«, riefen sie. Das kleine armenische Dienstmädchen, offenbar das Genie von den vieren, schlug vor, Doktor Borzadeh zu holen. »Gute Idee«, riefen die anderen.

Doktor Borzadeh mit dem dunklen, buschigen Schnurrbart, den glitzernden Augen und pinken Wangen kam auf dem Motorrad angefahren und lachte, als er sah, was sie mit Nounou gemacht hatten, nämlich sie mit dem Gesicht auf den Teppich zu legen und ihr so die Atemwege zu blockieren. »Tja, wenn sie nicht vorher schon tot war, dann habt spätestens ihr es fertiggebracht!« Damit sprang er wieder auf sein Motorrad und ließ die anderen mit ihren gegenseitigen Anschuldigungen zurück.

Als Nächstes riefen sie Daddy an. Normalerweise durfte Elizabeth ihn während der Arbeit nicht stören. Meinen Eltern war es überaus wichtig, dass ihre Privatsphäre von uns – und voneinander – respektiert wurde. Das war etwa zu der Zeit, als sie anfingen, in getrennten Zimmern zu schlafen, ein Arrangement, das mir erstrebenswert vorkam, sollte ich das Pech haben, jemals zu heiraten.

Als Daddy also ans Telefon ging, flüsterte er in dem Ton, den er anschlug, wenn er wütend war, Elizabeth sei eine nichtsnutzige Störenfriedin und habe keinen Respekt vor ihm und seiner Arbeit. Elizabeth legte abrupt auf und schwor, nie wieder ein Wort mit Daddy zu wechseln.

»Koch!«, sagte Daddy, als er zurückrief. »Was soll der Unsinn? Man könnte ja glauben, meine Mutter wäre gestorben! Was fällt ihr ein, einfach aufzulegen?«

»Ist es zu glauben, dass er es erraten hat?«, sagte Abbas Ghassem zu dem kleinen Dienstmädchen und versuchte sein Lächeln zurückzuhalten. »Da fragt man sich fast, ob das geplant war. Es passt einfach zu gut.« Das kleine Dienstmädchen kräuselte die Lippen. »Wundern würd's mich nicht. Diese Leute sind skrupellos.« Die beiden kicherten, und Abbas Ghassem ließ den Tag weiter Revue passieren. Elizabeth war nach oben gerannt und hatte sich in ihr Zimmer eingesperrt. Diese nichtsnutzige Schildkröte. Daddy kam nach Hause, das Gesicht wie zusammengenäht, und stampfte geradewegs in Nounous Zimmer. Eine Minute später, in der er sie unmöglich auch nur vom Boden hochgehoben haben konnte, kam er wieder herunter und setzte sich wie für ein paar geschäftliche Anrufe an den Telefontisch. Das Telefon war ein höchst wichtiger Apparat, es verlangte Ruhe, Gefasstheit und Distanz. Ein Instrument der Vermeidung für eine Aufgabe, die eigentlich nach Herz verlangte. Er führte ein Dutzend Gespräche und plante die Beerdigung für den nächsten Tag. Es war eine Frage des Stolzes, von einer Familie angerufen zu werden, wenn sie gerade am verletzlichsten war, und eine Beleidigung, wenn man davon ausgenommen wurde. Wer am häufigsten vom Hinscheiden anderer erfuhr, war besonders bewundernswert.

*

Ich lag im Hundebett und wackelte mit den Füßen. Sie waren trocken und steckten in riesigen Wollsocken. Waren das Elizabeths Socken?

Jetzt, da Nounou tot war, war ich wirklich und wahrhaftig allein. Meine Geschwister taten nichts zur Sache. Mein Vater liebte mich zwar, war aber immerzu beschäftigt. Meine Mutter hasste mich.

Ich schloss fest die Augen, presste sie zusammen, bis ich spürte, wie meine Lider in mein Gesicht gesogen wurden. Irgendwie fühlte sich das gut an. Wie die nassen Kleider an den Oberschenkeln. Eine Umarmung meiner Augen. Gleichzeitig zwickte ich den Po zusammen. Ich machte den Nacken steif, krümmte die Zehen in den kratzigen Socken. Damals fing ich mit all dem an. Ich weiß nicht, wie ich es erklären soll. Es war eine Reaktion. Es machte mich seltsamer und einsamer.

Während ich an diesem Tag so mit dem Rücken an die Wand gelehnt dasaß, dachte ich an die vergifteten Könige. Ich sah sie vor mir, wie sie einen Kelch mit in Wein gerührtem Gift leerten, als wäre es Sirup. So würde ich es auch machen, aber in der Gemütlichkeit meines eigenen Bettes. Nicht mit einem Kabel um den Hals, um dann auf dem Boden zusammenzubrechen. Nichts so Erniedrigendes.

Ich drückte noch ein bisschen die Augen zu.

Der Gedanke, dass Nounou Jun nicht glücklich sein könnte, war mir nie in den Sinn gekommen. Er war für mich überraschender als ihr Tod. Natürlich hatte sie sterben müssen, sie war alt. Menschen lebten nicht für immer. Das wusste ich. Aber getötet hatte sie ihre Traurigkeit, nicht ihr Alter. Darin bestand die Offenbarung. Ich war nicht zu jung, um mir Gedanken über das Unglück anderer Menschen zu machen. Ich wusste von Elizabeths Unglück, von dem meines Vaters, meinem eigenen. Aber Nounou? Sie war doch glücklich. Sie fütterte im Garten Vogelbabys aus dem eigenen Mund. Sie nähte Kleider für alle Mädchen der Familie. Sie sang Lieder auf Russisch, die nur sie verstand, und tanzte zu persischen Volksliedern. Was hatte Nounou gefehlt? Was war denn Glück, wie sah es aus, wenn nicht so wie bei Nounou? Brauchte es romantische Liebe, Berühmtheit, Einfluss? Nounou hatte nichts davon gehabt. War es nicht genug, nicht krank zu sein oder zu hungern? Reichte es nicht, ein Mensch zu sein, dessen materielle Bedürfnisse gestillt waren, der mit seinen Gedanken allein war und von dem nichts erwartet wurde? Offensichtlich nicht. In diesem Moment wusste ich, dass mein Leben in Gefahr schwebte. Bisher war meine Traurigkeit nur Kinderkram gewesen, von dem ich angenommen hatte, dass ich ihm einfach entwachsen würde.

Beim Abendessen waren wir still. Weil Daddy einen beruflichen Erfolg zu verzeichnen hatte, hatte der Koch sein Leibgericht zubereitet, Fesenjan, einen Festtagseintopf. Er servierte ihn trotz allem. Warum sollte man die elegante nussig süße Soße verderben lassen? Vielleicht gab es ja doch einen Grund zu feiern. Daddy war zur Abwechslung einmal früher zu Hause. Elizabeth lächelte, wie ich sie noch nie hatte lächeln sehen. Als spielte sie Gastgeberin für eine Mörderbande. »Bitte sehr, willkommen, nehmen Sie doch Platz, trinken Sie erst mal was, bitte töten Sie mich nicht«, sagte ihr Gesicht. Das Dienstmädchen und die Nanny hatten für ihre Tapferkeit den Abend frei bekommen, das war in unserem Haushalt noch nie vorgekommen. Nader schüttete sich Zam-Zam in den Eintopf und niemand protestierte. Shirin griff nach dem Schöpflöffel, füllte ihren Teller ein zweites und drittes Mal. Elizabeth beschimpfte sie nicht als fette Kuh.

Mir war nicht klar gewesen, dass man es mit einem Lampenkabel um den Hals hinkriegen konnte. Jeder findet wohl einen Weg. Der Mann ohne Lampe behilft sich mit einer Angelschnur. Die Frau ohne Gift schlitzt sich die Kehle auf. Der Körper bekommt, wonach er verlangt.

Bevor sich Daddy ans Tischende setzte, küsste er mich auf die Stirn. Ich wischte mir braune Soße von den Lippen. Ich musste ihm zeigen, dass ich stark war. Dass ich den Kuss verdient hatte. Dass die Tatsache, dass Nounou sich erdrosselt hatte, nichts war, womit man sich auf eine Art und Weise befassen musste, die über den üblichen Umgang unserer Familien mit Problemen hinausging. Dass ich, wie Nounou es mir geraten hatte, nachgeben konnte, wo es nicht drauf ankam.

Ich war sicher, dass Daddy seinen Freunden eine Lüge über ihre Todesursache aufgetischt hatte. *Ja, natürlich, sie ist ganz friedlich eingeschlafen. Ihr wisst ja, wie das in diesem Alter ist, irgendwann gibt der Körper den Geist auf.*

Das Telefon klingelte. Keiner hob ab.

»Ich geh schon«, flötete ich, bereit, meine töchterlichen Pflichten zu erfüllen, Daddy meinen Wert zu beweisen.

»Nein«, sagte Daddy. »Niemand geht ran.« Er stand auf, hob den Hörer des Plastiktelefons an und ließ ihn wieder auf die Gabel fallen. Dann zog er das Kabel aus der Wand und stieg allein die Stufen zum Dachboden hinauf.

*

In Nounous Zimmer war eine Familie von Wäschern zugange. Was machte Daddy immer noch da oben? Eine Stunde war es nun her, dass er uns am Esstisch hatte sitzen lassen. Sie waren gekommen, um sie zu waschen, die Leiche für das Begräbnis vorzubereiten. Die Familie bestand aus einem Mann, einer Frau und zwei erwachsenen Töchtern. Sie hatten ihre eigenen Eimer, Handtücher und Seife mitgebracht. Sie brauchten vier Stunden. Elizabeth bestand darauf, dass sie so schnell wie möglich wieder verschwanden.

Ich fragte mich, wie die Prozedur sich vom Baden eines lebenden Körpers unterschied. Ob Nounou sich kalt anfühlte, schon aufgebläht oder steif geworden war. Davon hatte ich gelesen. Wer würde ihren Po und ihre Brüste sauber machen? Und würde der Mann sich die Augen zuhalten, oder war das ein Moment, in dem man menschliches Fleisch einfach wie ein Ding betrachten konnte, ganz urteilsfrei?

Nounous Zimmer wusste nicht, dass sie tot war. Die großen Balken hingen noch immer an der Decke, die Tiere huschten in den Wänden umher und kratzten mit scharfen kleinen Klauen übers Holz. Warteten sie darauf, dass Nounou die Schublade aufmachte und sich die Hände eincremte? Dass sie trotz der Kälte die Fenster weit aufstieß? Was würden sie denken, wenn der Luftzug ausblieb?

Und was wurde aus den Vogelbabys?

Und was aus mir?

Am Esstisch kletterte Shirin auf Elizabeths Schoß. Shirin war die Einzige, die je auf ihrem Schoß saß. Selbst als Nader und ich noch Kleinkinder gewesen waren, war es die Aufgabe der Nanny, uns zu wärmen. Trotzdem kam es selten vor, ich hatte ihre beiden Körper seit Jahren nicht mehr miteinander verbunden gesehen. Als ob es die normalste Sache der Welt wäre, spielte Elizabeth, während sie ihren Wodka trank, mit Shirins Locken. Und doch meinte ich zu sehen, wie etwas in ihr vor Shirins Berührung zurückschreckte.

Die alten Geschichten, die traditionellen, die Nounou mir beigebracht hatte, besagten, dass sie für mindestens ein Jahr nicht gänzlich in der Welt der Toten akzeptiert werden würde. Sie würde unsere Kraft und Unterstützung brauchen, unser Gedenken, um dort anzukommen und vor bösen Geistern geschützt zu sein. Auf diese Weise bringt der Tod Familien näher zusammen.

Hier, in diesem neuen und leeren Land, richte ich mich plötzlich auf. Wie lange bin ich schon hier? Ich sitze am Rand eines mir unbekannten Teichs und ordne Blätter nach Größe. Und dann noch einmal nach Farbe. Und dann noch einmal nach Schönheit. Mir bleibt hier nichts als Zeit. Hat Nounou das gemeint, als sie sagte: »Man braucht seine Familie. Im Leben und im Tod«?

»Sollten wir nicht eigentlich fasten?«, fragte ich Elizabeth und Shirin. »Beten? Braucht sie nicht unsere Hilfe?«

Hält mich meine Familie fest, schenken sie mir ihre Kraft? Ist dieses Dazwischen ihr Werk? Dieses Land ist nicht mein endgültiges Zuhause. Kurz vor meinem Tod habe ich Bita, Teymour und auch Shirin an meinem Bett gesehen. Ihre Gesichter. Lässt sie mich jetzt im Stich, meine Familie?

Elizabeth quittierte meine Frage damals mit einem finsteren Blick. »Wir folgen diesen alten Bräuchen nicht.« Sie schnipste mit dem Finger, und Abbas Ghassem erschien, um den Tisch abzuräumen. »Ich geh in mein Zimmer«, sagte ich. Stattdessen stieg ich hinauf auf den Dachboden, wohl wissend, welche Holzstufen ich auslassen musste, um nicht gehört zu werden. Der Mann, der Vater, stand draußen vor Nounous Tür. Totes Fleisch blieb immer noch Fleisch.

In der hinteren Ecke von Nounous Zimmer packten die Frauen gerade ihre Ausrüstung zusammen, Daddy sah zu. Ich hatte erwartet, dass sie irgendwie anders aussehen würden als normale Leute, hoch aufgeschossen, mit einer komischen Statur, durchscheinender Haut. Aber sie waren ganz normal. Nur alle gleich angezogen, schlichte braune Kleider ohne Knöpfe. Ich dachte, dass ihnen die Hemden doch von den Schultern rutschen müssten.

Weiße Handtücher steckten in Eimern, ich sah nicht nach, ob Nounou sie schmutzig gemacht hatte. Auf dem Boden lagen Flaschen mit einer durchsichtigen Flüssigkeit. Bürsten in verschiedenen Größen und Formen, Kämme, unbekannte Metallgerätschaften. Manche Familien führten dieses Ritual selbst aus, wir waren dafür zu modern.

Nounou hatte mir beigebracht, dass ihre Seele nach ihrem Tod noch drei Tage lang in der Nähe der Familie verweilen würde, bevor sie sich auf die Reise machte. Ich fragte mich, wo sie wohl war. Nounou, ihr Körper, lag in weiße Tücher gehüllt auf dem Bett, nur der Kopf ragte heraus. Im Zimmer roch es nach einem Frauenparfüm und Gras. Auf den beiden Nachttischen brannten Kerzen. Die Lampe war aus.

An die drei Tage, die ich verweilt habe, erinnere ich mich nicht.

Daddy unterhielt sich jetzt mit den Wäscherinnen. Er reichte der Mutter einen Stapel Geldscheine. Sie lehnte ab. Daddy hielt ihr das Geld immer wieder hin, und irgendwann faltete er den Stapel und steckte ihn ihr in die Manteltasche. Er gab ihr auch das schwarze Kleid, das Nounou getragen hatte. Die Mutter verneigte sich, und die Familie ging.

Ich hatte Daddy noch nie weinen sehen. War jetzt der Moment gekommen? Ich schloss die Augen, sah aber nur das Leuchten meines Blutes. Ich presste die Lider aufeinander, bis es wehtat.

»Ich weiß, dass du da bist«, knurrte Daddy.

Ich trat aus dem Badezimmer.

»Setz dich«, sagte er.

Ich setzte mich auf Nounous Bett, neben ihre Füße, die sacht auf und ab wiegten.

»Doch nicht da, Dummerchen.« Seine Stimme klang trotz allem liebevoll.

»Entschuldigung.«

Ich setzte mich stattdessen auf den Korbstuhl in der Ecke. Daddy nahm daneben Platz. Seine Arme, die Art, wie sie aufeinanderlagen, erinnerten mich an dick geschnittene Brotscheiben.

»Hier.« Er reichte mir einen kleinen blauen Stein mit einem eingravierten Schriftzug. »Leg ihr den unter die Zunge.«

Ich beugte mich über sie. Ich roch Campher, wie Mottenkugeln, aber holziger. Auf ihrer Brust lag ihr kleiner roter Koran, und ich war erleichtert, dass Daddy die Rituale achtete. Ich schob ihren Mund auf, hob die Zunge an. Sie war noch feucht und weich, wie etwas, das man im Garten findet. Ihre Augen waren mit weißem Stoff bedeckt. Ich fragte mich, ob sie überhaupt irgendetwas sehen konnte. Ich tat, was mein Vater mir aufgetragen hatte, und setzte mich wieder.

»Hör jetzt gut zu«, sagte er. »Du bist die Klügste. Ich erzähle es dir einmal. Ich werde es nicht wiederholen. Du darfst mit niemandem darüber reden, auch nicht mit deiner

Mutter. Hast du verstanden? Einer von euch muss es wissen, ich werde nicht ewig hier sein.«

Ich nickte. Schaute auf die Lampe.

»Dein Urgroßvater, der Große Anführer oder der Große Krieger, als den sie ihn betrachten.« Daddy sprach in gedämpftem Ton. »Er war nicht für alle ein großer Held. Er hat die Männer in meinem Dorf getötet. Hat ihre ausgestopften Köpfe dem König übergeben. Der Mann hat ein doppeltes Spiel gespielt, war ein heimlicher Königsfreund. Kein großer Anführer.« Er stieß ein wütendes Lachen aus. »Dein Urgroßvater war ein Schurke und ein Mörder. Wie alle Mächtigen.«

»Das darfst du nicht sagen«, erwiderte ich. »Der Große Krieger hat unser Land und unser Volk geliebt.«

»Jaja, das haben sie dir beigebracht. Nur wenige Leute kennen die Wahrheit. Sie steht in den Büchern, im Grunde sichtbar für alle, aber sie wird ignoriert. Sein Selbstmord sollte uns ablenken. Eines Tages wirst du es verstehen. Vertraue niemandem, der sich selbst als groß bezeichnet. Wenn er wirklich so großartig gewesen wäre, würden wir ihn einfach Babak nennen«, sagte er.

»Wenn das stimmt«, sagte ich, »warum hat er dann nicht auch dich getötet? Du lebst doch noch.«

»Weißt du, wen er getötet hat?«

»Nein.«

»Meinen Vater. Er war beliebt, also haben sie ihn ermordet.«

Als ich einatmete, roch ich den Campher nicht mehr, obwohl ich wusste, dass er noch da war. Daddy hatte also eine Nachkommin des Mörders seines Vaters geheiratet.

Daddy starrte aus dem Fenster. »Glaubst du, meine Mutter hat in Schande gelebt, weil ich deine Mutter geheiratet habe? Ich würde sagen, sie hat triumphiert. Wer hat am Ende wen besiegt? Sie war gesund, gut versorgt. Hat sie dir das nicht immer gesagt?« Ich beobachtete, wie sich Daddys Gesicht verzerrte. »Hat sie dir nicht Lieder vorgesungen und dir nähen beigebracht?« Er sah mich mit hungrigen Augen an.

Du glaubst dir selbst nicht, wollte ich sagen und schwieg.

Er stand auf. »Das werde ich ihr nie verzeihen.«

»Sie war glücklich«, sagte ich. Als würde ich behaupten, Schwarz sei Weiß.

»Gut. So sagen wir es. Es gab keinen Unfrieden. Vergiss nicht, dass sie ein schwaches Herz hatte.« Er drehte sich zu Nounou um. »Mach das Fenster auf und lass ein bisschen frische Luft rein, bevor du gehst«, sagte er und zog das Kabel der Nachttischlampe aus der Steckdose, genau wie beim Telefon, und trug sie unter seinem Arm zur Tür hinaus.

Als er weg war, stellte ich mich ans Bett. Ich musterte sie, wartete darauf, dass sie sich bewegen, sich aufsetzen und mir wie immer eine Geschichte erzählen würde. Was hatte das Leben für einen Sinn, wenn es eines Tages einfach endete? Ich stupste sie an. Nicht einmal reden kannst du mehr mit mir. Ich stupste noch einmal. Sie bewegte sich nur durch meine Kraft. »Sag was«, forderte ich. Ich schlug ihr auf den Kopf. Auf den Mund.

Sollte nicht ihre Seele irgendwo herumschweben? »Wo bist du, Nounou?«, fragte ich. »Ich weiß, dass du hier bist.« Ich sah hinauf in die Dachsparren.

Ich erwartete Rauch über meinem Kopf, der ihre Form annahm, sich mit einem langen Schweif durch den Raum schlängelte. Ich wollte, dass sie mich auf die Probe stellte, mir mit einem Lächeln, mit ihren großen schwarzen Zahnlücken, offenbarte, dass sie sich selbstverständlich aufgrund dieses Grauens umgebracht hatte und ich sie verteidigen müsste. Der Welt davon erzählen.

Aber sie kam nicht. »Ich geb dir Sonnenblumenkerne.

Ich geb dir alles«, sagte ich zum Dach. Nichts. Die Kerzen auf den beiden Nachttischen flackerten. Wie hätte sie mich lieben können, wenn in mir das Blut eines Mörders floss? Wie könnte mich irgendjemand lieben?

BITA

»In der Aufmachung kannst du nicht auf eine Trauerfeier. Das ist eine Beleidigung«, sagte Auntie Shirin.

»Ich dachte, wir hassen die Frau?«

»Spielt keine Rolle. Es gibt Regeln.«

Meine Klamotten lagen verstreut auf dem Boden im Wohnzimmer, das mir als Schlafzimmer diente, seit ich Shirin mein Bett überlassen hatte. Ich hatte keine Wahl – hätte ich es nicht getan, hätte sie meiner ganzen Familie erzählt, ich würde sie wie Dreck behandeln, so wie amerikanische Erwachsene das mit ihren Eltern taten.

»Auntie, ich weiß überhaupt nicht, wie ich mit diesen Iranern reden soll.«

»Diese Iraner sind Menschen. Du redest mit ihnen wie ein Mensch.«

»Sag mir das nächste Mal ein bisschen früher Bescheid.« Ich warf den magentafarbenen Pullover, den sie abgelehnt hatte, beiseite. Er landete halb auf dem Couchtisch und glitt wie eine Wasserlache zu Boden.

Auntie Shirin warf einen kurzen Blick auf den Pullover. »Ernsthaft, Bita?«

Ich zuckte mit den Schultern. Die Zwanziger sind nicht die Zeit für Ordnung und Sauberkeit. Sie sind die Zeit für Chaos, Abenteuer und Nahtoderfahrungen. Ich hatte noch einen weiten Weg vor mir. »Was trägt man denn dann? Schwarz?«

»Du musst aussehen wie der Tod, aber chic. Hast du keinen schwarzen Hosenanzug? Was stimmt denn nicht mit dir?«, sagte sie, ging zurück in mein Zimmer und knallte die Tür zu. »In einer halben Stunde müssen wir los. Hopphopp«, rief sie von hinter der Wand.

Schwarzer Hosenanzug. Ich hatte den dunkelblauen, den ich für mögliche Vorstellungsgespräche in Kanzleien angeschafft hatte, bisher ausschließlich in der Umkleidekabine von Brooks Brothers getragen. Ich zog ihn aus dem Schrank im Flur und befreite ihn aus der Nylonhülle.

Eine halbe Stunde später kam Shirin zurück, drehte ihre große Cat-Eye-Sonnenbrille zwischen den Fingern, das Gesicht voll Make-up – weißer Puder, schwarze Wimperntusche, rote Lippen –, und mit einer Frisur wie ein Filmstar. Wann hatte sie Zeit für den Lockenstab gefunden? Vor einer halben Stunde hatten ihre Haare noch völlig anders ausgesehen. Ich starrte sie an. Ich war immer wieder überwältigt von ihrer Schönheit, von diesen dunklen Augen und all dem glänzenden Haar. Sie sorgte dafür, dass ihre Haarfarbe im Licht nie auch nur den Anflug eines Rotstichs bekam, weil sie das mit billigen, dämlichen Rezeptionistinnen assoziierte.

Shirin grinste. »Du siehst aus wie eine Bankangestellte.«

»Halt die Klappe, Auntie.«

»Hab ich dir nie beigebracht, wie man einen Hosenanzug trägt?«

Ich musterte ihr Outfit. »So würde mich keine Kanzlei einstellen, Auntie. In welcher Welt ist das passend für eine Beerdigung?«, fragte ich. Shirin trug einen eng anliegenden Blazer mit Goldknöpfen, die über der Brust kaum schlossen, ein Madonna-Bustier, Bleistiftrock, transparente schwarze Strümpfe und hochhackige Louboutins.

»So zeige ich meinen Respekt. Dein Look sagt: ›Ich komme gerade von der Arbeit bei der Bank und habe mir nicht einmal die Mühe gemacht, mir das Gesicht zu waschen.‹«

Trotz ihrer Kommentare war ich erleichtert über Shirins Aufmachung. Sie gab mir das Gefühl, dass die Welt in Ordnung war. Shirin wachte morgens auf, verbrachte zwei Stunden vor dem Spiegel, begutachtete Poren, versprühte Haarspray. Einen ähnlichen Trost verschaffte mir der Anblick hundert Jahre alter Fotos von gut gekleideten Menschen, mit ihren Wollanzügen und steifen Hüten, in Lederschuhen mit harten Sohlen. Das weckte mein Vertrauen. Mir fiel ein, dass es mir mit Jamie ähnlich ging. Anfangs war mir ihre Gegenwart unangenehm gewesen, aber irgendwann hatte ich das Gefühl, darauf angewiesen zu sein – auf ihre sorgfältigen Outfits, den Aufwand.

»Die Leute werden dich nach deiner Kleidung beurteilen. Köpfchen zählt da nicht. Komm, lass dir helfen.« Shirin stellte sich vor mich, öffnete die obersten Knöpfe meines Blazers und schlug den Kragen nach außen, um meinen Hals zu entblößen. Krempelte die Ärmel um. »Moment.« Sie ging zurück in ihr Zimmer und kam mit einem Rock zurück, der so kurz war, dass er mehr einem breiten Gürtel glich. »Zieh das aus und das an.« Sie drückte ihn mir in die Hand. »Trag die Lederstiefeletten. Du bist jung, hast keine Krampfadern, du brauchst keine Strümpfe.«

Ich dachte an die Strumpfnähte, die sich Frauen früher mit Augenbrauenstift auf die Waden gemalt hatten. Gleichzeitig sexy und herzzerreißend. Ich hatte keine Lust zu streiten, also ließ ich die Anzughose auf den Boden gleiten.

Shirin schlang mir noch eine Goldkette zweimal um den Hals, machte einen Schritt zurück und lächelte mit verschränkten Armen über ihr Werk. Ich fühlte mich leicht stranguliert. »Na also. Jetzt siehst du trauertauglich aus. Let's vamos!«, sagte sie lachend. Kopf und Hüfte in dieselbe Richtung geneigt betrachtete ich mich im Spiegel. Ich sah aus wie ein nerdiges Callgirl.

Die Trauerfeier fand in einem französischen Bistro in der Upper East Side statt.

»Wer hält denn eine Beerdigung in einem Restaurant ab?«, fragte ich.

»Was hast du denn erwartet? Perser eben«, sagte sie.

Wir setzten uns ins Taxi. Ich hatte sie auch mein Make-up machen lassen, und es war ein komisches Gefühl, sich clubfertig gekleidet auf den Weg zu einer Toten zu machen.

»Kommt noch jemand, den du kennst?«, fragte ich.

»Es ging kein Doodle rum, Bita«, sagte Auntie Shirin mit einem genervten Ton, den ich angesichts der Umstände etwas ungerecht fand. »Die sind wahrscheinlich alle alt genug für ihre eigene Beerdigung. Deine liebe Tante will nur Eindruck machen, was ganz von selbst passieren wird, und mit Ali Lufti sprechen. Angeblich bleibt er eher für sich, hat mehr Kontakt zu Amerikanern. Die gehen wahrscheinlich toleranter mit seiner Herkunft um, oder sie tun zumindest so – Amerikaner gestehen ihre demokratischen Defizite nur ungern ein.«

»Weiß Maman Elizabeth, dass wir da hingehen?«

Auntie Shirin lachte. »Machst du Witze? Die hält sich anscheinend kaum mehr auf den Beinen. Ihre Waschmaschine ist kaputt, sie wäscht in der Badewanne.«

»Warum lässt sie sie nicht reparieren?«

»Das Alter? Kummer? Wer weiß? Kein Geld? Aber von mir will sie nichts annehmen.«

»Mh. Warum kommt Mo nicht mit?«

»Schluss jetzt mit dem Verhör, Bita. Sonst sind wir erschöpft, bevor wir überhaupt da sind. Spar dir die Energie. Normalerweise spreche ich vor einer großen Party zwei Stunden lang nicht. Bei Beerdigungen drei, weil da noch mehr geredet wird. Man kann nicht tanzen, sich betrinken oder jemanden abwimmeln, zumindest nicht, ohne schäbig zu wirken. Wenn ich mal sterbe, musst du dafür sorgen, dass alle unglücklich sind. Dieser amerikanische Unsinn, von wegen, eine Beerdigung soll ein Fest sein, kann mir gestohlen bleiben. Ich will, dass die Leute trauern, sich die Seele aus dem Leib heulen, sich die Haare raufen, und falls ich in meinem Sarg noch was mitbekomme, dann will ich gefälligst kein Lachen hören. Die Leute sind wirklich unmöglich heutzutage. Ich will bittere Tränen, die Leute sollen sich vor mir niederwerfen. Okay, kein Wort mehr jetzt. Wir brauchen unsere Kraft.«

Sie trommelte mit den Fingernägeln gegen die Scheibe des Taxifahrers und zeigte auf ihre Zigarettenschachtel.

»Für dich alles, mein Engel«, sagte er über den Lautsprecher, den Blick in den Spiegel gerichtet.

Sie steckte sich grinsend eine an und blies den Rauch aus dem offenen Fenster.

Ich blickte aus meinem und lauschte dem Motor, bis wir hielten.

Shirin bezahlte den Fahrer vom Rücksitz aus. Er zwinkerte. Draußen zog sie ihren Blazer gerade und wischte mir mit dem Finger die Augenwinkel entlang. »Dein Lidstrich saß schief. Hab ich was zwischen den Zähnen?«

Ich schüttelte den Kopf ohne hinzusehen, und sie packte mich am Arm. »Komm mir nicht blöd. Das ist kein Spaß.«

»Du hast da ein bisschen unsichtbaren Spinat«, sagte ich und legte den Finger an ihre vorderen Schneidezähne. Sie fühlten sich schleimig an.

Sie schlug meine Hand weg.

*

An der Tür empfing uns ein alter Mann. Er war dünn, hatte eine imposante Nase, dichte weiße Augenbrauen und den Kopf voll grau melierter Locken. Er trug einen schwarzen Anzug mit einem goldenen Orden an der Brusttasche. Ich sah, dass er einmal sehr gut ausgesehen hatte. Er wusste das auch.

Ich lächelte, er lächelte mit funkelnden Augen zurück. Kräftige Zähne. Ich zupfte an meinem Rocksaum.

»Guten Tag«, sagte Auntie Shirin sanft und drückte seine Hand. »Mein Beileid. Wenn es nicht zu viele Umstände macht – wir gehören zu einer Freundin von Parvaneh Khanum. Unsere Mutter ist leider im Iran. Würden Sie uns zu unserem lieben Agha Ali Lufti bringen?«, sagte Shirin auf Persisch.

Der Mann nickte lächelnd. Sein Parfum duftete stark. Hatte er es sich über den Kopf geschüttet? »Shirin?«, sagte er. »Wie schön, dass du da bist.« Er sprach Englisch mit einem angenehmen beinahe-britischen Akzent.

Auntie Shirin wirkte überrascht. »Kennen wir uns?« Ich musste lachen, denn für einen Moment kam er mir tatsächlich bekannt vor, wie wenn einem jemand aus der Ferne zuzuwinken scheint, dann aber doch jemand anderen meint.

»Ach, du siehst nur genau aus wie eine Shirin, die ich kenne«, sagte er. »Bitte, setzt euch. Die Zeremonie fängt gerade an. Agha Lufti kann euch danach empfangen. Bitte …« Er wies mit dem Arm auf eine leere Stuhlreihe.

»Komm«, forderte mich Auntie Shirin auf. Sie neigte den Kopf vor dem Mann.

Als wir saßen, sagte Shirin: »So ein Creep. Hast du das gerochen? Das war kein Beerdigungsduft – eher ein *Couchez-avec-moi*-Duft.«

»Hör auf. Der war doch nett.«

»Wahrscheinlich meint er, ich bin hier, um mich an Ali Lufti ranzumachen, armer alter Bastard. Wie ich dir gesagt hab, Bita, jetzt kommen alle aus ihren Löchern gekrochen.«

Im überschaubaren Essbereich standen die mit frischen weißen Tüchern bedeckten Tische an den Wänden. Getränke und Speisen schwitzten, trennten sich, welkten. Als

Kellner verkleidete Künstler in schwarzen Anzügen und weißen Hemden standen zwischen und hinter den Tischen. Die Sitzreihen standen vor einem Podium und einer Explosion aus riesigen weißen Blumengestecken, auf deren breiten Samtschleifen in geschwungenen weißen Lettern Parvanehs Name prangte. Die »P«s hatten Schnörkel an den Enden. Alles sah ein bisschen nach Abschlussfeier aus.

Bis auf die letzten beiden Reihen waren alle Plätze besetzt. Wir setzten uns in die ansonsten leere letzte Reihe. Niemand wollte sich verstecken – oder zumindest nicht den Eindruck erwecken. Das Publikum war größtenteils alt, alle komplett in Schwarz. Ein paar Kinder. Ein noch sehr kleines in Weiß, für den falschen Anlass gekleidet, oder auch nicht, vielleicht müssen Kinder auf Beerdigungen weiß tragen, um sich, normalerweise noch weit vom Tod entfernt, abzuheben. Ein paar jüngere Frauen waren genauso herausgeputzt wie Shirin: roter Lippenstift, perfekt frisiertes Haar, Chanel-Täschchen mit gesteppten Ziernähten. Mehrere Männer hatten annähernd identische schwarze Lederjacken an, geschnitten wie ein Jackett, aber die meisten trugen normale schwarze Anzüge.

Shirin verdrehte die Augen. »Was sind das denn für Perser?«

In einer Ecke drängte sich eine ganze Schar von Nicht-Iranern wie in einem abgeschirmten Quarantänebereich, wobei unklar blieb, in welche Richtung die Ansteckung befürchtet wurde. Ich hatte das Gefühl, in beide. Sie waren gut gekleidet, aber anders: überknielange Kostüme, marineblaue doppelreihige Blazer mit Goldknöpfen, die Frauen blond, mit gerecktem Kinn, als wären sie alle mit den Kennedys verwandt. Im Gegensatz zu den Iranern, die sich lautstark unterhielten und einander feuchte, parfümgeschwängerte Lippenstiftküsse aufdrückten, bewegten sie sich keinen Millimeter. Saßen nur da, die schmalen Lippen straff, die Haut rosig, mit im Schoß gefalteten Händen, und fixierten das leere Podium, als würde jeden Augenblick jemand aus dem Nichts auftauchen und die Show beginnen.

Ich war seit Moms Tod nicht mehr auf einer Beerdigung gewesen. Sie hatte im kleinen Kreis bei uns zu Hause stattgefunden. Nicht einmal Maman Elizabeth war gekommen, sie war zu aufgewühlt gewesen. Niaz war mit ihr im Iran geblieben. Wo war Parvaneh? Ich sah Shirin an, die die gewaltigen weißen Blumenarrangements anstarrte, als würde ihr gerade Jesus in einer Wolke erscheinen – oder auch Mohammad, nur dass es von ihm kein Bild gab.

Ganz vorn stand ein winziger Greis und lächelte. Dann verflog sein Lächeln plötzlich. Er wachte auf, merkte, wo er sich befand, und taperte unter ein paar Lachern davon.

»Ich wusste, dass er das nicht ist«, flüsterte Shirin. »Mit so was hätte Mommy sich niemals eingelassen.«

»Wo ist denn die Leiche?«, flüsterte ich zurück.

Shirin kicherte. »Wir sind hier nicht auf dem Begräbnis, Bita. Das findet im Privaten statt und muss innerhalb eines Tages über die Bühne gehen. Ihr Körper frisst sich längst selbst auf. Hier stellen sich die Leute vorn hin und reden. Man muss sie nicht gekannt haben, um zu kommen. Es ist für die Öffentlichkeit. Für die Show.« Shirin sah sich weiter um, reckte den Hals, rutschte auf dem Stuhl herum, wie um die Leute zu animieren, sie anzustarren, zu begaffen und zu bewundern, aber niemand schluckte den Köder. »Ich bin von diesen Leuten überhaupt nicht angetan«, sagte sie.

Jetzt trat der lockige Mann vom Eingang aufs Podium. Er dankte allen für die Anteilnahme, Parvaneh wäre von der großen Zahl der Anwesenden bewegt gewesen.

Auntie Shirin zog den Mund schief. »Bastard.«

Wir quälten uns durch ein gutes Dutzend Redner. Zuerst lasen Erwachsene in meinem Alter, die Enkel, von gefalteten Ausdrucken ab.

»Maman Pari war der selbstloseste Mensch, den ich kenne. Nie hat sie mich um irgendetwas gebeten. Sie hat immer nur gegeben.« Oder: »Oh, ihre Kochkünste, nur beim Gedanken daran läuft mir schon das Wasser im Mund zusammen.« Oder: »Zu meinem sechzehnten Geburtstag hat sie mir ihr liebstes Rubinhalsband geschenkt.« Lauter so Schwachsinn. Entweder es stimmte, was die Verstorbene erbärmlich aussehen ließ, oder, was wahrscheinlicher war, es stimmte nicht, und sie waren Lügnerinnen und erhielten nur den Mythos aufrecht, den Parvaneh um sich geschaffen hatte. Sie gaben vor, einer alten Frau zu huldigen, während sie in Wirklichkeit versuchten, unser Mitleid zu erregen.

Dann hielten die Gleichaltrigen ganz offensichtlich unvorbereitete Reden, aber diese Frauen hatten Erfahrung mit Trauerfeiern. Sie hatten das inzwischen im Blut: ein »Da sind wir also wieder« inmitten blumiger Tränenströme. Eine Frau mit dicken Beinen und einem bunten Seidenhalstuch ergänzte, Parvaneh und sie hätten zum Zeitpunkt ihres Todes keinen Kontakt mehr gehabt. Sie zupfte an ihrem Tuch. Parvaneh habe sie hintergangen, sie nicht zu einem Fest eingeladen, aber das sei jetzt alles vergeben, und sie sei sich sicher, dass Parvaneh sich wünschte, sie hätte ihre älteste Freundin nicht außen vor gelassen. Aber manchmal sei es eben zu spät, wie jetzt für Parvaneh. Gemurmel im Saal. »Ist das der richtige Zeitpunkt, um alte Rechnungen zu begleichen?«, hörte ich irgendwo. Ein Enkel, der mit seinem zurückgegelten Haar aussah wie Mo, schlich sich nach vorn und zupfte am Halstuch der Rednerin, bis sie mit einem aufgesetzten Lächeln wegtrottete.

Danach meldete sich noch eine ganze Reihe weiterer alter Frauen zu Wort, die alle eher hungrig als traurig aussahen und auf dem Weg zum Podium verstohlene Blicke auf das Buffet warfen, enttäuscht und entrückt, und so nah am Mikrofon sprachen, dass man jeden verschleimten

Atemzug hörte. »Wir *vermieeeessen dich*, Pari Jun, wir *vermieeeessen* dich.« Es war alles schlecht gespielt. Vielleicht ließ aber auch das gute Schauspiel in den Kinofilmen das echte Leben schlecht gemacht wirken. So war es auch nach Moms Tod gewesen, selbst auf ihrer winzigen Trauerfeier. Shirin hatte ihre Rede von einem zusammengefalteten Blatt abgelesen, hölzern wie nie zuvor.

Es wurde immer heißer im Raum. Geraschel und Unbehagen machten sich breit. Alte Leute tuschelten wie Teenager. Das Ganze dauerte jetzt schon so lange, dass sie vermutlich alle an ihren eigenen Tod dachten.

Als ich kurz davor war, auf die Toilette zu flüchten und mich zu verstecken, bis es vorbei war, trat wieder Ali Lufti ans Mikrofon.

»Am Boden zerstört sieht er nicht gerade aus«, flüsterte Shirin. »Überraschung. Deshalb ist es so wichtig, dass der Mann zuerst stirbt. Vergiss das nie.« Sie kniff mich in die Seite.

»Au!«, flüsterte ich. Am liebsten hätte ich mir die Kette vom Hals gewickelt und sie nach ihr geworfen. »Ich bin sicher, er ist traurig, Auntie. Er will nur nicht vor seinen ganzen Bekannten in Tränen ausbrechen.«

»Vielen herzlichen Dank«, sagte er mit Blick in die Reihen. »Danke, danke. Mir fehlen die Worte. Es ist schwer für mich. Wir werden sie natürlich alle vermissen. Wir sind zutiefst erschüttert, aber auch voller Demut. Be-salamat.« Damit verneigte er sich und verließ das Podium.

»Das war's?«, fragte Shirin. Alles stand auf und stellte sich am Buffet an.

»Ich sterbe ganz sicher nicht als Erste«, sagte Shirin.

»Angeblich isst man hier sonst ganz hervorragend«, sagte ein Mann zu einer Frau, als sie Arm in Arm vorbeigingen. »Hoffen wir mal, dass es das normale Angebot gibt und nicht irgendein knauseriges Beerdigungsbuffet.«

»Psssscht«, zischte die Frau. »Wir haben uns jetzt jedenfalls ein vernünftiges Essen verdient. Keine Sorge, der Laden hat einen Ruf zu verlieren.«

»Denk nicht mal dran, Bita.« Shirin stieß mich an. »Wir sind nicht zum Essen hier. Wir reden mit ihm und gehen.«

»Komm schon, Auntie, ich könnte eine Kleinigkeit vertragen«, sagte ich.

»Wenn ich diesen Leuten zusehen muss, wie sie ihre kalten Nudeln kauen, wird mir schlecht.« Sie packte mich an der Hand. Ali Lufti unterhielt sich gerade mit ein paar Männern. Als sie uns kommen sahen, traten sie gemeinsam einen Schritt zurück wie eine Tanztruppe. »Bitte, gesellen Sie sich ruhig zu uns«, sagte einer. Die anderen fielen ins Geplänkel mit ein: »Lassen Sie sich von uns gar nicht stören. Wir sind Nobodys. Nur ein paar alte Knacker. Nullnummern.«

Ihr Gerede war mir peinlich. Was sollte das?

»Siehst du«, flüsterte Shirin. »Die wissen nicht mal, wer ich bin. Halten mich für eine Gespielin. Oder vielleicht auch dich, weil du so sexy aussiehst.«

»Psssch t…«, sagte ich.

»Bleiben Sie nur«, sagte sie zu den alten Männern, ein Hauch Koketterie in der Stimme. »Es dauert nicht lange.«

Die Männer wirkten enttäuscht, kamen dann aber näher.

Jetzt drehte sie den Kopf und schlug einen anderen Ton an. »Agha Lufti. Noch einmal mein Beileid.« Sie nickte langsam und feierlich. Ich hatte sie schon in Houston so erlebt, im Gespräch mit einem Freund von Baba Roshani. Aber dann setzte sie wieder ein Lächeln auf, ließ ihr wahres Ich durchblitzen. Shirin, über alle Regeln erhaben. Sie zog die Augenbrauen hoch, legte den Kopf schief. »Sie. Ich kenne Sie, Agha.« Sie benutzte die formale Anrede, zeigte aber auf ihn. Ich betrachtete ihren schwebenden Finger. »Sie kannten meine Mutter, als Sie noch ein Junge waren.«

Der Mann lächelte. »Ja. Hallo, Shirin. Du bist noch reizender als auf den Bildern.«

Shirin kniff die Augen zusammen. »Was für Bilder?«

»Deine Mutter hat mir über die Jahre einige geschickt.«

Shirin verschränkte die Arme. »Ach? Kann ich mir nicht vorstellen. Warum sollte sie das tun, diese nutzlose …«

»Und du musst Simas Tochter sein. Armes Kind. Ihr Leben war zu kurz. Du bist so schön wie sie. Komm, komm.«

Ich machte einen Schritt auf den Mann zu. Zum ersten Mal war ich froh um das unseriöse Outfit, das Shirin mir ausgesucht hatte, die baumelnde Halskette. Ali Lufti zog mich an sich.

»Vor langer, langer Zeit«, setzte er an und deutete in eine imaginäre Ferne, in der sich, als ich mich umdrehte, der Lüftungsschacht an der Decke befand. Ich versuchte, mich sanft zu entwinden. Shirin warf mir einen finsteren Blick zu, also hielt ich inne und ließ mich weiter umarmen.

»Weißt du«, fuhr er fort und schmatzte mit den Lippen. »Ich war ein enger Freund deiner Großmutter. Sie war eine Prinzessin, und ich war ein Student.« Er sah Shirin an und wandte sich dann wieder an seinen Männerzirkel. »Meine Herren, das ist die Familie von Said Roshani und Elizabeth Valiat.«

»*Valiat*?«, wiederholte einer der weißhaarigsten Männer mit einem grausamen Lächeln. »Aber doch nicht die Nachfahren des Großen Kriegers?« Er lachte.

»Oh, nicht das schon wieder«, sagte Ali Lufti.

»Großer Mörder trifft es wohl eher«, sagte ein anderer Mann, dunkel mit einer runden Schildpattbrille.

»Entschuldigen Sie, Khanum«, sagte der erste Mann lächelnd zu Shirin. »Wenn man auf einer Beerdigung nicht die Wahrheit sagen darf …«

»Aber, aber! Hamid. Diese alten Geschichten sind doch

längst passé. Wie kannst du vor diesen schönen Damen so schamlos sein«, sagte Ali Lufti. »Wir haben ihm viel zu verdanken. Habt ihr das schon vergessen?«

»Ja, wenn man aus der richtigen Familie stammt. Ich bitte dich, Ali. Das kann nicht dein Ernst sein. Entschuldige, aber wie konntest du dich als junger Idealist, mit einem Fuß in der Revolution, diesem maskierten Bösen anbiedern? Schlimm genug, dass du für sie gearbeitet hast.«

»Jetzt lass ihn«, sagte ein anderer, stämmiger als der Rest. »Das ist nicht der Moment dafür.« Er zog sich an der Gürtelschnalle die Hose hoch.

Ali Lufti sah Shirin an. Holte tief Luft. »Beachte sie einfach nicht. Hör zu.« Er kam auf uns zu, wir wichen ein Stück zurück. Mit weicher Stimme und einem Blick in Shirins Augen sagte er: »Warum kommst du nicht einfach ein anderes Mal mit deiner Nichte auf einen Tee vorbei? Das wäre besser für alle. Dann können wir reden. Aber danke, dass ihr da wart, meine Liebe.« Er umschloss ihre Hände mit seinen. »Möge die Erinnerung an meine liebe Parvaneh in euch weiterleben, wie in uns allen.« Er senkte den Kopf und küsste Shirins Hände.

Shirin lächelte, aber ein neuer Ausdruck lag in ihrem Gesicht – eine Mischung aus Wut und Verwirrung, und etwas, das ich nicht lesen konnte, vielleicht eine Empfindung, die ich noch nie bei ihr gesehen hatte. Dankbarkeit? »Wir kommen sehr gern.«

Ali drehte sich zu seinen Freunden um, klopfte ihnen auf die Schultern und sagte, lauter jetzt: »Ich bin am Verhungern. Holen wir uns ein Eis!« Dann sah er wieder mich an. »Das musst du unbedingt noch probieren, bevor ihr geht«, sagte er und lächelte. Ein Narr mit einer Schwäche für Nachtisch. Ich lächelte höflich.

Als wir im Taxi zurück nach Downtown saßen, merkte ich, wie ich immer wieder lange die Luft anhielt. Shirin hatte sich eine Zigarette angezündet, ohne an die milchige Plastikscheibe zur Fahrerkabine zu klopfen. Der Fahrer drehte sich um, während er aufs Gaspedal trat, und schrie: »Ma'am, was zur Hölle?«

Wir machten einen Satz nach vorn.

»Willst du mein Geld oder nicht? Ich zahl dir das Doppelte.«

Er atmete aus. »Wie Sie wünschen.«

»Shirin«, sagte ich über das wütende Hupen des Taxifahrers hinweg. »Über was haben die da geredet?«

»Nichts«, sagte Shirin. »Schon mal was von Neid gehört? Stammen allesamt von Nobodys ab, hast sie doch gehört. Sie können es nicht ertragen, wenn jemand um sie herum eine echte Geschichte hat. Welcher große Mann hat denn niemanden getötet? Wen auch immer der Große Krieger umgebracht hat, ich bin mir sicher, er hatte einen ausgezeichneten Grund.«

»Dann hat er also wirklich getötet?«

Shirin zuckte mit den Schultern. »Vermutlich.«

»Dann sind wir also die Nachkommen eines Mörders? Und von ihm, von diesem Mörder, stammt unser Reichtum?«

»Damals war das Leben komplizierter, Bita. Jetzt tu nicht so überrascht. Hätte ich diese Trauerfeier ausgerichtet, hätte es heute Kaviar gegeben, eisgekühlten Wodka, was das Herz begehrt. Insgeheim waren sie beeindruckt von mir, diese Typen, das weiß ich. Warte nur, bis sie ihren Frauen von mir erzählen. Und ihren Chefs. Eis im Winter, ist das zu fassen?«

NIAZ

Auch wenn einige mich vielleicht für tapfer oder selbstbewusst hielten, war ich insgeheim immer das verlassene Kind.

An der Uni hatte ich noch weniger Freunde als vorher. Die anderen Mädchen würdigten mich keines Blickes. Bemerkt wurde ich nur von den Männern. Deshalb mochte ich sie lieber.

In meiner Arbeitsgruppe Chemie war ein Typ namens Morteza. Er war das Gegenteil von Kian. Ich lernte mit der Zeit, dass viele Menschen sich ihren neuen Partner in Gedanken an den vorherigen aussuchten, eine Reaktion, ein schwingendes Pendel, vielleicht der Versuch, zu vergessen und gleichzeitig nicht zu vergessen. Während Kian weich, geschmeidig und hell gewesen war, war Morteza dunkel, gedrungen, gebaut wie ein Stier. Er hatte dichte Augenbrauen und ein eckiges Kinn, die Beine eines Kugelstoßers.

Männer und Frauen wurden in separaten Räumen unterrichtet, später besetzten sie verschiedene Reihen im Hörsaal. Aber wir verabredeten uns zu Lerngruppen. Eine einfache Gelegenheit zum Flirten. Eltern und Aufsichtspersonen kauften uns die Geschichte größtenteils ab oder nahmen es nicht so genau und überließen uns ihre Häuser für diese Rituale. Die zu vergebenden Rollen waren ein Protokollant, ein Ersatzlehrer, ein Fragesteller und ein paar Statisten, die Antworten gaben. Aber sobald die Mütter den Raum verließen, begannen die Schüler zu zwinkern und zu zwicken, zu kitzeln und zu stupsen. Und zu knutschen.

Irgendwie wurde ich zu einer dieser Gruppen eingeladen, sicher nicht von einem der Mädchen. Vielleicht von Morteza. Ich hatte einmal seinen Blick auf dem Hauptplatz des Campus erwidert. Ich saß auf einer Bank und las. Im Gegensatz zu den ganzen anderen Mädchen, die sich unterhielten und lachten, war ich allein. Er trank seinen Tee und beobachtete mich. Keine Ahnung, wie lange schon. Als ich es bemerkte, beobachtete ich ihn zurück.

»Jedes beliebige Gefühl lässt sich künstlich erzeugen«, sagte Morteza jetzt. Er saß mir an einem Tisch gegenüber, unsere Chemiebücher aufgeschlagen zwischen uns. »Wenn du traurig bist oder deprimiert, nimm dieses Pulver. Wenn du nicht schlafen kannst, ein anderes. Gott würde es so wollen.« Wie kam er dazu, mir das zu erzählen? Konnte man nicht einfach ein bisschen allein rumsitzen?

Morteza studierte Chemie, um zu lernen, wie man MDMA herstellt. Seine Cousins in Miami tanzten auf Partys, die die ganze Nacht dauerten, und hatten ihm davon erzählt. »Man vergisst alles Schlechte und fühlt nur noch das Gute«, sagte er und faltete ein Blatt Papier auf, das über und über mit Formeln vollgekritzelt war, die ich nicht verstand, mit Pfeilen verbundene Moleküldiagramme.

»Ich will gar nichts fühlen«, sagte ich.

»Das glaub ich dir nicht«, sagte er. »Das hier wird dein Leben verändern, versprochen.«

Die Mädchen, alle mit blond gesträhnten Föhnfrisuren, dunkel umrandeten Lippen und messerscharf gezogenen Augenbrauen, beobachteten uns.

*

Auch wenn er noch nicht wusste, wie man die Drogen herstellte, wusste Morteza, mit dem großen Grinsen und den großen Versprechungen, wo man sie auftrieb.

Ein paar Studenten übernahmen eine leere Wohnung in

der Nähe der Schule. Alle Wände waren blau gestrichen. Es roch nach Farbe und Zigaretten und, wenn die Fenster offen waren, nach Abgasen. Wir hielten keine Lerntreffs unter den Augen neugieriger Mütter mehr ab. Zu Hause erzählten wir, die Wohnung gehöre Homas Familie, nur dass es Homa gar nicht gab.

»Das ist kein Teryak. Es macht dich nicht zu einem schläfrigen Loser«, sagte er, als wir das nächste Mal zusammen auf dem glatten Sofa im Blue Room saßen. Tahnaz und Siavash aus der Schule hatten im abgeschlossenen Schlafzimmer Sex. Zwischen all dem Blau kam ich mir vor wie ein Fisch im Aquarium. Ich fühlte mich nicht wie zu Hause und war froh darum.

Ich wollte die Droge. Mein Herz schlug schneller, während die anderen am Esstisch saßen und Karten spielten. Morteza schob seine dicken Finger zwischen meine und drückte mir mit der anderen Hand eine winzige Pille an die trockenen Lippen. Ich öffnete den Mund, und er ließ sie hineinfallen. Ich schmeckte ihre bittere Hülle, dann reichte er mir seinen Becher und ich spülte sie mit einem Schluck selbst gebranntem Wodka hinunter. Er sah mir zu und schluckte auch eine. »Möge es deine Seele nähren«, sagte Morteza, eine Wendung, mit der man eigentlich einen guten Appetit wünscht, als würden wir uns gerade über einen Teller Sabzi Polo ba Mahi hermachen.

Atmen, Niaz, es ist okay. Du bist in Sicherheit. Nachdem ich eine halbe Stunde lang gezappelt, mich auf meine Hände gesetzt und ein Lied gesummt hatte, hörte von einem Moment auf den anderen plötzlich alles auf. Ich spürte etwas. Eine ganze Menge von etwas. Ein tiefes Wohlempfinden, eine Wachheit wie nie zuvor. Die Substanz bewegte sich durch mein Nervensystem, mein Gehirn, sorglos, traumartig, in pulsierenden Wellen. Alles war möglich.

Morteza und ich dienten einander als Versuchskaninchen, wir experimentierten aneinander, probierten, ob eine Pille uns aneinanderbinden würde. Das letzte Mal, als ich versucht hatte, mich an jemanden zu binden, war ich gescheitert. Da hatte ich noch so sehr an seinem Körper lecken können, er war nach Amerika verschwunden. Meine Mutter hatte von Anfang an vermieden, mich zu sehr an sie zu binden, als hätte sie immer gewusst, dass sie, wenn sie mich Milch aus ihren Brüsten trinken ließ, auf ewig mir gehören würde. Ich bekam nur Babynahrung von Nestlé.

Dieses Mal würde es anders werden.

Morteza wollte herausfinden, was und wie viel davon mich zerstören würde. Insgeheim will das jeder über jeden wissen. Was und wie viel davon jemanden zerstört. Und zwischen Liebenden lautet die erhoffte Antwort *ich* und *so wenig von mir wie möglich*. Er gab das nicht zu, natürlich nicht. Als ich ihn fragte, was er wollte, sagte Morteza: »Ich will nur wissen, wann du endlich anfängst, dich zu amüsieren.«

Ich wollte meinen Geist befreien. War das nicht Sinn und Zweck dieser Droge?

Morteza lächelte bis zu den eckigen schwarzen Augenbrauen, versank tief im Sofa und warf den Kopf in den Nacken wie ein Zippo-Feuerzeug, ein Objekt, auf das alle Jungen scharf waren, weil es amerikanisch war. Protzig, lebensbejahend und völlig nutzlos. Sein großer, warmer Körper, in Schlagjeans und oben aufgeknöpftem Jeanshemd, sein herausquellendes Brusthaar, die klimpernde silberne Kette, seine Ringe, der Pferdeschwanz. Was er anfasste, nahm er in Besitz, machte es sich zu eigen. Das galt auch für mich, er drückte sich an mich, wollte mich umhüllen. Aber ich hielt dagegen.

Wir saßen auf dem Sofa im Blue Room, wo sich von nun an alles abspielte. Sein Brusthaar bildete einen Strudel und saugte mich ein. Seine große, warme Überflüssigkeit. Was sollte ich sagen. Ich sehnte mich danach. Und versuchte gleichzeitig, mich vor einem Scheitern zu schützen, indem ich mir jemanden wie ihn aussuchte, jemanden, über den ich lachte.

»Spürst du schon was?«, fragte er.

Ich antwortete mit einem Lachen und zeigte ihm meinen Bauchnabel. Hob einfach mein Top hoch. Mein Nabel war rund und tief mit einer kleinen Kapuze. Er zeigte mir seinen: T-förmig und nach außen gestülpt. Ich sagte, mein Bauchnabel sei tief, weil ich dazu da sei, Dinge aufzunehmen, und seiner stehe nach außen ab, weil er dazu da sei, zu geben. Kathode und Anode. Wir legten uns auf dem Sofa aufeinander, und ich versuchte, seinen Bauchnabel in meinen zu schieben. Es sah aus wie Sex. Wir lachten.

Morteza war eine Gefühlsmaschine. Er wollte sich gut fühlen, also nahm er Drogen. Wenn er auf Drogen war, wollte er die Drogen spüren, also tanzte er. Er trug einen ganzen Tiegel Pomade im Haar, eine harte Schale, glänzend wie ein Motorradhelm, aus dem auf einer Seite der Pferdeschwanz herausragte. Er rasierte sich die Arme mit meinem pinken Rasierer. Trug am liebsten enge Shirts, durch die sich seine Muskeln abzeichneten – ein junger Popeye.

Wir setzten uns wieder auf, er dimmte das Licht und spielte mir *What Time Is Love (Pure Trance 1)* von The KLF vor. Schmuggelware aus Deutschland oder England, ich weiß nicht mehr genau. Er hatte Cousins in Berlin und London. So viele Cousins. Die Musik drang in meine Ohren. Sie besaß eine physische Präsenz, anders konnte man es sich nicht erklären. Ein digitaler Hammer hieb sanft auf mich ein, und ich überlegte zu tanzen, tat es aber nicht, weil ich nicht tanzte. Öffentliches Tanzen war illegal, und zu Hause hatte ich noch nie getanzt. Morteza stand auf, knickte zwei Leuchtstäbe und gab sie mir. Zögernd aber gelöst stand auch ich auf, die Augen geschlossen.

Ich war jetzt richtig high, mein ganzer Körper pochte. Das drohende Thema der Musik ließ mich an eine Verfolgungsjagd mit der Polizei denken. Ich schlüpfte in die Rolle des Hauptdarstellers, stellte den Schwachen und Feigen nach, die sich dem Regime beugten. Das Blatt hatte sich gewendet, die Jäger, die Polizei sorgte für den Spaß. Ich öffnete die Augen, ich bewegte meinen Körper durch diesen Raum, von den seltsamen Propellerblättern aus Sound hin und her geschleudert. Ein hartnäckiger, nicht enden wollender Beat. Ich war eine Maschine der Musik, aber auch ein Mensch. Die Musik selbst war eine Maschine, aber sie enthüllte, beherbergte und durchrieselte Herz und Seele. Ich fing an, das Licht der Leuchtstäbe zu Kreisen und Schnörkeln zu wirbeln, folgte den Linien in ihrem Zusammenspiel mit dem Sound. Es ging immer weiter und weiter. Als würde es vielleicht nie aufhören.

»Wow«, sagte ich danach. Ich spürte die Stille, die Dunkelheit des Raums. Er war stiller und dunkler als jeder Raum, in dem ich je zuvor gewesen war. Morteza lächelte. Mein Leben hatte sich geändert.

*

Auf den Partys im Blue Room performte er nur für mich, die massigen Schultern in seinem engen Jeanshemd, er bewegte die Knicklichter – er war ein Turner, ein Breakdancer, ein Derwisch. Ich konnte nicht anders, als diesem Clown zu verfallen. Er richtete die Leuchtstäbe direkt auf mich, führte sie hinter den Kopf, formte Blüten aus Licht. Er war mein privates Spektakel. Einmal sagte er ernsthaft: »Wenn mehr Leute E nehmen würden, hätten wir Weltfrieden.«

Menschen mit starken, aufrichtigen Überzeugungen rührten mich. Trotzdem lachte ich. Ich nahm seine Drogen, hörte seine Musik, um herauszufinden, ob ich ihm dadurch ähnlicher wurde, weil ich glaubte, das würde mir helfen. Im gelben Licht einer kerzenbeschienenen Dämmerung erzählte ich Fremden meine Lebensgeschichte. Das Weiß unserer Zähne und Augen leuchtete wie bei Tigern. Wir knirschten mit den Zähnen, zitterten, hielten uns an den Händen und rieben einander in gewundenen Tausendfüßlerschlangen die Schultern. Ich massierte Rücken in verschwitzten T-Shirts. Manchmal stand ich auf und tanzte. Meine Bewegungen flossen in Echos aus mir heraus. Noch nie hatte ich so viel Zeit mit anderen Menschen verbracht, den Großteil meines Lebens war ich allein gewesen. Erst am nächsten Tag merkte ich, dass mir der Kiefer wehtat und ich mich nicht einmal mehr an die Namen meiner neuen besten Freunde erinnerte.

Erst sagte ich immer: »Ich wurde verlassen, als ich sechs Jahre alt war« und beobachtete, wie alle Gesichter sich in einen Kreis aus Mitleid verwandelten. Es war ihnen egal, dass ich bei meiner Großmutter geblieben war, die mich fütterte und kleidete, meinen Sprit bezahlte, meine Zahnspange in Auftrag gab. Meine Eltern hatten mich verlassen und meinen kleinen Bruder mitgenommen. Sich für ihn entschieden. Nur das zählte für diese Fremden, die zu viel über mich wussten, weil ich es zuließ.

Auf diesen Partys im Blue Room war ich lange vor Shirin als Eventmanagerin tätig. Nach und nach bekam ich das Gefühl, dass wir gemeinsam mit Morteza Hoffnung schaffen konnten, eine neue Religion. Wir nannten uns »Hippy Iruni«. Die Hippy Iruni hatten mit den USA nichts am Hut, weil die Menschen dort nie gegen echte Monster kämpfen mussten. Niemand verbot ihnen, den Mund aufzumachen. Im Iran durften das nur die Schahs. Nur die Könige konnten alles sagen. Und neuerdings der Oberste Führer. Nein. Wenn jemand Liebe und Frieden nötig hatte, dann wir, nicht die Amerikaner.

Vor ein paar Jahren hat Bita mich am Telefon einmal gefragt: »Weißt du nicht, dass im ›Land of the Free‹ nicht alle frei sind?«

Da hatte sie recht. Sei nicht so engstirnig, Niaz. Du machst dich lächerlich.

*

Ich schlief bei Morteza und erzählte Maman Elizabeth, ich würde bei meiner Freundin Tahnaz übernachten, um für eine Prüfung in Ingenieurwesen zu lernen. Maman Elizabeth war nicht dumm. Sie nickte, sorgte dafür, dass ich Zahnbürste und Waschlappen mitnahm, legte sie in einer kleinen Tasche auf den Tisch neben der Tür, und bald fand ich zwischen den Waschlappen auch Kondome.

Doch dann befiel mich eine Krankheit, wie etwas aus meiner Vergangenheit, das sagte: Nicht so schnell. Die Drogen machten mich dürr, mit knochigen Ellbogen, wie die vierzehnjährigen europäischen Models in den verbotenen Modemagazinen. Ich betastete meine Schultern, die sich anfühlten wie Messerklingen, betrachtete mich mit tief liegenden Augen im Spiegel. Endlich war ich hübsch. Schon bald, als wäre ich nie ein Hippy Iruni gewesen, wurde die Nebenwirkung mein Hauptmotiv. Ecstasy war sowohl Nahrungsersatz als auch Maske für die gefährliche Wahrheit meiner Gefühle jenseits der Drogen. Es ging schnell.

Maman Elizabeth sagte: »Bah bah bah, Niaz. Fantastisch siehst du aus.« Sie hatte mir seit Jahren kein Kompliment mehr zu meinem Aussehen gemacht. Sie rief mich zu sich an den Tisch. »Komm, aziz, spiel eine Runde Karten mit mir.« Was wollte sie?

»Zwanzig Rosinen, ein Joghurt und den ganzen Tag

Tee«, lautete ein Menü, das ich in einem alten Notizbuch mit Gedichten festhielt. Ich protokollierte alles, was ich zu mir nahm:

Ein Apfel, klein. Entkernt.
Brot und Käse, je zwei Bissen.
Dolmeh, drei, über den Tag verteilt.
Tee, schwarz, ein unendlicher See.

Ich kam mir nicht nur poetisch und intelligent vor, sondern auch spirituell, auf dem Weg zu einem höheren Seinszustand. Über Essen erhaben, transzendent. Körperfett war nur Ballast für Menschen ohne Willenskraft und Ambitionen.

Wenn Morteza beschäftigt und ich zu Hause bei Maman Elizabeth war, wurde ich wütend, dass ich überhaupt Hüftknochen hatte; meine Silhouette würde sich nie nach innen wölben wie die der europäischen Models. Ich würde nie sein wie sie, sofern ich mir nicht die Knochen absägte. Also geriet ich in Panik. Stopfte Khoresht in mich hinein, feuchtes Fleisch, Tahdig, Rosenwassereis. Berge von Essen glitten meine Kehle hinunter, verließen meinen Körper als explodierende Scheiße.

Zu glücklich zu sein machte mir Angst. War ich das je gewesen? Glücklich, ruhig? Das bedeutete nur, dass der Verlust nicht weit war.

Als meine Periode ausblieb, ließ ich auch die Kondome weg. Morteza stellte keine Fragen, natürlich nicht. Er wollte keine Barriere zwischen mir und seinem Penis. Er wollte mich so nah an sich, wie es physisch möglich war, ohne sich aufzuschneiden und mich in sich hineinzupflanzen. Er nannte mich seine »Lebenskraft«. Er sah mich an, mit baumelnden langen Affenarmen und riesigen Augenbrauen, und ich dachte: Warum gehst du mit diesem Trottel ins

Bett? Und doch stand ich da und hatte das Gefühl, diese Arme und Augenbrauen gehörten mir.

*

Eines Nachmittags trocknete ich mir beim Abspülen in der Küche geistesabwesend die Hände an Hintern und Oberschenkeln meiner neuen Leopardenhose in einer Größe für Zwölfjährige ab. Mein Po war ein platter Reifen.

»Ich würde für deine Figur sterben, Niaz. Du hast die ganzen Schlankheitsgene der Familie abbekommen. Ist wohl nur gerecht, wenn man alles andere bedenkt.« Elizabeth saß am Küchentisch und mischte wie immer grundlos ihre Karten.

Sie mischte und fuhr fort: »Die modebewussten Frauen auf der ganzen Welt sehen genau aus wie du. Geh nach Amerika, nach Hollywood, zieh zu deiner Tante Sima, Niaz Jun, werd Schauspielerin. Du kannst nicht schauspielern? Kein Problem! Darum geht's da nicht, das ist keine Kunst – es geht nur um das richtige Aussehen, die Knochen, die im Film so schön ausgeleuchtet werden. Niaz Jun, bitte sag mir, wie schaffst du das mit dem Hungern? Denn sein wir ehrlich, du hungerst. Hab ich recht? Das ist unmöglich nur angeboren. Bitte, zeig's mir. Ich kann so viel Aerobic machen, wie ich will, den Speck im Gesicht werde ich einfach nicht los. Schau!«

Sie kniff sich in die Wangen, hinterließ ein Sternbild aus rosa Flecken.

»Schauspieler sind leere Seiten. Das passt nicht zu mir«, sagte ich.

»Ach ja, Fräulein Idealistin. Und was passt zu dir?«

»Komm schon. Hör auf, dir wehzutun«, sagte ich. »Schmeiß diese Magazine weg.«

»Das ist noch gar nichts«, sagte sie und rieb sich die Wangen. »Ich würde mir einen Arm absägen, um auszusehen wie du. Eine Niere spenden. In unserer Familie haben wir alle runde Pos und Hüften und nehmen im Gesicht nie ab, wenn wir es nicht ins Extrem treiben.«

Ich musste an meine Knochensägefantasien denken.

Sie warf die Karten auf den Tisch. »Hilf mir, Niaz Jun.«

Sie meinte es ernst. Von Fotos wusste ich, dass Sima und Shirin mehr Ähnlichkeit mit Marilyn Monroe als mit Kate Moss hatten, aber sie waren beide Schönheiten. Ja, meine Großmutter war pummelig, wie eine gesunde Frau pummelig ist, sie hatte Hüften und Schenkel und große, wackelnde Brüste. Richtige Frauen sind Fleischbällchen, keine Zahnseidefäden. Nicht, dass mich das sonderlich interessierte oder ich diese Argumentation teilte. Was für andere gut genug war, reichte mir noch lange nicht. Mein Abnehmregime unterschied sich nicht weiter von dem einer Millionen anderer.

Maman Elizabeth steckte sich eine Zigarette an und beobachtete mit gebeugtem Nacken die Spitze, die sich beim Ziehen rot färbte, den ausgestoßenen Rauch. »Rauchen ist die beste Methode, um schlank und schön zu bleiben, ohne sich zu sehr anzustrengen. Es ist eine Lüge, dass es schlecht für die Haut ist. Davon habe ich noch nichts bemerkt. War Audrey Hepburn jemals hässlich? Das beste für meine Figur waren Revolution und Krieg, aber damit ist es vorbei. Mein Problem, Niaz Jun, ist der Reis. Ich kann nicht nur eine Portion essen. Zigaretten hin oder her. Wer kann bitte nach zehn Löffeln Reis aufhören? Reis ist dazu da, genossen zu werden, im Bauch aufzuquellen und eine schöne, weiche Schicht zwischen den Organen zu bilden. Reis liebt dich wie sonst niemand. Kein Mensch. Nichts.« Sie hustete und lachte gleichzeitig, wischte sich den Mund ab und hielt mir die Zigarettenschachtel hin.

Sie wusste es nicht besser; sie dachte, sie hätte mich gerettet. Ich wollte nicht, dass sie mich bestrafte, indem sie mir die Nachmittage wegnahm, an denen wir gemeinsam am Küchentisch saßen und Kunst produzierten. Ich Gedichte, sie Gemälde. Also nahm ich die Zigarette an, die erste Einladung in ihre Erwachsenenwelt. Sie hatte mich als süßes kleines Mädchen gemocht, und jetzt mochte sie mich vielleicht auch als Frau. Im Gegensatz zu dem, was ich dazwischen gewesen war. Bald war die ganze Küche in Rauch gehüllt, und ich zündete mir weitere Zigaretten an und trank Tee, bis mein Rachen brannte und ich ihr Gesicht fast nicht mehr sah.

»Was ist dein Geheimnis?«, fragte sie wieder.

»Reis liebt dich nicht. Aber ich nehme eine Pille, die das tut und auch mich dazu bringt zu lieben. Sie schaltet meine Gefühle ein. Wenn die Wirkung nachlässt, breche ich zusammen und denke an Selbstmord, aber mein Appetit ist noch tagelang weg. Das ist mein Trick, Maman Elizabeth. Ich esse nichts, wenn ich extrem glücklich bin, und ich esse nichts, wenn ich extrem traurig bin.«

»Schäm dich!« Sie schlug mit der flachen Hand auf den Tisch. »Du nimmst ein Zaubermittel und teilst es nicht mit mir? Mit mir, die dich füttert und kleidet?« Sie stieß Rauch aus, vernebelte das Zimmer und hielt die Hand auf.

»Wie gesagt, es gibt ein paar Nebenwirkungen.«

»Mir egal«, sagte sie, die Hand vor meiner Nase.

Ich zog zwei winzige, pudrige Pillen aus der Tasche und ließ eine in die Mitte ihrer Handfläche fallen. Sie warf sie sich in den offenen Mund, spülte mit kaltem Tee nach. Ich nahm die andere.

Nach ein paar Minuten sagte sie: »Ich spüre gar nichts. Das ist doch Unsinn. Und vor allem habe ich Hunger.« Sie stand auf und holte eine Plastiktüte mit Kräutern aus dem Kühlschrank. Hackte Zwiebeln, Petersilie und Minze. Zwanzig Minuten später fuhr sie herum und sah mich an. »Khob, jetzt muss ich mich setzen.« Sie lächelte. Dann fing sie richtig an zu reden. Dabei redet sie sowieso schon viel. Ich kaute auf der Innenseite meiner Wange herum und schmeckte Blut.

»O Niaz, mir geht es *gut*. Mehr als gut.« Ihre Augen rollten im Kopf herum, sie sank tiefer in ihren Stuhl. Gemeinsam saßen wir da, und sie streichelte die Tischplatte. Erkundete sie.

»Mir auch. Normalerweise kontrollieren unsichtbare Chemikalien unser Verhalten, aber mit Drogen hat man Kontrolle über die Chemikalien, die dann das Verhalten kontrollieren.«

»Bravo, Niaz. Mein kluges Mädchen«, sagte sie, nahm mich bei der Hand und führte mich zum alten Sofa. Dann spielte sie *Omadi* von Shohreh auf ihrem kleinen Kassettenrekorder. Ich war beeindruckt von ihrer Intuition. Wir lehnten uns zurück und horchten. Die Flöte klang wie uralter Vogelgesang. Ein rollender Beat setzte ein. Der Song war vor 1979 geschrieben worden. Natürlich. Sie hörte nichts Neues. Shohrehs schöne, schwermütige Stimme war flehend, fordernd, liebend. Maman Elizabeth schnipste auf persische Art mit den Fingern. Ihre Armreifen klimperten. Sie stand auf und tanzte. Ich wiegte die Schultern und sah ihr zu.

Sie trug einen roten Trainingsanzug mit weißen Streifen an den Seiten, den Auntie Shirin einer Cousine für sie mitgegeben hatte. War das ein Scherz gewesen? Sie sah darin aus wie eine Tomate, aber wie ich sie so beobachtete, war sie eine blühende Blume voll geheimer Anziehungskraft. Sie spielte Spielchen, lockte die Menschen mit ihrem Nektar. Wenn sie ernsthaft versuchte, Sport zu treiben, was so gut wie nie mehr der Fall war, zog sie ein transparentes Sonnenvisier über ihr Rusari, dazu den Trainingsanzug und ihre alten weißen Dr. Scholls mit schwarzen Socken, hüllte sich in ihren Manteau und speedwalkte die Straße entlang. Ich war ganz verliebt in diese überraschende Frau, die sich da vor mir im Kreis drehte.

»Niaz, ich habe mich getäuscht«, sagte sie mit wogenden Armen. »Du bist eine Närrin, nichts zu essen. Das liegt nur daran, dass du so jung bist. Was haben diese jungen Leute ohne Geschmack nur immer mit ihren Marsriegeln und McDonald's und amerikanischen Süßigkeiten? Pfui! Kein Wunder, dass du so leicht auf Nahrung verzichten kannst – du weißt gar nicht, was richtiges Essen ist. Du hast es vergessen! Menschen sind Schweine. Rosenwasser, Safran, Walnüsse – das sind die Geschmäcker der Götter. Nicht Erdnüsse! Die Erdnuss ist die einfältige Cousine der Walnuss. Man salzt sie und kann sie für immer weiter essen, aber Walnüsse haben Tiefe, Bitterkeit, Struktur, und sie sehen aus wie deine Vagina!« Sie lachte. »Safran ist ein echtes Gewürz, er kann einen Geschmack verwandeln, neu gestalten. Hab ich recht? Verstehst du? Wirst du zu fasten aufhören? Als Künstlerin darf man nicht hungern. Das schließt sich gegenseitig aus.«

Sie ging zurück zum Küchentisch und klopfte das Kartendeck gerade.

»Warte mal, was rede ich eigentlich? Bitte töte mich, ich rede zu viel.«

Sie mischte die Karten in der Luft, und sie landeten in einem ordentlichen Stapel. Dann wiederholte sie das Ganze, schneller, dann noch einmal langsamer. In meinem Kopf reduzierte sich das Geräusch auf das Flappen der einzelnen Karten, auf den Beat. Ich hörte eine Drum Machine, schloss die Augen, wippte mit dem Kopf. Ich schlug die Augen wieder auf, als Maman Elizabeth so fest die Hände auf den Tisch knallte, dass sie ihr Teeglas herunterstieß. Es zerschellte auf dem Fliesenboden, laut und schön, kaskadenartig. Maman Elizabeths Pupillen waren riesig, nahmen ihr ganzes Gesicht ein. Ich lachte, und sie lachte auch.

Zwischen uns waberten Gefühlsschwaden, verlief ein Resonanzdraht. Der Kartenbeat pulsierte in meinen Venen, auch wenn die Karten unbewegt direkt vor mir lagen. Unsere Botschaften erreichten einander ganz mühelos und erschufen etwas Neues außerhalb von uns. So hatte ich mich noch nie mit jemandem gefühlt. Nicht mit Kian, nicht mit Morteza, nicht mit Shirin. Mit niemandem.

Plötzlich war ein anderer Mensch eine Möglichkeit. Ich streckte die Arme aus, und wir packten uns an den Händen. Hielten uns fest. Ich watete durch einen warmen Teich, den wir geschaffen hatten, das Gesicht zum Himmel gerichtet.

»Ich mag Essen«, sagte ich langsam, mit einem Lächeln. »Ich bin nur nicht verrückt danach. Verstehst du? Es ist langweilig. Es ist so an der Notwendigkeit orientiert, das Leben besteht doch aus mehr als aus Aufstehen, Essen, Kacken und Schlafen.«

»O Niaz, tut es das wirklich? Essen ist Leben.« Sie schüttelte den Kopf. »Ja, ich beklage mich über mein Gewicht – der Fluch einer Frau. Aber ich würde nie ernsthaft das Essen aufgeben. Das wäre schlimmer, als meine Kinder aufzugeben.«

Ich lachte. »Wann hast du deine Kinder das letzte Mal gesehen?«

»Du bist jetzt mein Kind«, sagte sie und ließ meine Hand los. »Hör mal. Sei ehrlich. Ich weiß, dass du einen Freund hast, und es macht mir nichts aus. Warum sollte es? In deinem Alter hatte ich auch einen Freund.«

»In meinem Alter?« Ich versuchte, ihren Blick aufzufangen, wärmte meine Hände an der Tischplatte, presste sie dagegen, bis die Hitze meiner Hände hinein und wieder zurück in meine Hände floss, ein wunderschöner energetischer Kreislauf. »Ich dachte, das mit diesem Jungen, wie hieß er noch gleich, war lange vor Baba Roshani. Als du noch ein kleines Mädchen warst, in deinen kleinen Sommerkleidchen?« Ich summte und liebkoste das Holz des Tisches.

»Da hat es angefangen. Ich war ein klitzekleines, hübsches Mädchen von sechzehn Jahren. Nur ein bisschen jünger als du, und …«

»Nein. Hör auf. Ich will nicht über Morteza reden.«

»Ein guter, starker Name. Stammt er aus einer bäuerlichen Familie?«

»Mommy!«

»Nein, das geht nicht. Nach dem, was ich dir jetzt erzähle, kannst du mich nicht mehr so nennen. Nicht einmal Maman Elizabeth wirst du mich dann noch nennen wollen. Zünd mir noch eine an.«

Ich hielt ihr das Feuerzeug hin, bis sie Rauch ausstieß. Zündete mir auch eine an.

»Niaz, ich erzähle dir jetzt etwas …«

»Ich hör dir zu.«

*

Am nächsten Morgen war der Vorabend nur noch ein Traum, meine Erinnerung eine Täuschung. Maman Elizabeth quirlte Eier, trank Tee und lutschte an ihrem Kandiszucker.

»Mein Kopf ist ein Vulkan. Was hast du mir da gegeben?« Ihre Miene verfinsterte sich. »Ich bin nicht deine Spielgefährtin. Mach so was nie wieder mit mir. Und vergiss alles, was ich gesagt habe. Das war frei erfunden. Hörst du? Jeder mag eine gute Geschichte. Isst du Eier oder nicht? Ich koche nur einmal. Ich bin nicht dein Dienstmädchen.«

»Ja, bitte.« Mir drehte sich der Magen um. Wir hatten beide Kopfschmerzen, aber das war auch schon die einzige Gemeinsamkeit. Der besondere Nebel zwischen uns hatte sich gelichtet. Es würde ein Nachspiel haben, dass sie sich mir anvertraut hatte. Ich hätte sie davon abhalten sollen, mir diese Geschichte zu erzählen.

Ich kaute gummiartige Frühstückseier, nippte lauwarmen Tee und träumte davon, was hätte sein können. Meine Großmutter frei von ihren Schranken. Und ich von meinen.

»Du kannst nicht einfach eine Pille schlucken und deine Probleme wegzaubern, Niaz. Du wirst nur süchtig, bist es vielleicht längst. Ich bestehe darauf, dass du aufhörst, dich zu vergiften! Und zwar sofort. Auch wenn du aussiehst wie ein Hollywoodsternchen.« Maman Elizabeth sagte all das von der Anrichte aus, weigerte sich, im Sitzen zu frühstücken. Sie hatte ihren Tomatenjogginganzug ausgezogen und trug einen Wollrock, eine geknöpfte Bluse und Lederschuhe mit Keilabsatz, die so eng waren, dass ihre Fußballen herauszuplatzen drohten.

Ich nickte niedergeschlagen.

»Und ich habe die Nase voll von dieser Mode, dass man seine Gefühle offenbaren muss. Das bringt nichts, Niaz. Du nährst nur deine schlechte Energie, wenn du dich so auf dein Elend konzentrierst, so kommst du nie darüber weg. Du bist zu besessen vom Elend, mein Schatz. Du musst akzeptieren und weitermachen. Akzeptieren und Weitermachen. A.u.W. So mache ich das. Vergiss die Vergangenheit. Konzentrier dich auf die Zukunft.« Sie verschränkte die Arme.

Ganz unrecht hatte sie da nicht. Aber wenn sie mir letzte Nacht nicht von ihrer Vergangenheit erzählt hätte, würde ich Maman Elizabeth dann überhaupt kennen?

ELIZABETH

Nach dem Streit im Innenhof des Anwesens sah sie Ali fünf Jahre lang nicht. Sie heiratete Said Roshani, die Art von Mann, die für Elizabeth vorgesehen war. Dreißig Jahre älter als sie, mit einem Bein im Grab. Aber ein Mann, den sie trotz seiner blauen Augen fast ignorieren konnte. Sie schliefen nur einmal im Monat miteinander, wenn ihr Mond günstig stand, und ausschließlich um ein Kind zu zeugen. Das war das Schöne daran. Es war vorhersehbar. Doch nach fünf Jahren und dreiundsechzig Penetrationen war da immer noch kein Baby.

Sie wurde besser im Nähen und zeichnete ihre erste Liebe nie wieder. Das Zeichnen und Malen waren eine Bedrohung für die Entscheidungen, die sie getroffen hatte.

Ali schob währenddessen die Figuren seines Lebens über ein Spielbrett. Er fand Rückhalt in den Kreisen kluger Männer, »Philosophen«, wie sie sich selbst nannten. Männer, die herumsaßen und sehr wichtige Angelegenheiten besprachen. Er war nun einer von ihnen. Welche Liebe? Welcher Schmerz? Ali hatte seine eigenen Schüler, stellte infrage, wie das Land regiert wurde, und andere Männer hörten ihm zu. Er lernte davon auszugehen, dass er klüger war als andere Männer, weil die es im Allgemeinen dann auch glaubten.

Elizabeth schnappte Fetzen auf, wenn Baba mit Alis Vater, dem Fahrer Feridun sprach. Über Alis Erfolg, seinen verheißungsvollen Weg. Tat Baba das für sie? Aber warum?

Wenn er Ali jetzt erwähnte, klang seine Stimme anders: Da war etwas Fragendes, Fasziniertes, etwas, das sie nicht hören wollte.

Elizabeth war immer gelangweilt. Brave Mädchen waren nicht gelangweilt. Sie widmeten sich den Aufgaben des täglichen Lebens, hielten ihre Hände mit stumpfen Pflichten beschäftigt. Nicht so Elizabeth. Wenn sie morgen tot umfiel, hätte die Welt nichts verloren, und das quälte sie. Sie machte Ali für dieses Gefühl verantwortlich. Morgens lag sie länger im Bett, als es sich gehörte. Lange nachdem Said zur Arbeit aufbrach. Die Sonne und ihre Gedanken wärmten ihren Körper. Oh, wie Ali mit seinen wettergegerbten Fingern, den Fingern eines Grobians, ihr durch das seidige Haar gestrichen hatte. Der Kontrast zwischen weich und rau erregte sie, machte sie verrückt, und ihr alter Mann Said war ein Lämmchen.

Sie trug Ali Lufti noch immer in sich.

Donnerstags fuhr Feriduns jüngerer Bruder Mehdi Gholi Elizabeth zum Bazar und lief hinter ihr her, während sie einkaufte. Er feilschte für sie – um Kaviar, seidene Schlafmasken, französisches Porzellan –, und sie nickte und deutete mit dem Finger auf die Waren wie eine Königin. Er wusste, dass er nie vor ihr gehen oder sie berühren durfte, nicht einmal, um sie von einem Betrüger oder Hochstapler wegzuführen. Auf dem Weg zum Markt saß Elizabeth gelangweilt auf dem Rücksitz des weinroten Chevrolets ihres Vaters und starrte hinaus, auf eine unbekannte Welt. Was, wenn sie einfach loslief und nie zurückkäme? Wenn sie verschwände? Sie hatte so viel Zeit zum Nachdenken, dass es eine Qual war.

Sie biss sich auf die Zunge, wann immer sie das Bedürfnis packte, sich nach Ali zu erkundigen. Aber heute wehrte sich die Zunge. »Was ist eigentlich aus Feriduns Sohn geworden?«, fragte Elizabeth so gleichgültig wie möglich.

Sie gähnte. Sie war eine miserable Schauspielerin. Aber in diesen Tagen fuhr sogar der Schah mit Frauen durch Teheran, die nicht die Königin waren, und die Königin, so hieß es, hatte ihre eigenen Ablenkungen.

Elizabeth fing Mehdi Gholis Blick im Rückspiegel auf. Als sie seine Miene registrierte, sah sie schnell weg. Sie musste unschuldiger wirken.

»Wie hieß er noch mal?«

»Das haben Sie vergessen?«, fragte Mehdi Gholi. »Der gewöhnlichste Name im Universum, aber ein höchst ungewöhnliches Geschöpf. Sie waren doch befreundet, Madam. Ali heißt er.«

»Ach? Wissen Sie, wo er wohnt?«

Er lachte. »Natürlich. Ich bin schließlich sein Onkel.«

»Fahren Sie mich hin, seien Sie so gut. Ich habe ein geschäftliches Angebot für ihn.« Sie hielt kurz inne. »Baba weiß Bescheid. Kein Grund zur Sorge.«

Mehdi Gholi schwieg. Er wendete den Wagen und steuerte ihn sanft durch die Straßen. Elizabeth wusste, dass sie jetzt eigentlich denken sollte: Was ist nur in dich gefahren, du elende Idiotin? Aber sie hatte sich nie ruhiger gefühlt – wie eine kleine weiße Wolke. In den letzten fünf Jahren hatte sie sich selbst von der Geschichte überzeugt, die sie Baba aufgetischt hatte: dass sie Ali aus Pflichtgefühl aufgegeben hatte. Jetzt, immer noch kinderlos, zweifelte sie an dieser Pflicht.

»Geben Sie mir eine Stunde«, sagte sie vor Alis Haus.

»Und wenn er so spontan keine Zeit für Sie hat?«

Ständig kontrollierten diese Männer sie. Nie hörte das auf. Sie würde es ihnen schon noch zeigen. »Da mache ich mir keine Sorgen«, sagte sie und warf die Autotür zu.

Elizabeth wollte zu Ende bringen, was sie begonnen hatte. Auch wenn sie nicht ganz sicher war, was das hieß. Es war 1949. Der Krieg war vorbei, aber was bedeutete der Krieg schon für eine iranische Frau in einem Garten? Große, wütende Länder mit Artillerie, die sich um Erdteile stritten. Sie wusste nur, dass die Deutschen jetzt passé waren und die Männer mehr von Amerika sprachen. Ja, es herrschte Lebensmittelknappheit, es gab Preissteigerungen und Aufstände um Brot. Millionen starben unter der Besatzung. Aber ihr Leben war dasselbe. Sie war in Sicherheit.

Sie klopfte an die große Holztür und drehte sich noch einmal um. Mehdi Gholi winkte aus dem weinroten Chevy. Um das Haus verlief eine weiße Mauer – sie war hoch, deutete auf Wohlstand hin. Ali hatte Dinge, die er unter Verschluss und in Sicherheit halten wollte. Wenn auch Diebstahl selten vorkam, nachdem der potenzielle Preis eine abgehackte Hand war. Was war die Strafe für das, was sie vorhatte? Sie klopfte erneut, die Tür öffnete sich ächzend.

Da stand er. Kein Diener? Keine weiteren Hürden auf dem Weg zum Hausherrn? Sie war darauf gefasst gewesen, eine tückische Leiter zu erklimmen oder weitere Lügen erzählen zu müssen, aber da stand Ali Lufti. Seine Schönheit war ein Schock. Sein Gesicht hatte sich in den fünf Jahren goldbraun gefärbt, gesund verbrannt, die Wangen mit rauen Haaren bedeckt, das Kinn schärfer, die Zähne strahlend weiß, Augen wie Dolche. Flammendes Haar. Sie hatte gehofft, seine Schönheit wäre in sich zusammengefallen, aber er war nur noch mehr er selbst geworden. Sie konnte ihn kaum ansehen.

Ali trug ein weißes Hemd mit bis zu den Ellbogen hochgekrempelten Ärmeln, als wollte er gleich einen Fisch ausnehmen. Er war barfuß. Seine Hose war aus ungefärbtem Leinen. Vorsätzliche Lässigkeit. Er wollte volksnah wirken. Elizabeth machte den Mund auf, aber es kam nichts heraus.

Auch er schwieg. Sie schob sich an ihm vorbei ins Haus, ihre Absätze hallten auf dem cremefarbenen Steinboden. Davon hatte sie tausendmal geträumt. Er beobachtete sie lächelnd. Vielleicht hatte er sie erwartet.

Im Haus war es dunkel, die Kronleuchter nicht in Betrieb, aber aus einem der hinteren Räume drang Licht. Elizabeth ließ ihre Tasche auf den kalten Steinboden fallen und betrat den Raum. Dort stand ein zerwühltes Bett – mehr sah sie nicht. Die rohseidenen Sofas und Ölgemälde, das polierte Holz auf dem Weg hinein nahm sie gar nicht wahr.

Sie drehte sich zu ihm um. »Ali. Du hast dein Bett für mich gemacht. Wie galant von dir.« Sie lachte.

»Jederzeit«, sagte er.

»Dieses Haus …« Sie machte eine ausladende Geste mit dem Arm. »Du kannst unmöglich noch allein sein, oder?«

»Kommt drauf an«, sagte er. »Du?«

Sie zog die Augenbrauen hoch und machte zwei Schritte auf ihn zu. Ali blieb stehen. Ohne ihn aus den Augen zu lassen, öffnete sie ihren Nerzschal und ließ ihn von den Schultern gleiten. Kickte die Pumps von den Füßen. Ihr Kleid hatte zum Glück keinen komplizierten Verschluss, sie streifte einen, dann den anderen Träger ab, zog es bis zu den Knöcheln hinunter und trat aus dem Kreis. Nur in ihrem seidenen Büstenhalter, dem passenden Höschen und dem Gürtel, der ihre hellbraunen Strümpfe hielt, stand sie da. Sie legte den Kopf schief und lächelte den Mann an, der vor ihr stand. Bot sich ihm feil wie Waren auf einem Markt. Er sah schweigend zu, wie sie sich aufs Bett sinken ließ, die Ellbogen aufstützte, die Beine spreizte. Seinen Blick hielt. Sie war in diesen Dingen nicht schüchtern. Nicht mehr.

»Mach mir ein Baby«, sagte sie. Sie wollte ihn voll und ganz, wollte, dass ihre unsichtbaren Teile einander eroberten und besiedelten. So etwas hatte sie noch nie gefühlt. Vor fünf Jahren war sie noch ein Kind gewesen. Elizabeth schloss die Augen und atmete den herben Duft des Bettzeugs ein. Ali schloss die Tür und sperrte ab. Sie beobachtete, wie sein Schatten die kahle Wand entlangkroch. Er zog den Schlüssel ab und fing an, sie damit zu kitzeln, kalt und hart zwischen ihren Schenkeln.

In ihrem Kopf hörte sie den alten Said seinen üblichen Text herunterleiern: »Vergiss nicht zu atmen, sonst funktioniert es nicht.« Sie rief: »Nimm den verdammten Schlüssel aus mir raus. Ich hab schon genug Sex mit meinem Fremdkörper von Ehemann, vielen Dank.«

»Na gut«, sagte Ali und legte den Messingschlüssel weg.

»Als ich ein Mädchen war und dich gezeichnet habe, hast du mich kontrolliert wie eine Marionette. Ich habe dich für einen Zauberer gehalten.«

»Du seltsame Frau«, lachte er, zog sich die Hose herunter und warf das Hemd beiseite.

Als Ali in ihr war, sah Elizabeth an die Decke und versuchte, alles so genau zu spüren wie noch niemals zuvor beim Sex. Seinen Penis am äußersten Teil ihres Inneren. Sein Brusthaar an ihrem Kinn. Etwas so Reines entstand durch einen Akt, bei dem man Körperteile ineinanderfügte, die nach Urin und Scheiße rochen. Plötzlich sah sie die Schönheit darin. Die Erschaffung von etwas Heiligem durch das Profane, das Sündhafte. Mit ihrem Mann ging das Profane nie über Mechanik und Schleim hinaus. Doch jetzt, da Ali so tief in ihr war, dachte sie, dass echte Kunst erst dadurch heilig wurde – durch den aus dem gewöhnlichen, alltäglichen Schmutz geborenen Geist. Schlechte Kunst blieb nur getrocknete Farbe. Und dann konnte sie eine Weile gar nicht mehr denken. Körper und Geist ergaben sich dem Gefühl, es stieg den Torso hinauf, die Beine hinunter.

Als sie das Ruder übernahm, sah sie plötzlich Dinge, die gar nicht da waren. Delfine sprangen aus der bewegten See der Laken und tauchten wieder ab. An der Decke schien die Sonne. Strömungen durchfluteten ihre Beine. Was für einen seltsamen Traum dieses Aneinanderreiben ihrer Körperteile in ihr heraufbeschwor. Dann fing das Vibrieren an, und es ging weiter und weiter, pausierte und begann von Neuem, bis sie gar nichts mehr spürte. Danach rollten sie auseinander. Sie war durchnässt von Schweiß, Tränen und Samen, ihr Blut rauschte heiß unter ihrer Haut. Nie war sie glücklicher oder trauriger gewesen.

Sie sah ihn an. »Du hast nie ein Wort über meine Nase verloren. Warum?«

»Was gibt es da zu sagen? Ich mag große Nasen.«

Irgendwo hämmerte jemand an eine Tür. Elizabeth weitete die Augen. Sie lagen auf dem Rücken, ihre Glieder verschränkt wie Seegras, träge, nass und salzig. Die Realität war zurück. Elizabeth setzte sich auf.

Sie hatten ein Geheimnis.

BITA

Auntie Shirin nahm meine gesamte Wohnung in Beschlag. Erst waren da nur der Rollkoffer und die Handtasche mit den konkurrierenden Designer-Monogrammen gewesen. Es folgte ein luftiger lila Stoff vor den Jalousien im Wohnzimmer, Kerzen tauchten auf – von der riesigen Sorte, für hundert Dollar das Stück –, große, verschnörkelte Spiegel und Lederpoufs.

Als ich von der Uni kam, lag sie ausgestreckt auf dem Leopardensofa, das eine Möbelstück, das sie mir gekauft hatte, als ich zum Studieren nach New York gezogen war. Sie hatte die Beine hochgelegt, Klopapier zwischen die Zehen gewoben, damit der Lack nicht abfärbte. Eine mintgrüne Lehmmaske mit Aussparungen um Augen und Mund im Gesicht, ein Handtuch um den Kopf geschlungen. In einer Seifenschale lag eine abgebrannte Zigarette. Bei ihr wurde Selfcare wirklich großgeschrieben.

»Du brauchst nur ein gutes Stück, das lässt die ganze Wohnung wertiger wirken«, hatte sie damals gesagt. Jetzt war das Sofa ihr Büro, und es roch auch nach ihr. Chanel, Gesichtspuder, Leder. »Warum willst du unbedingt so ein lahmes, pseudoliberales amerikanisches Gutmenschenleben führen?«, fragte sie. Aber so viel Platz sie auch einnahm, ich würde nicht zulassen, dass sie sich in meinem Kopf einnistete, wie sie es in Aspen getan hatte. Nicht hier, nicht in meinen eigenen vier Wänden. Irgendwann wurde mir klar, dass wir einfach viel zu viel Zeug hatten. Wie sie meine

Kleider durchs Zimmer warf, um mir etwas Angemessenes zum Anziehen zu suchen oder manchmal auch sich selbst. Wie sie auf jeder freien Fläche ihre Weingläser stehen ließ, Flächen, die ich nie genutzt hatte. Immer mehr violette Ringe zeichneten sich auf den Beistelltischen ab. Ich machte mich daran, einen Teil meiner Klamotten zu spenden. Shirin fiel das gar nicht auf, schon gar nicht zwischen all dem Kram, den sie anschleppte.

»Könnte ein Leben mit weniger Besitz mir vielleicht helfen, klarer zu sehen?«, fragte ich Jamie.

Sie zuckte mit den Schultern. »Was wollen Sie denn sehen?«

*

Auntie Shirin wartete mit der Hand in der Hüfte vor Frankie's auf mich, einem dieser fancy Fake-Diners mit hausgemachten Pop-Tarts. »Komm, essen wir was. Es ist saukalt. Warum hast du nasse Haare?«

Wir hatten uns gerade an einen Tisch gesetzt, als Patty reinkam. Ich winkte.

»Na, sieh mal einer an«, sagte Shirin, als Patty noch außer Hörweite war. »Die berühmte Patricia. War bisher wohl zu gefragt, um ihre Lieblingsklientin zu treffen.«

Ich verdrehte die Augen. »Nenn sie einfach Patty. Und sie versucht seit Wochen, dich zu treffen, das weißt du ganz genau.«

»Patty ist ein dämlicher Name«, sagte Shirin. »Wenn sie für mich arbeiten soll, kann ich sie unmöglich Patty nennen.«

»Und was ist mit Tony und Marty?«, fragte ich.

»Ich habe das Recht, meine Meinung zu ändern.«

Als Patty an unseren Tisch kam, streckte Shirin den Arm aus und hielt ihr den Handrücken hin. Wie die Queen. Patty griff nach der Hand und bewegte sie auf und ab. Shirins Arm blieb schlaff, dann zog sie die Hand zurück. Ich lachte. Patty fuhr sich durch die Haare.

»Setz dich«, sagte Shirin. »Ich bin am Verhungern. Nehmen wir einmal alles, was auf der Karte steht. Also, Patricia …« Sie lächelte.

Pattys Haare fielen heute in einem hübschen Schwung, sie trug einen makellosen Kragen.

Shirin legte den Kopf schief. »Ich habe eine dringende Frage, die ich loswerden muss. Und, Bita, bitte reg dich nicht auf. Patricia. Wenn du eine Pussy schmeckst, hast du dann nie das Problem, dass sie dich zu sehr an deine eigene erinnert?«

»Auntie! So was kannst du nicht einfach fragen.«

»Nein«, antwortete Patty völlig ruhig. »Jede Pussy, und wie ich höre auch jeder Schwanz, ist einzigartig. Wie ein Fingerabdruck oder eine Schneeflocke.«

Shirin lachte. »Wirklich faszinierend. Vielleicht muss ich das mal ausprobieren. Ich habe immer befürchtet, dass es mir zu vertraut wäre.«

Ich sah kopfschüttelnd Patty an. »Ich hab dich gewarnt.«

»Du bist in Ordnung, Patricia. Aus irgendeinem Grund kann ich Bita nicht einmal nach der Uhrzeit fragen, ohne dass sie sich aufregt.« Sie hielt inne, um nach einem Kellner zu rufen, und sah dann mich an. »Es gibt eben so was wie gesunde Neugier. Weißt du, Lesben haben es leichter.«

»Ignorier sie einfach«, sagte ich zu Patty.

»Ist schon in Ordnung.«

»Sei nicht unhöflich, Bita. Ich sitze direkt neben dir«, sagte Shirin.

»Was hast du denn beruflich gemacht, bevor du ins Prostitutionsbusiness eingestiegen bist?«, fragte Patty mit unbewegter Miene.

Shirin lachte wieder. »Bitte. Du hast ja keine Ahnung, wie sehr ich mich vor der Gründung von Valiat Events gelangweilt habe. Vollzeitmutter ist nicht mein Ding. Niemand muss auf dem Boden sitzen und sich die Nägel abzubrechen. Kinder brauchen eine Nanny.«

Patty lächelte.

»Auntie. Nicht jeder will eine Angestellte für seine Kinder oder kann es sich leisten«, sagte ich.

»Du meckerst zu viel, Bita. Reiß dich zusammen. Es ist nicht die feine Art, mir ständig übers Maul zu fahren. So macht man sich in dieser Welt keine Freunde.« Sie wandte sich wieder an Patty. »Niemand will sein Leben lang Windeln wechseln. Auch Nannys nicht.«

Ein Mann mit orangefarbenem Bart trat an den Tisch.

»Eine Runde Bloody Marys, extra scharf, extra Oliven«, sagte Shirin. »Wir feiern eine neue Partnerschaft.«

»Nein, Shirin, wir brauchen einen klaren Kopf. Drei Kaffee, bitte. Und vielleicht noch ein paar von diesen Pop-Tarts?«

Der Mann salutierte vor mir und ging. Ich legte mir die Serviette in den Schoß und blätterte Pattys Lebenslauf durch. Prozesskostenhilfe, Sommerassistenz in einer führenden Anwaltskanzlei, CPA. Ich merkte, dass ich Shirin langweilte und überließ Patty das Wort.

»Wie vorgeschrieben haben wir einen Anwalt vor Ort eingeschaltet. Die erste Telefonkonferenz mit dem Gericht, an der du nicht teilnehmen wolltest, war ein ziemlicher Bummer. Die Staatsanwaltschaft hat die Aussage des Polizisten noch einmal geprüft und beschlossen, die Anklage um einen tätlichen Angriff auf einen Polizeibeamten zu erweitern. Wegen dem Drink, den du auf ihn gekippt hast.«

Der Kellner stellte uns den Kaffee und die Pop-Tarts hin, Patty fuhr fort. »Du nimmst die Gefahr einer Abschiebung nicht richtig ernst. Das solltest du aber, vor allem nach deinem mutmaßlichen Angriff auf einen Gesetzeshüter. Das

Risiko ist gering, aber du weißt ja, wie Ärzte mit einem geringen Risiko für eine fatale Diagnose umgehen. Wir müssen mit allen uns zur Verfügung stehenden Mitteln kämpfen.«

»Na, dann operieren wir mal!« Shirin lächelte. »Und wenn ich wirklich zurück in den Iran müsste?«

»Komm schon, Auntie. Dein Leben wäre vorbei.«

Sie hob die Augenbrauen. »Ist es doch schon.«

Ich sah Patty an. »Sie ist nur theatralisch. Das meint sie nicht so.«

»Ich weiß, dass du eine Stinkwut auf diesen Polizisten hast«, sagte Patty. »Ich will nur, dass du diese Wut vor Gericht unter Kontrolle hältst. Ich glaube, sie wollen dich mit diesem neuen Vorwurf bestrafen. Bita hat erzählt, dass du am Tag nach dem Vorfall mit zwei anderen Polizisten aneinandergeraten bist? An einem Crêpestand? Das war vermutlich nicht sehr hilfreich. Ich würde wirklich gern versuchen, einen Deal auszuhandeln.«

»Ich will keinen Deal. Ich bin unschuldig. Und ich werde auf jeden Fall aussagen. Die sollen mich anhören.«

»Da habe ich Bedenken. Sekunde …« Patty schaute in ihre Notizen und rieb sich die Hände. »Also, wenn du US-Bürgerin wärst, wäre das alles kein Problem.«

»Bisher hat mich noch nie jemand mit dieser Staatsbürgerschaftssache behelligt.« Sie nahm einen Schluck aus ihrer Kaffeetasse.

»Das Problem ist, dass einem die Greencard entzogen werden kann, wenn man wegen bestimmter Straftaten verurteilt wird, zum Beispiel bei einem sogenannten ›moralisch verwerflichen Vergehen‹ oder ›schweren Verbrechen‹. Nach so einem Urteil kann die Regierung ein Abschiebungsverfahren einleiten, und auf dich trifft möglicherweise beides zu. Prostitution fällt auf jeden Fall unter moralisch verwerfliche Vergehen, aber du hast zwei Faktoren, die für dich sprechen. Erstens hast du deine Greencard seit fast zwanzig Jahren. So wie ich das verstehe, greift diese Regelung vor allem bei Personen, die ihren Aufenthaltsstatus erst seit höchstens fünf Jahren haben, aber das muss ich noch genauer recherchieren. Zweitens ist in Colorado Prostitution – auch versuchte – ein sogenanntes Vergehen dritter Klasse und wird mit bis zu sechs Monaten Haft geahndet. Auch das muss ich noch mal prüfen, aber ich glaube, nachdem die Prostitution nicht als schwere Straftat eingestuft wird, dürfte der Vorwurf nicht ernst genug sein, um eine Abschiebung nach Bundesrecht zu begründen. Einwanderungsrichter verzichten oft darauf, Prostitution als Argument für die Ausreisepflicht zu werten. Aber selbst, wenn es nicht für eine Ausweisung reicht, könnte eine Verurteilung wegen Prostitution dazu führen, dass man dich nach einer Ausreise nicht mehr ins Land lässt, selbst wenn es nur für einen Urlaub ist.«

»Nie mehr? Unmöglich. Bei mir steht diesen Sommer ein wichtiger Trip nach Frankreich an.« Sie knabberte an einem Pop-Tart. »Oh, das ist gut.«

»Tja.« Patty zog die Augenbrauen hoch. »Genau deshalb müssen wir diese Anklage verhindern. Es könnte sonst auch Probleme bei der Verlängerung deiner Greencard geben.«

Shirin nickte.

»Unser größtes Problem …«

»*Mein* größtes Problem.«

»… *dein* größtes Problem könnte die Sache mit dem Drink werden. Wie gesagt kann eine Greencard auch entzogen werden, wenn man wegen eines ›schweren Verbrechens‹ verurteilt wird. Und der tätliche Angriff auf einen Polizisten ist in Colorado eine Straftat mit einer potenziellen Haftstrafe von mehr als zwei Jahren.«

»Zwei Jahre?«, fragte Shirin.

»Ja, und das umfasst ausdrücklich Handlungen wie …«,

sie las von ihrem Notizbuch ab, »das Schütten bestimmter Flüssigkeiten wie Blut, Urin sowie giftiger oder ätzender Substanzen auf einen Polizeibeamten.«

»Das ist ja ekelhaft, so was habe ich nicht gemacht.«

»Sie könnten argumentieren, dass es sich bei deinem Wodka Martini um eine giftige oder ätzende Substanz gehandelt hat.«

»Ich bitte dich, das war doch fast nur noch Schmelzwasser.«

»Sie müssten uns, also dir, allerdings nachweisen, dass du wusstest oder hättest wissen müssen, dass er Polizist ist, und ihn vorsätzlich verletzen wolltest.«

»Natürlich wusste ich nicht, dass er Bulle ist! Wobei … Vielleicht hab ich den Drink auch erst geschüttet, als er gesagt hat, dass er ein Cop ist und ich verhaftet werde.«

»Okay. Da heißt es sehr behutsam vorgehen. Sie müssten dir immer noch nachweisen, dass du ihn verletzen wolltest.«

»Soll ich abstreiten, dass ich den Drink geschüttet habe?«

»Nein. Lügen solltest du nicht.«

»Ernsthaft?«

»Hast du denn auf ihn gezielt?«

Shirin schnaubte. »Was weiß ich? Ich war angepisst. Vielleicht wollte ich auch nur, dass er sich schlecht fühlt, weil er mich reingelegt hatte. Natürlich wollte ich ihn nicht verletzen. Ich hab das Glas auch eher auf dem Tisch zerschlagen.« Sie knallte ihren Kaffeebecher so fest auf unseren Tisch, dass Patty und ich zusammenfuhren.

*

Ein paar Tage später kam Auntie Shirin nach Hause, setzte sich noch im Mantel aufs Sofa und legte ihre Stiefel auf die Kissen, ohne zu bemerken, dass der Couchtisch weg war.

Zumindest kommentierte sie es nicht. Als sie eine Zigarette herauszog, schüttelte ich nur den Kopf.

»Wir trinken Tee mit Ali Lufti«, sagte sie. »Ich brauche Abwechslung, Spaß, und es sieht aus, als könnte ich dem Tee nicht entrinnen. Ich gebe dir hiermit frühzeitig Bescheid, Bita. Wie sieht's nächste Woche aus, kannst du mal deinen Kalender checken?«

»Aber nur dieses eine Mal, okay?«, sagte ich. »Wie wär's mit Mittwoch um fünf?«

*

»Das einzige Wort, das wir heute nicht sagen dürfen, ist *du weißt schon was*«, sagte ich, nachdem wir uns den ganzen vorigen Abend mal wieder durch die einschlägigen Urteile gewühlt hatten.

»Das persische Wort für süß?«, fragte sie. Das hatte ich ihr beigebracht.

»Zumindest ein paar Stunden, ich flehe dich an.«

Patty hatte den Coffeeshop in Latzhosen und mit einem hohen, groben Beanie auf dem Kopf betreten. Wir sahen uns jetzt öfter als je zuvor. Und selbst wenn der Hauptgrund dafür Shirin war, war es trotzdem gemeinsame Zeit. Seit ich aus Aspen zurück war, testeten wir uns durch alle Pancakes der Stadt.

»Die hier sind mit Neunkorn-Mehl und haben den Durchmesser einer großen Bratpfanne«, zitierte ich aus der Karte.

»Klingt, als könnten wir uns einen teilen?«, schlug sie vor.

Als der Pfannkuchen dampfend heiß aus der Küche kam, wusste sie ohne zu fragen, dass ich ihn mit Butter und der hausgemachten Brombeermarmelade wollte. Ich atmete das nussig-fruchtige Aroma ein, während sie mit einem großen Messer Marmelade auf unserem Pfannkuchen verstrich und ihn in zwei, vier und schließlich acht Teile schnitt. Ich griff nach der Gabel, öffnete den Mund, schloss die Augen.

Die Konsistenz war die beste, die ich je bei einem Pfannkuchen gekostet hatte, außen knusprig, innen fluffig weich. Der Weizengeschmack war so intensiv, als stünden wir in einer alten Kornmühle, die Marmelade war leicht herb. Als ich die Augen öffnete, sah ich, dass auch Patty mit geschlossenen Lidern kaute. Während wir aßen, redeten wir über unsere Lieblingsschauspielerinnen – Ally Sheedy, Penelope Cruz –, über *Foxfire*, *High Art* und Dana Scully. Über lustige Wörter wie »Zinfandel« oder »Boogaloo«. Unsere Lieblingsblumen.

»Fuchsien. Unsere Nachbarin hatte welche, als ich noch klein war«, sagte ich. »Sie war so eine richtige Gartentante mit grünen Handschuhen, Sonnenhut und Heckenschere. Sie hatte Sachen im Garten, die es in L.A. sonst nirgends gab. Die Fuchsienblüten sind so runtergebaumelt wie pinklila Ballerinas.«

»Sie klingt badass.« Patty führte einen anmutigen Tanz auf ihrem Stuhl auf, fuchtelte mit den Armen wie Edward mit den Scherenhänden, und wir mussten beide lachen.

*

Ali Lufti wohnte auf der Upper East Side, nicht weit von dem Beerdigungsbistro.

Wir hielten vor dem Haus, einem dieser gedrungenen, immer gleichen Vorkriegsgebäude, in denen Menschen mit Geschmack und Kultur leben. Ich wusste nie, auf welchen Krieg sich dieser Maklerterminus eigentlich bezog, nur dass er die Bewohner der Häuser als vollwertige Mitglieder bestimmter New Yorker Kreise auszeichnete. Um hier zu wohnen, musste man Vorstellungsgespräche absolvieren, sich den richtigen Hund vom richtigen Züchter anschaffen, solche Sachen. Geld war nur eine Voraussetzung von vielen.

Wir stiegen aus dem Taxi, und Auntie Shirin zündete sich eine neue Zigarette an.

»Muss das sein? Mir ist eiskalt«, sagte ich.

Sie runzelte die Stirn, warf die Kippe aber auf den Boden und trat sie aus. »Scheint, als hätte er es zu was gebracht. Der Scherz geht wohl auf unsere Kosten. Es hieß ja, dass er erfolgreich ist, aber ich dachte, erfolgreich für einen Chauffeur, mehr so Etagenwohnung am Highway.«

»Was macht er noch mal?«, fragte ich und sah mich um. Die Straße war zu ruhig. Eine einzelne Hausangestellte in Uniform lief vorbei, in der Hand eine Einkaufstüte von Hermès.

Shirin ignorierte meine Frage und ging lächelnd auf den Pförtner zu. Ohne sich nach unseren Namen zu erkundigen, wies er uns den Weg zum Aufzug am Ende des Marmorflurs. Ich konnte nachvollziehen, warum man sich hier wohlfühlte.

Ein dünner Fahrstuhlführer im Anzug schloss die schwere Tür und das dahinterliegende Schiebegitter und setzte sich auf einen winzigen Hocker in der Ecke. Bei »P« für Penthouse schob er die Tür wieder auf, und wir traten auf einen luxuriösen Teppich.

»Welche Nummer?«, fragte ich.

»Hier gibt es nur eine Partei, Dummerchen«, sagte Shirin. Wir stehen quasi in seinem Flur. Ich fasse es nicht, Bita. Warum hat sich das nicht bis in den Iran durchgesprochen? Gut, er bewegt sich in anderen Kreisen.«

Wir starrten auf die Flügeltür am Ende des Raums. Sie war aus einem satten, dunklen Mahagoniholz und wurde von zwei Löwenskulpturen flankiert, die aussahen wie aus purem Gold.

Die Tür öffnete sich, dahinter stand ein Hausmädchen in voller Montur, aber barfuß auf Marmor. Noch mehr Marmor. Sie hatte gepflegte Füße und trug makellosen rubinroten Nagellack. Sie bat uns herein und wies uns an, ebenfalls die Schuhe auszuziehen. »Sie können sie dort abstellen«, sagte sie und deutete auf einen Schrank hinter der Tür.

Shirin schnaubte abschätzig, streifte aber ihre Louboutin-Stiefel ab. Das Hausmädchen hielt uns ein Paar blaue Plastiküberschuhe hin, die aussahen wie kleine Duschhauben. »Ziehen Sie gern die hier über.«

»Nicht im Ernst«, sagte Shirin.

*

Ali Lufti saß in einem Zimmer, das aussah, als wäre es für einen Prinzen entworfen worden, allerdings von einem verrückten Professor. Alles war voller Gold, Tapeten, Kristallkronleuchter und Spiegel. Am Boden lag der größte, erlesenste Perserteppich, den ich je gesehen hatte. Lange Brokatvorhänge schirmten den Raum von der Außenwelt ab wie einen Kokon. An den Wänden hingen Dutzende verwitterte Landkarten. Auf einem Tisch drängten sich Phiolen und beschriftete Petrischalen, Mikroskope, Waagen und Messbecher. Ein anderer war voll mit Blaupausen, stapelweise Notizbüchern und Bahnen von Druckerpapier, die alte Sorte mit den perforierten, gelöcherten Rändern, ganze Berge davon.

Ali saß im Schneidersitz und barfuß auf einem Samtsessel, trank Orangensaft aus einem hohen Glas, den Rücken gerader als ein Bügelbrett, und blätterte im *Wall Street Journal*. In einem Kristallaschenbecher qualmte eine Pfeife. Ich schaute auf meine blauen Überschuhe und dann auf seine nackten Füße. Sie erinnerten mich an meine eigenen, lang und schmal. Eine künstlerische Aura umgab ihn. Wie Maman Elizabeth. Nur dass er sich dieses Traumleben leisten konnte.

Ich linste zu Auntie Shirin hinüber, aber sie sah mich

nicht an. Auch sie betrachtete Alis Füße. Als wir uns näherten, hob er den Kopf und stellte den Orangensaft auf den Tisch. Setzte ein breites Lächeln auf. Nach der Begrüßung, minutenlangen Luftküssen und überzogenen Komplimenten, nahmen wir Platz. Er auf seinem Samtsessel, wir auf einem großen fransengesäumten Sofa. Während er redete, grub er die Zehen in den Teppichflor. Ich versuchte, mir die Details einzuprägen, sog den süßen Pfeifenrauch ein.

Er bot uns Orangensaft aus dem großen Krug an, und wir erhoben unsere Gläser und tranken. Als er das Glas wieder abstellte, waren seine Oberlippe und die Spitze seines Schnurrbarts nass. Er führte eine weiße Serviette zum Mund und tupfte ihn sich ab, sachte, aber schnell, und als er die Hand wieder sinken ließ, war sein Lächeln zurück. Ich hatte noch nie jemanden so seinen Mund abwischen sehen außer Maman Elizabeth. Ich wollte gerade den Mund aufmachen und ihm das mitteilen, als er sagte: »Meine Lieben, wie schön euch wiederzusehen.«

Ich spürte, dass auch Shirin etwas sagen wollte, sich aber, ganz untypisch, zurückhielt.

»Ich habe mich gefragt«, setzte ich an und räusperte mich. »Arbeitest du noch als Jurist? Oder bist du zu beschäftigt mit …« Ich sah mich um und rang um eine Formulierung.

Shirin rammte mir die Fingernägel in die Seite. »Komm schon, Bita. Damit musst du doch Ali Lufti jetzt nicht langweilen«, sagte sie. Ich stieß ihre Hand weg.

»Nein, nein, schon gut«, sagte er und streckte die Beine aus. »Büroarbeit liegt mir nicht mehr. Das ganze Spiel. Hab es noch nie. Ich bin unter den Karosserien von Autos aufgewachsen. Ich habe Motoröl gekostet, bevor ich den ersten Schluck Tee bekommen habe. Wirklich wahr.« Irgendwie war sein Lächeln liebenswert. Seine Augen funkelten. »Ich bin schon als Baby in Schwierigkeiten geraten.«

»Aber wie kannst du dir dann so ein Leben …?«, sagte ich und versuchte, mich nicht im Zimmer umzusehen.

Shirin warf mir einen finsteren Blick zu.

»Ha!« Er richtete den Finger auf Shirin. »Ich habe hart gearbeitet, für deine Mutter. Sie hat mich auf die Uni geschickt, dafür bin ich ihr dankbar. Vorher hatte ich große Ideen – politische Visionen für den Iran. Aber natürlich habe ich auch gelernt, wie man einen Topf voller Geld anlegt. Wenn man die Grundlagen einmal verstanden hat, ist es wie Autos reparieren. Und was sollte ich auch anderes machen, nachdem die Mullahs uns unseren Iran gestohlen hatten? Meine ganze Philosophie war für die Katz. Stattdessen sind wir hierhergeflohen. Was blieb da noch außer Geldverdienen? Glaubt ihr, diese Amerikaner hätten sich sonst für einen alten Iraner wie mich interessiert?«

Auf dem Tisch neben ihm entdeckte ich ein Buch mit einem Foto von George W. Bush auf dem Cover.

Er folgte meinem Blick. »Du magst ihn nicht«, sagte er.

»Er ist ein Kriegstreiber, der sich hinter Religion und Naivität versteckt«, sagte ich.

»Bita!«, fuhr Shirin mir über den Mund. »Hör zu, Ali Jun. Wir – ja, das gilt auch für Bita – wollen dir nicht deine Zeit stehlen. Du fragst dich sicher, was der Anlass für unseren Besuch ist.«

»Anlass? Wir sind doch alte Freunde.«

»Natürlich«, sagte Shirin. »Außerdem wollten wir … Ich war neugierig, wie …«

»Shirin Jun«, sagte er, und die Leichtigkeit wich aus seiner Miene. Er senkte ein paar Sekunden den Kopf und blickte dann jäh wieder auf. »Ich habe gerade meine Frau verloren. Ja, nach achtzig Jahren ist das weniger traurig, eher die Erfüllung einer Sehnsucht. Auch ich alter Knabe würde den Tod nicht verschmähen. Aber wisst ihr, ich habe immer gedacht, ich würde im selben Moment sterben wie Parvaneh.«

»Das glaub ich dir nicht!«, sagte Shirin. »Unmöglich. Menschen sind egoistisch. Da bist du keine Ausnahme. Jeder will übrig bleiben. Die Oberhand behalten, das letzte Wort. Sich wie der Gesündere, Stärkere fühlen. Ist es nicht ein gutes Gefühl, noch auf den Beinen zu sein?«

»Ach, ich weiß nicht.« Er legte zweifelnd den Kopf schief. »Khob. Vielleicht ein bisschen.«

»Hält dich dein Dienstmädchen mit den charmanten Füßen auf Trab?«, fragte Shirin.

»Na kher, nichts dergleichen«, sagte er.

»Du hast dich auf der Beerdigung seltsam benommen. Also, kein Wunder, es war schließlich die Beerdigung deiner Frau, aber dieses ganze Gerede über meine Mutter … Du hast sie eine Prinzessin genannt. Und was war das mit den Fotos von mir, die du angeblich hast? Warum sollte sie dir so etwas schicken, wenn das zwischen euch nur ein kleiner Kindheitsschwarm war?« Shirin nippte an ihrem Saft.

Ali Lufti lächelte. »Da könnte ich euch genauso gut fragen, was ihr auf Parvanehs Beerdigung wolltet?«

»Ich hab doch schon gesagt, ich wollte meinen Respekt zollen. Ist das etwa verboten?«

»Und dafür der ganze Weg aus Houston?« Er zog die Augenbrauen hoch.

»Ich bin geschäftlich hier.« Shirin warf mir einen Blick zu, der so viel sagen sollte wie: Grätsch mir jetzt bloß nicht dazwischen.

»Ah, verstehe. Nein, natürlich, du wolltest nur der Frau des Mannes, der früher einmal für die Familie deiner Mutter gearbeitet hat, deinen Respekt zollen. Machst du das auch bei den Kindern eurer ehemaligen Köche und Dienstmädchen? Erinnerst du dich überhaupt noch an ihre Namen?«

»Na gut, Agha Lufti. Vielleicht dachte ich, du könntest mir etwas über meine Mutter erzählen.«

»Dann hattest du also doch einen Hintergedanken. Eine Agenda, wenn man so will.«

»Ja, meinetwegen.«

»Schön. Ich bin froh, dass du es zugibst. Warum fragst du sie nicht einfach, die große Elizabeth? Kennst du sie nicht viel besser als ich? Wer bin ich schon?«

»Ich kenne sie schon mein ganzes Leben, und sie hat nie mit mir darüber gesprochen.«

»Worüber?«

»Das weißt du genau. Tu doch nicht so verklemmt.«

»Dito, Shirin Jun.«

»Ein paarmal habe ich gedacht, ich hätte da was in ihrem Gesicht gesehen, wenn dein Name erwähnt wurde.«

»Weißt du, Shirin, meine Liebe, du musst begreifen, dass die Menschen damals nicht immer ihren Herzen folgen konnten.«

Shirin lachte. »Natürlich nicht. Aber deswegen haben noch längst nicht alle vom Sohn ihres Chauffeurs geträumt, oder?«

»Das stimmt.« Er verschränkte die Arme.

»Was hast du ihr angetan, Ali Jun?«, fragte sie, lauter jetzt.

»Angetan?« Er sah Shirin an. »Was ist das für eine Frage, Shirin? Weißt du nicht, dass wir eine Beziehung hatten? Ist das nicht offensichtlich?«

»Eine Beziehung? Als ihr Kinder wart?«

Ali Lufti lachte. »Ja, könnte man so sagen. Aber wie geht es meiner lieben, armen Elizabeth? Wie ich höre, hat sie Kummer. Stimmt das?«

Shirin überging seine Frage. »Raus mit der Sprache. Sonst suche ich dich im Schlaf heim, das schwöre ich dir bei Bitas Leben, Agha Lufti.«

»Also gut, Shirin Jun«, sagte er. »Wir haben uns in unserer Jugend ein paar Jahre getroffen, ja. Und dann noch ein paar Jahre, als wir beide schon verheiratet waren. Ich wollte meine liebe Parvaneh nie hintergehen. Hier in Amerika würde man es wohl eine Affäre nennen.«

In diesem Moment stand Shirin mit dem Orangensaft in der Hand auf und kippte ihn Ali Lufti ins Gesicht.

Fassungslos saß ich da und sah zu, wie ihm der Saft von der Wange tropfte.

*

Nachdem wir Ali Luftis Haus verlassen hatten, ich unter Entschuldigungen an ihn und seine Hausangestellte, Shirin unter obszönen Flüchen, standen wir wieder auf dem Gehsteig.

»Ist das jetzt dein Ding, Getränke auf Leute zu schütten? Was zum Teufel stimmt denn nicht mit dir?«, fragte ich und ließ sie unter dem Vorwand, ich müsste noch lernen, auf der Straße stehen. Ich brauchte Abstand.

Immer, wenn ich mit Jamie sprach, passierte zweierlei: Ich lernte mich selbst besser kennen, und meine alte Welt erschien mir plötzlich fadenscheinig und fake. Sie fiel langsam auseinander – und Shirin sah es nicht, oder es war ihr egal. Ich war ein Teil dieser Familie. Gleichzeitig war ich ein eigenständiger Mensch. Ich lief in der Kälte nach Hause und musste an unsere letzte Sitzung denken.

»Worauf basiert sie denn, meine angebliche Familie?«, hatte ich Jamie gefragt. »Auf einem Land, das es nicht einmal mehr gibt. An das ich mich nicht erinnere. Würden meine Vorfahren mich überhaupt als eine von ihnen erkennen? Eine schöne Wohnung und eine teure Handtasche sind keine echte Verbindung zur Vergangenheit.«

»Haben Sie nicht mal erwähnt, dass Ihre Großmutter Chanel liebt?«, scherzte Jamie sanft. »Wichtig ist doch, was

Ihnen etwas bedeutet. Was Sie für eine Beziehung zu dieser Handtasche haben. Was sie für eine Aura hat.« Zu mehr Esotalk als in diesem Gespräch über Haute Couture ließ sie sich selten hinreißen.

»Ich habe mir in letzter Zeit ein paar ernsthafte Fragen gestellt. Wenn ich selbst Geld verdienen müsste, würde ich dann mit Shirin in den Urlaub fahren? Würde ich mein Leben dann so weiterführen? Vielleicht ist es mir schon zu sehr in Fleisch und Blut übergegangen, um noch etwas ändern zu wollen.«

Jamie hatte genickt und gesagt: »Das sind alles spannende Fragen, Bita. Aber ich möchte, dass Sie mal darüber nachdenken, warum Sie glauben, dass Menschen, die Geld verdienen müssen, anständigere Entscheidungen treffen. Vielleicht sind sie auch nur ehrgeiziger, oder hungriger.«

Ich blieb an einem Kaffeestand stehen und bestellte einen Milchkaffee mit zwei Päckchen Zucker. Ich umfasste den warmen Becher mit dem vertrauten blau-weißen griechisch inspirierten Design und dem Schriftzug: *We are happy to serve you.* Ich zog den Plastikdeckel ab und trank.

Zu Hause legte ich mich in mein Bett, das Shirin natürlich nicht gemacht hatte. Das erhöhte Prinzessin-auf-der-Erbse-Bett, zu dem sie mich vor ein paar Jahren überredet hatte. »Du brauchst ein richtiges Bett mit einem richtigen Kopfteil«, hatte sie gesagt. Sie würde mich umbringen, wenn sie wüsste, dass ich mich hineingelegt hatte und sie später in meinem Schweiß schlafen musste. Es war mir egal.

SHIRIN

»Sie hat uns hintergangen. Die Frau hat Nerven! Predigt von Sicherheit, einer guten Partie und Ansehen, und was macht sie?«, fragte ich. »Lässt sich auf eine schmutzige Affäre mit ihrem Chauffeurjüngling ein! In den Augen dieser Perser gibt es nichts Erbärmlicheres, als sich in einen Angestellten zu verlieben, vor allem als Frau! Kein Wunder, dass sie mich stürzen wollen.« Ich blätterte so energisch durch meine *Cosmopolitan*, dass ein leichter Windhauch entstand.

»Wovon redest du? Niemand will dich stürzen, was auch immer das heißen soll. Du bist paranoid«, sagte Bita.

Ich verzog das Gesicht. Bita wusste nichts von dem Gespräch, das ich im Mezzaluna belauscht hatte, also konnte ich mich in diesem Punkt nur schlecht verteidigen. Aber letzte Woche hatte mich Nasreen, Maman Elizabeths beste Freundin, aus Teheran angerufen. »Shirin Jun.« Ihre Stimme klang wie Katzenjammer. »Was wird da über deine Familie geredet? Ich höre hier jeden Tag ein anderes Gemunkel. Erst bist du in den Nachrichten, dann in einem Magazin, dann im Gefängnis? Es heißt, du hättest den Familiennamen ruiniert. Wie kommen die denn dazu, so etwas zu behaupten?«

Ich konnte ihr breites Grinsen aus 6000 Meilen Entfernung spüren. Das kräftige Kinn und die scharfen Augen. Sie genoss das alles. Ich befahl ihr, ja den Mund zu halten. Ein Wort zu Mommy, und ich würde persönlich die Islamische Republik anrufen und sie als Ungläubige denunzieren.

Bita und ich saßen im leeren Wartebereich des Salons, es roch nach Desinfektionstüchern und billigen Haarprodukten. Aus der Stereoanlage tönte *Take On Me* von A-ha. Natürlich gefolgt von *Rio*. Ein guter Salon spielte Songs, die wir alle kannten, um uns zu entspannen, uns einzulullen, Songs, die man hirnlos mitsummen konnte. Bestimmt würden wir später auch noch in den Genuss von *Say You, Say Me* und *Lady In Red* kommen. Den nächsten Song zu erraten war meine Superkraft. Ich hatte das im Blut. Wie lange, zum Teufel, sollten wir hier eigentlich noch warten?

Zur Ablenkung riss ich die Seiten mit den »fünf besten Strategien, die Männer in deinem Leben zum Winseln zu bringen« aus dem Magazin, auch wenn ich den Text selbst hätte schreiben können, faltete sie zusammen und steckte sie in meinen ledernen Shopper.

Meine Nichte saß nur da, überflüssig wie ein Kropf. Typisch.

»Bita«, sagte ich. »Rede mit mir. Wenn du mich begleitest, unterhalt dich gefälligst wie ein anständiger Mensch. Kannst du fassen, dass deine Großmutter ihren Ruf für einen billigen Kick ruiniert hat? *Unseren* Ruf?«

Der Kropf schaute weiter in seine Zeitschrift, *Salon Times* oder irgendetwas in der Art, mit zehn grässlichen schrägen Bobs auf jeder Seite. Ich wusste, dass sie darüber nachdachte, was ich in Aspen gemacht hatte und was mir passieren könnte. Ruf hin oder her, ich begriff langsam, warum Elizabeth so eine grottige Mutter war: Sie war eine liebestolle Idiotin gewesen. Die stumme Bita saß da und überlegte, was sie Kluges erwidern könnte. So war sie, hielt sich zurück, weigerte sich, ihre ungefilterten Gedanken zu teilen. Ganz anders als ihre liebe Tante. Ich stöhnte laut genug auf, um sie hochschrecken zu lassen. Sie stierte mich aus ihren großen, dummen Augen an.

»Schön, dann sag eben nichts. Willst du die Wahrheit hören, Bita? Ich beneide sie. Sie haben ›Nein‹ gesagt, und sie hat gesagt: ›Leckt mich.‹ Ich meine, ist das zu fassen?« Ich lachte, streckte schwungvoll die Beine aus, stellte sie in Pose, wie um sie zu bewundern. Ja, sie waren glänzend und makellos, keine Spur von Besenreisern, aber ich war gerade nicht in Stimmung.

»Aber hat das nicht auch was Befreiendes für dich?«, fragte Bita schließlich. »Ich meine, vielleicht schadet es ja nicht, mal die Zügel aus der Hand zu geben? Das nimmt doch auch ein bisschen Druck raus, oder nicht?« Sie lächelte, als ob ich ihr dafür – ding! – einen Gütestempel aufdrücken müsste. Keine Chance.

»*Befreiend? Zügel aus der Hand geben?* Was für ein Bullshit. Nein, eigentlich beneide ich sie doch nicht. Sie hat es nicht durchgezogen. Sie hat sich trotzdem nicht genommen, was sie eigentlich wollte, und das hat sie an uns ausgelassen«, sagte ich. »Und was verstehst du bitte davon, die Zügel aus der Hand zu geben? Du bist ungefähr der größte Kontrollfreak, den ich kenne!«

Bita warf mir einen ihrer selbstgerechten Blicke zu und seufzte. Wenn ich doch nur genauso klar sehen könnte wie sie! Natürlich hatte Mommy es nicht durchgezogen. Dann kam mir plötzlich ein schrecklicher Gedanke. »Und wenn sie schwanger geworden ist? Was wenn … Was wenn er mein richtiger Vater ist? Vielleicht bin ich … o Gott … halb Chauffeur?«

»Ja, daran habe ich auch schon gedacht.«

»Was? Wie kannst du dasitzen und so was denken, ohne es auszusprechen? Nein, das ist unmöglich. Absolut ausgeschlossen. Undenkbar. Du verstehst das natürlich nicht. Nein. Das darf nicht sein. Daddy war ein Geschäftsmann, sein Vater war ein, tja, keine Ahnung, das weiß zum Glück niemand. Jedenfalls etwas anderes als ein Angestellter. Und sie? Dachte sie, sie kommt damit durch, ohne Konsequenzen?«

»Woher willst du wissen, dass es keine Konsequenzen hatte?«, fragte Bita. »Und okay, wenn du meinst, dann ist es eben unmöglich. Zumindest unwahrscheinlich.« Sie ließ ihre Zeitschrift sinken, verschränkte die Arme.

Ich kochte vor Wut. »Und dann hat sie die Nerven, Houman zu erklären, er käme aus einer zweifelhaften Familie. Zweifelhaft! Eine Stufe unter uns. Ha. Überraschung! *Ich* bin die Zweifelhafte – potenzieller Bastard eines Chauffeursohns. Und jetzt, wo Parvaneh ins Gras gebissen hat, kannst du einen drauf lassen, dass die Geschichte die Runde macht.« Ich schüttelte den Kopf. »Diese Information über Mommy ist eine Atombombe. Dafür werden wir für immer in Erinnerung bleiben. Wir sind ein Witz. Schluss, Ende.« Ich stupste sie an, eine ganz sanfte Berührung, die noch nicht einmal die Bezeichnung Stupser verdient hatte, aber sie hielt sich den Arm, als hätte ich sie schwer verletzt.

»Und wenn diese Affäre sie über Wasser gehalten hat? Vielleicht haben sie sich ja wirklich geliebt? Oder ist es dir wichtiger, was irgendwelche Fremden denken könnten?«

»Was glaubst du denn?« Ich schnaubte. »Und was sollte die Leier von wegen ›Wie ich höre, hat sie Kummer‹? Ist da noch mehr? Hast du Mommy was von Aspen erzählt? Wenn du das gemacht hast, dann schwör ich dir …«

»Allo, allo, dokhtar-am!«, drang eine Stimme aus einem der Behandlungszimmer. Bita und ich sahen uns an und verdrehten in einem zeitweiligen Waffenstillstand einhellig die Augen. »Entschuldige, Schätzchen, dass du hier wegen mir versauerst«, sagte die Frau, die jetzt geräuschvoll in ihren Dr.-Scholl-Clogs angetrippelt kam. »Ahhhh! Shirin Jun, wiiiillkommen. Bita hat mir gar nicht gesagt, dass du auch da bist!« Nach unendlichem Getrippel stand sie schließlich vor uns, die Hände in die Hüften gestemmt, und sah Bita an wie ein ungezogenes Kind. »Na, schon gut. Shirin! Es ist immer eine Freude, dich zu sehen. Was macht Houston? Du hast bestimmt alle Hände voll zu tun mit deinen ganzen hochkarätigen Gerichtsverfahren! Bitte verklag mich nicht, oh-kay? Nah baba! Und wie geht es unserem hübschen Houman Jun? Er bringt mich jedes Mal so zum Lachen, wenn er hier ist, um sich seinen … Pssst! Keine Sorge. Ich muss ihm immer versprechen, nicht zu plaudern. Ich verstehe, in welcher Zwickmühle die Männer heute stecken. Sie wollen gepflegt sein, aber nicht verweichlicht wirken. Zoreh weiß Bescheeeeid.« Sie zog den Bauch ein und stopfte sich das tief ausgeschnittene, an ihren ledrigen Brüsten klebende Shirt noch tiefer in den Schritt.

So hieß sie also. Zoreh. Sie dehnte das letzte Wort jedes Satzes, als wäre es ein Kaugummi, von dem ihre Stimme nicht mehr loskam. Ich las zwischen den Zeilen. Sie zog die Augenbrauen hoch und ließ sie wieder fallen, machte einen auf unschuldig. Sie sagte: Ich bin vielleicht eine Kosmetikerin mit Drogeriehaarfarbe, zu viel Make-up und ohne BH, aber ich bin trotzdem besser als du, weil ich nicht in dieser Drecksstadt mit dieser Dreckskultur lebe, nicht so einen eitlen Mann habe und nicht wegen versuchter Prostitution festgenommen wurde, was auch immer wirklich dahintersteckt, wobei wir natürlich beide wissen, dass du mir immer überlegen sein wirst. Immerhin habe ich hier einen Abfalleimer voll mit deinen ausgerissenen Schamhaaren. Und das alles nur wegen unserer Vergangenheit im Iran. Mit jedem Jahr seit der Revolution wird euer Einfluss auf uns kleiner.

Natürlich schloss ihre Verachtung für mich auch Houman mit ein. Den hatte ich schon ganz vergessen. Diese Frauen waren nicht blöd. Sie kannten solche Typen – reiche, pseudo-esoterische, nahöstliche Womanizer, die gleichzeitig *The Secret* und Lee Iacocca zitieren und sich für die Wiedergeburt von Aristoteles halten. Die allen Frauen in ihrem Leben – Hausmädchen, Friseurin, Schwester, Prostituierte, Ehefrau – ihr Geschwafel von grenzenloser Positivität um die Ohren hauen, um ihnen vorzugaukeln, dass die Gierigen eigentlich die Guten sind. Als ob wir alle, um unser Leben »voll und ganz auszukosten«, wie es so schön heißt, einfach nur an uns glauben müssten. Die schlimmste Art von Mann. Zumindest darin waren wir uns einig.

»Hallo, Zoreh Jun. Uns geht es wirklich gut.« Ich schenkte ihr mein bestes müdes Lächeln. »Aber ich muss schon sagen, du hast uns jetzt lange genug warten lassen. Und dann auch noch ohne einen lumpigen Tee. Stell ein paar Putzfrauen ein, dann musst du nicht selbst auf dem Boden rumkriechen«, sagte ich. Ich hatte meine Zeit schließlich nicht gestohlen.

Ich hielt nach einer Reaktion Ausschau, nach einem Anzeichen von Ärger. Aber manche Gesichter können Emotionen gut verbergen, die reinste Steinmauer, ganz ohne Botox. Da braucht es ein Passwort mit achtzehn Zeichen, um an die Wahrheit zu kommen. Na ja. Ich wusste ja, dass sie mich hasste und mich in diesem verdammten Behandlungszimmer würde leiden lassen, und ich freute mich darauf. Ich hatte es verdient. Warum auch nicht? Besserwisserische Diva, die ich bin. Denkt ihr, das ist mir nicht klar? Pah. Natürlich ist es das, und ich dachte mir, ja, gib's mir, lass mich leiden. Reiß meine Haut in Fetzen. Mach mich nackt, Baby. Vielleicht kann ich so für eine Stunde den ganzen Scheiß vergessen.

Ich stand auf, strich meine Kleider glatt und wandte mich an Bita. »Komm.«

»Nein, danke, ich warte einfach hier draußen.«

»Auf gar keinen Fall«, sagte ich. »Los. Verbring ein bisschen Zeit mit Auntie. Female Bonding, schon vergessen?

Ich bin nicht den ganzen Weg von Houston hergeflogen, um so vernachlässigt zu werden.« Ich lächelte. »Ich weiß, dass deine Mommy dich immer mit hierhergenommen hat. Angefleht hast du sie. Wir können ja so tun, als ob. Ich kann deine Mommy sein. Du weißt, dass ich keine Tochter habe, mit der ich so was machen konnte.«

»Hör einfach auf, Auntie«, sagte Bita, folgte mir aber brav in die weiße Box. Warum kann man diese Behandlungszimmer nicht ansprechender gestalten? Ein bisschen Kunst an die Wände, etwas Französisches mit Klasse. Einen Druck von Degas, eine Ballerina. Ich sah mich um. Weißer Tisch, schmutziges Handtuch mit bräunlichen Wachsflecken. Ein vergilbter Werkstatt-Kalender von 2003 mit der Großaufnahme eines Motors. Bah! Diese Mechaniker verfolgten mich. Eine stehen gebliebene Wanduhr. Sie versuchte es wirklich nicht einmal. Der Zeitschriftenständer war bis auf ein paar lumpige Gratisbroschüren leer.

»Ich hab mein eigenes Handtuch dabei«, sagte ich und drückte Zoreh eins von Bitas Badetüchern in die Hand, faltete die Papiertüte zusammen und steckte sie in meinen Shopper. »Ich hole mir keine Läuse, oder Gott weiß, was für Kreaturen hier noch in den Ritzen lauern.«

Zoreh schüttelte den Kopf. »Nein, nein, kommt nicht infrage, Shirin Jun. Wir desinfizieren alles, Instrumente, Liege, Handtücher, alles. Wir sind vielleicht nicht das Four Seasons, aber ein besseres Waxing bekommst du westlich des Karun sonst nirgends.« Sie lachte.

Ich lachte auch, hielt ihr aber weiter das Handtuch hin. Sie schaute es an, als wäre es tollwütig, dabei war es makellos sauber, einhundert Prozent feinste türkische Baumwolle. Ich wedelte ihr damit vor dem Gesicht herum und fixierte sie mit meinem Todesblick.

»Okay, okay. Meine Güte.« Sie hob kapitulierend die Hände. Man muss seine Forderungen gegen solche Leute durchsetzen, anders geht es nicht. Ich warf Bita den Kleiderstapel hin, meine La-Perla-Dessous, meine Handtasche. »Pass auf, dass die Bluse nicht knittert, Bita. Leg sie über dich drüber und halt still.« Sie blieb sitzen, jetzt geschmückt mit meinen Gewändern, und wandte sich wieder ihrem Magazin zu.

Nackt, wie ich mich am wohlsten fühle, legte ich mich auf die Liege. Ich war nie verlegen, wenn es um meinen Körper ging, das hatte ich dem ganzen Gezupfe, Gekneife und Geurteile zu verdanken, das meine Mutter an mir vorgenommen hatte, als ich ein kleines Mädchen war. Ich entkam ihrem wachsamen Auge nie. Wenn du einen guten Körper hast, stell ihn zur Schau, aber vorsichtig. Mach dir deine Sinnlichkeit zunutze, aber nur, um dich durchzusetzen, zu bekommen, was du willst. Das sagte sie so natürlich nicht, aber ich beobachtete, wie sie sich bewegte, kleidete, mit Männern sprach. Sogar in der Islamischen Republik machen es viele Frauen noch immer so. Hinter verschlossenen Türen. Draußen funktioniert es über die Augen. Hier in Amerika, keine Chance, hier benutzt niemand seine Augen.

Wenn man bedenkt, dass sie ihren Körper die ganze Zeit für Sex mit einem Chauffeur eingesetzt hat!

Ich faltete die Hände. »Okay, Zoreh, meine Liebe. Mach mir die Bikinizone, aber ordentlich. Ich will nicht, dass es schief wird, und ich will nicht aussehen wie eine Sechsjährige.«

Zoreh nickte. »Nein, nein, so etwas mache ich nicht. Das widerspricht unserer Philosophie.« Sie bildete ein X mit den Zeigefingern, ihre billigen goldenen Armreifen klimperten.

»*Philosophie?*«, wiederholte ich.

Sie nickte. »Wir machen High Back, Low Back, Triangle, V-Strip, Air Strip. Aber niemals Full Monty. Na kher. Da sind wir 110 Prozent dagegen. Absolute Ablehnung. Siehst du?« Sie deutete auf ein Poster in der Ecke. Eine Tabelle mit Zeichnungen von verschiedenen Intimfrisuren, ein roter Kreis mit Querbalken über einer nackten Pussy im größten Kästchen in der Mitte. »Das ist die Speisekarte, Khanum. Du hast die Wahl der Qual.« Sie lachte und ließ ihr Kaugummi platzen.

»Sind wir hier in einer Eisdiele? Bei Baskin-Robbins? 31 Flavours?« Ich setzte mich auf. »Was soll ich nehmen, Bita? Was mit Schnörkeln?«

»Warum nicht ein paar Streusel?« Bita lächelte.

Zoreh griff nach einem Stapel weißer Musselintücher und wedelte mir damit vor dem Gesicht herum.

Ich wehrte ihre Hand ab. »Hör sofort auf. Schluss jetzt, Zoreh Jun! Wie kompliziert kann so eine Pussy denn sein?« Wir lachten alle. Amüsierten uns köstlich.

»Khob, Shirin Jun. Leg dich hin, und ich zauber dir was, woran du dich immer erinnern wirst. Und *er* wird es auch nie vergessen …«

»Okay, schon gut. Du bist ja der reinste Gebrauchtwagenhändler«, sagte ich, legte mich wieder hin, zwang mich, die Augen zuzumachen und atmete den Duft von heißem Bienenwachs ein.

»Und was genau ist in diesem Bild der Gebrauchtwagen?«, fragte Bita prustend.

Ich schlug kurz die Augen wieder auf und warf ihr sicherheitshalber einen meiner berüchtigten Blicke zu. Sie grinste.

Dann kam Zoreh mit ihrem Buttermesser aus Edelstahl auf mich zu, Musselinstreifen auf der Schulter, und das Waxing nahm seinen Lauf. Es gibt Partien, die man kaum spürt, die Waden zum Beispiel. Wenn die dran sind, langweile ich mich und vergesse, wo ich bin. Ich schloss die Augen und spürte, wie mein Geist von der harten Behandlungsliege glitt.

Da fiel es mir wieder ein. »Ich kann es einfach nicht fassen, Bita. Sie schuldet uns doch ein Quäntchen Ehrlichkeit. Ich meine – auuuuuu!«, sagte ich, während ein Stückchen Pelz sich von meinem Knöchel löste. Der Knöchel brannte. Jetzt funkelte ich Zoreh an. »Zoreh Jan, das hat wirklich wehgetan. Wärst du so lieb und holst mir ein Glas Eiswasser? Am liebsten Crushed Ice. Und dann bitte einmal die Generalüberholung.« Ich räusperte mich und sah Zorehs v-förmigen Arsch gemächlich davonwackeln.

»Auntie«, sagte Bita. »Warum bist du zu allen so fies?«

»Hör mir mal zu, Bita, du undankbares Stück. Wir haben nur eine Minute, bis sie wiederkommt. Egal, was ist, wir halten zusammen, als Familie. Wir unterstützen einander. Familie ist Gold wert. Deine Familie ist Gold wert«, flüsterte ich. »Auch wenn deine Großmutter eine Unterschichtenprostituierte ist.«

Zoreh kam mit einer dieser alten weißen Tassen mit Werbeschriftzug zurück. Zumindest hatte sie mir wirklich Crushed Ice gebracht. Ich nahm einen großen Schluck, und Zoreh machte sich direkt wieder an die Arbeit.

»Autsch, Khoda! Zoreh, schalt mal kurz einen Gang runter. Tu einfach so, als würdest du mich nicht hassen!«

Zoreh nickte und tupfte Wachs auf meine Zehen. Sie arbeitete akkurat, was mir Gott sei Dank eine kleine Pause verschaffte. Ich genoss es, diese kleinen Zehenhaare entfernt zu bekommen, das war wie das Sahnehäubchen auf dem Kuchen und ziepte nur ein bisschen. Dann nahm sie mein Bein und riss es unangenehm hoch.

Ich ächzte.

»Du solltest sie einfach fragen«, sagte Bita.

»Einfach fragen?«, schrie ich, nachdem Zoreh einen Streifen zwischen meinen Arschbacken abgerissen hatte, während beide Beine senkrecht in die Luft ragten. »Wir sind hier nicht in der *Cosby Show*, Bita«, zischte ich und warf ihr einen warnenden Blick zu. Wir durften nicht riskieren, dass Zoreh mehr von meinem Dilemma spitzbekam. »Ich muss bald wieder nach Aspen, schon vergessen? Wie soll ich mich um alles gleichzeitig kümmern? Das ist einfach zu viel!«

Zoreh trippelte zu ihrem Töpfchen und rührte das Wachs mit dem Messer um. Ich spürte, dass sie die Ohren spitzte.

»Denk gar nicht dran«, sagte ich und wandte mich dann wieder an Bita. »Hör zu. Mit mir und Mommy wird das nichts. Du fragst ihn. Unter vier Augen. Du kannst mein Schutzschild sein. Er wird es nicht über sich bringen, dir in dein süßes Gesicht zu lügen, du hirnloses Dummerchen.«

Bita sah mich mit den ausdruckslosesten Augen an, die ich je gesehen hatte, stand auf, sodass meine ganzen Kleider auf den widerlichen, mit Muschihaaren übersäten Boden fielen, und ging. Sie war überhaupt nicht hirnlos, meine liebe Nichte. Warum hatte ich das gesagt?

Zoreh schüttelte den Kopf, während sie einen weiteren Streifen von meinem Arsch abriss. »Bah bah bah. Was war das denn für ein Auftritt? Diese jungen Leute hören einfach nicht auf uns, Shirin Jun. Amerika hat sie unverschämt gemacht. Für immer verdorben.«

»Bist du so lieb und hebst meine Kleider auf, Zoreh? Das ist keine Unverschämtheit. Die wissen nicht, was Mut ist, ums Verrecken nicht.«

Zoreh deutete auf meine Bikinizone, und ich zog an der Haut darüber, um sie zu straffen. Das Silberherz an ihrem Halsband schwang hin und her. Sie verstrich ein Messer voll Wachs und pustete kühlend darauf. Ein Wind. Das Wachs verschmolz mit mir, bahnte sich seinen Weg. Ich atmete ein und hielt die Luft an. Ich hörte das Ratschen, wie von einem Reißverschluss, bevor ich das beißende Brennen spürte, aber diesmal war er schlimmer. »Aaaaahh!« Zoreh presste die Hand auf die Stelle, ließ sie dort, bis der Schmerz nachließ.

Als ich die Tür zu Bitas Wohnung aufmachte, saß sie auf dem Sofa und las. Als wäre nichts gewesen. Als wären wir beste Freundinnen. Das Spiel beherrschte ich auch.

»Dann tut es dir also leid?«, fragte ich.

Bita zuckte mit den Schultern. »Gar nichts tut mir leid, ich hab nichts gemacht.«

Meinetwegen. Ich schaute hinaus auf die Skyline von Manhattan, direkt auf das ehemalige World Trade Center. Immer noch eine leere Grube. Was für ein Ort zum Leben, wollte ich sagen. Bita hatte sich hier 2002 zu einem Spottpreis eingemietet, nachdem die Feuerwehr die Lobby des Gebäudes benutzt hatte, um dort Leichenteile zu lagern. Zähne. In ihren verschwendeten Jahren zwischen College und Jurastudium. Niemand wollte sich hier aufhalten. Es war ein Kriegsgebiet. Bita meinte damals, so habe es vielleicht während der Revolution im Iran ausgesehen. Ich lachte ihr ins Gesicht. Die Dimensionen, sie hatte keine Ahnung von Dimensionen. Keine Ahnung, wie Millionen von Menschen in den Straßen aussehen.

Ich drehte mich um. »Okay. Du hast gewonnen«, sagte ich. »Wir fragen ihn gemeinsam. Damit ich weiß, was ich zu meiner verdammten Mutter sagen soll.«

Bita schüttelte den Kopf.

»Hast du nicht wenigstens eine Spur Pflichtgefühl gegenüber deiner Auntie? Hilfst du mir oder nicht?« Ich sah sie herausfordernd an. Am liebsten hätte ich sie geohrfeigt. Geschüttelt. Du verdankst uns deine ganze Existenz. Ohne uns bist du nichts.

»Warum nimmst du nicht Mo mit?«, fragte sie.

»Was hast du denn immer mit Mo? Ich weiß nicht mal, wo er diese Woche ist. Dubai? Du kennst ihn doch. Jettet in der Weltgeschichte herum, konspiriert hinter verschlossenen Türen. Söhne kannst du bei Familienangelegenheiten vergessen. Zum Glück habe ich dich.«

»Okay«, sagte sie. »Ich komm mit. Wenn du mich jetzt in Ruhe lässt.«

»Braves Mädchen.«

*

Ich legte mich in meinem neuen Morgenmantel auf Bitas Sofa. Ich war beeindruckt, wie gut sich das Waxing hielt. Eine ganze Woche und noch keine Stoppeln. Weich, aber nicht vorpubertär. Sie hatte mir die Haare zu einem niedlichen Dreieck geformt. Zoreh war gut. Ich quetschte mir Lubriderm auf die Hand und rieb mir die Oberschenkel ein.

»Auntie?«, rief Bita aus der Küche. »Warum machen wir diese Woche nicht noch einen Termin mit Patty? Eine Strategiesitzung. Die Verhandlung ist am 21. März, nur noch ein Monat. Uns läuft die Zeit davon.«

»Okay. Auch wenn ich mich langsam mit dem Gedanken anfreunde, dass es ganz sexy wäre, ein Ex-Knacki zu sein«, sagte ich und griff nach meinem Weinglas. »Nur schade, dass ich nichts gemacht habe. Nada. Nichts, was in diesem *Caribou*-Schuppen nicht jeden Abend passiert. Nichts, was der schmutzige Bulle nicht wollte.«

»Nur dass es eben eine Falle war«, sagte Bita und setzte sich neben mich.

»Egal. Er wollte mich. Das hab ich in seinen Augen gesehen.«

»Wahrscheinlich musst du dich nur reuig zeigen, dann wanderst du schlimmstenfalls ein paar Wochen ins Gefängnis. Ein Jahr oder zwei, wenn sie dich für den tätlichen Angriff auf den Cop drankriegen. Es ist immer noch Aspen, wie schlimm kann es werden? Vermutlich wird es ziemlich sexy.«

»Ist das jetzt umgekehrte Psychologie? Niemals zieh ich so einen orangenen Overall an. Vielleicht fragen wir mal

Ali, was er meint? Er kennt sich doch in Rechtsdingen aus. Und hat hier offenbar ganz gute Connections. Vielleicht kann er einen Anruf machen, und ich komm mit Sozialstunden davon.«

»Auntie, er war ein politischer Dissident im Iran, und selbst das ist ungefähr dreißig Jahre her. Seit er hier ist, hat er nichts mehr mit Jura am Hut. Ich glaube kaum, dass er was von PR und Publicity versteht. Und bist du nicht sauer auf ihn?«

Ich zuckte mit den Schultern. »Was soll's. Wenn Daddy Ali mir helfen kann, verzeihe ich ihm vielleicht. Diese Landeier werden sich noch umschauen.«

Ich hatte mit ein paar der berühmtesten New Yorker Perserinnen zu Mittag gegessen. Und ich muss sagen, eine lebensverändernde Erfahrung sieht anders aus. Die waren auch nicht besser als die Perserinnen irgendwo sonst. Eigentlich waren sie sogar schlimmer, mit ihren identischen blonden Haarschnitten. Die müssen alle denselben Friseur haben – bestimmt einen schlaksigen, hingebungsvollen Europäer. Wir trafen uns in einem Restaurant in der Nähe des Central Park. »Eventmanagement, wie süß, Shirin. Das läuft hier anders. Seriöser. Wir kümmern uns ausschließlich um Benefizgalas. Unser Beitrag zur Gesellschaft. Hast du wirklich für 5000 Dollar mit einem Polizisten geschlafen? Sollte das eine Performance sein?«, fragten Azar und Soraya und Elaheh. Kein Mucks davon, dass ihre Wohltätigkeitsbälle von ihren Bankerehemännern finanziert wurden. Am Telefon mit Marty und Tony sagte ich: »Vielleicht muss ich mich mit den Jüngeren treffen. Den hippen Kids.« Ich spürte, wie sie den Kopf schüttelten.

*

Ich hatte mich ein bisschen beruhigt und rief Ali Lufti an, der sich sehr freute, von mir zu hören. Das wollte ich ihm auch geraten haben. Ich sagte ihm, Bita und ich müssten ihn noch einmal sprechen. Gründe nannte ich keine.

Weil ein iranischer Mann es nicht auf sich sitzen lassen kann, einer Frau einfach mal das Ruder zu überlassen, lud er uns zum Mittagessen ein. Er bestand darauf. Wir trafen uns in einer französischen Brasserie, *Le Petit Cochon*, einen Block von seinem Haus entfernt. Man hieß Bita und mich willkommen, der Chef de Rang verbeugte sich vor uns, die Kellner in schwarzen Fracks griffen unsere Mäntel mit zwei Fingern und staubten unsere Stühle mit einem Federwedel ab. Ich roch frisches Baguette, Buttersauce. Sie bilden sich so viel auf ihr Bauernessen ein, ihre Frösche und Schnecken.

Ali Lufti saß schon und trank seinen Orangensaft, erhob sich aber, als wir uns näherten. Elegant und korrekt – auch Betrüger können kultiviert aussehen. Mommy hätte dieses Restaurant gemocht. Die französischen oder vermutlich pseudofranzösischen Kellner, die weißen Tischtücher, die Art, wie einem die Weinflaschen präsentiert wurden, als handelte es sich um etwas ganz Exquisites und nicht einfach nur um alte Trauben.

»Eine Runde von ihrem besten Stoff!«, sagte ich, laut genug, dass die Gäste an den Nebentischen sich nach uns umdrehten, und lachte.

»Du bist unmöglich, Shirin«, sagte Ali Lufti lächelnd. »Ich habe mir erlaubt, für euch mitzubestellen.«

»Hör zu«, sagte ich nach ein wenig Geplänkel, einer Viertelstunde oder zwanzig Minuten Unsinn. »Ich glaube, wir verstehen uns. Ich habe die Politik vor langer Zeit an den Nagel gehängt. Wozu der Zirkus? Es spielt sowieso keine Rolle, für wen man ist oder gegen wen, warum also nicht ein bisschen Spaß haben, solange das Blut noch warm ist? *Du* weißt, wovon ich spreche. Ich meine, schau dich an.«

Er lächelte verlegen, schnitt seine Butter in winzige Stückchen und verstrich sie sorgfältig auf drei kleine Scheiben Baguette.

»Aber was soll's. Unsere arme Bita hier steckt noch in ihrer idealistischen Phase. Ich glaube, sie wollte dich etwas fragen. Ich bin sicher, es ist nichts weiter, aber …«

Bita, wie immer zu nichts zu gebrauchen, räusperte sich und sah weg.

»Jetzt hat sie ihre Zunge verschluckt«, sagte ich. »Gut, dann erst eine kurze Frage von mir. Ich habe da eine kleinere Gerichtsangelegenheit in Aspen, um die ich mich kümmern muss.«

Er nickte. »Ich liebe Aspen. Die Berge, wunderschön. Ja, meine Liebe, die kleine Angelegenheit ist mir zu Ohren gekommen. Ich gehe davon aus, du hast das unter Kontrolle?«

Ich schnitt eine Grimasse. »Die Leute haben in letzter Zeit wohl nichts Besseres zu tun, als über Nichtigkeiten zu tratschen. Du hast doch in deinem Leben schon so einiges erlebt. Weit Schlimmeres als diese pikante kleine Episode. Meinst du nicht, dass die Perser das Ganze am Ende positiv sehen werden? Dass mich das in gewisser Hinsicht *en vogue* dastehen lässt? Als Opfer sozialer Ungleichheit, Beschützerin der Prostituierten? My body, my choice?«

Er schüttelte den Kopf. »Vielleicht wenn du zwanzig wärst, Schätzchen. Aber selbst dann würde ich dir dringend raten, an deine Familiengeschichte zu denken und mit der gebotenen Vorsicht vorzugehen.« Ich hatte versucht, das große Ganze im Auge zu behalten, aber er dachte an das große Ganze des großen Ganzen. Vielleicht war der Typ doch nicht komplett von Gestern. »Hör zu«, fuhr er fort, sah erst mich an, dann Bita. »Lassen wir Aspen kurz beiseite. Es war unsensibel von mir, davon auszugehen, dass du meine Beziehung mit Elizabeth einfach so hinnehmen würdest. Ich alter Narr. Shirin, ich habe über die Jahre viel von dir gehört. Aber jetzt, wo ich dich etwas besser kennengelernt habe, ist mir klar geworden, dass dir diese Geschichten nicht gerecht werden.«

Ich schnaubte spöttisch. »Ach bitte. Hör schon auf, Agha Lufti. Ich mache einfach die eine Sache, in der ich gut bin.«

Er schüttelte den Kopf. »Das stimmt nicht, Shirin. Und nenn mich nicht Agha. Das gilt für euch beide. Das ist viel zu förmlich. Bita, Schätzchen, was kann ich für dich tun? Ich bin hier, um zu helfen. Unser letztes Treffen ist nicht gerade ideal verlaufen«, sagte Ali Lufti. »Mehr Wein?« Er hob den Kopf, und sofort kam ein Kellner angedackelt und goss von dem Wein nach, der direkt vor Alis Nase stand.

Ich sah Bita mit zusammengekniffenen Augen an. »Frag ihn.« Ali nickte Bita zu und tupfte sich mit der gestärkten weißen Serviette das Gesicht.

»Okay«, sagte Bita. »Agha, ich meine, Ali Jun. Was ich mich gefragt habe … Entschuldige, wenn ich so mit der Tür ins Haus falle, aber wir müssen es einfach wissen. Haben Maman Elizabeth und du je, könntet ihr, ähm … ein Kind gezeugt haben? Zusammen?« Sie verzog das Gesicht, als würde sie ein Auto kurz vor dem Aufprall beobachten.

Ali Lufti lehnte sich auf seinem Stuhl zurück, verschränkte die Arme und betrachtete uns mit ganz neuer Aufmerksamkeit. Musterte uns, sein Gesicht schmal und markant, die weißen Locken kurz geschnitten, die blaue Krawatte wie ein Streifen Ozean. Er gab ein paar hüstelnde Geräusche von sich. Ich konnte kaum mehr zusehen. Kopfschüttelnd sagte er zu Bita: »Du bist gut. Sehr gut. Ich bin beeindruckt. Es ist wohl an der Zeit. Meine Geliebte ist tot, sie kommt nicht wieder. Es hat keinen Zweck mehr zu lügen.« Er hob die Hände und streckte die Finger aus wie Sonnenstrahlen. »Puff. Da platzt sie. Einfach so. Die ganze Illusion.« Er sah mich an, senkte den Blick.

»Ist das ein Ja?«, fragte Bita.

»Sei still, Bita«, sagte ich gereizt.

»Sei uns nicht böse, Shirin, mein Schatz«, sagte er.

»Agha«, ich hielt inne. »Und ja, für mich bist du jetzt wieder Agha. Sprechen wir von mehr als einem?«

Er blinzelte lange und langsam. »Wir haben nicht groß nachgedacht. Wir waren jung, naiv. Aber ich weiß, das ist kein Spiel, Schluss mit dem Geplänkel. Es geht hier um unser aller Leben. Meins und deins und deins«, er nickte uns einzeln zu, während er das sagte. »Und das deiner Mutter.«

Ich sah Bita an, dann wieder ihn. Kniff die Augen zusammen. Ich kannte dieses Gesicht. Schon mein ganzes Leben lang. Wie war mir das auf der Beerdigung nur entgangen? Warum hatte ich es nicht sofort erkannt?

»Hä?«, sagte Bita. »Und das heißt jetzt?«

»Khob. Sag's ihr, Agha Lufti«, sagte ich. »Erklär's dem Mädchen, das diese Art von Geheimnissen nicht versteht, die wir Perser unser ganzes Leben lang hüten.«

»Nein, schon okay. Ich hab's kapiert«, sagte Bita.

»Was hat dich nur geritten, mit meiner Mutter Babys zu machen? Ist dir klar, wie viele Leben du ruiniert hast?« Ich stand auf, warf die Serviette auf den Boden. »Wir sind keine Spielzeuge, die man herstellt und dann entsorgt. Wenn du sie wirklich geliebt hättest, hättest du sie ihr Leben ohne dich leben lassen. Stattdessen hast du es ihr unmöglich gemacht, dich zu vergessen.«

Ali starrte die Tischplatte an. Er, der Geber und Nehmer. Warum hatte ich das Gefühl, dass er uns irgendwie alle umgebracht hatte? ›Puff‹, wie er es ausdrückte. In meinem Kopf drehte es sich, in meinem Hals spürte ich ein Pochen. Ich musste mich wieder setzen. Ich spürte alle meine Knochen, als gehörten sie nicht mehr zusammen. Ich sah ihn an, während er die Augen weiter auf den Tisch gerichtet hielt, und wollte mich in meine Einzelteile zerreißen und sie ihm zurückgeben. Hier, für dich. Kannst du behalten. Kümmer du dich drum. Um alles.

»Ich hätte wohl zulassen sollen, dass sie es euch erzählt«, sagte er schließlich.

»Wie kann ich von irgendwem erwarten, mich zu respektieren, wenn der Skandal in meinen Körper eingebrannt ist? Hörst du das, Bita?« Ich seufzte, so laut ich konnte. »Aber du hast meinen Baba ja nie kennengelernt, was kümmert es dich. Dieser alte Mann oder ein anderer.«

»Das ist nicht fair, Auntie. Natürlich kümmert es mich. Sehr sogar!«, sagte sie leise, mit Tränen in den Augen.

Ali Lufti nickte und streckte seine Hand nach meiner aus. »Bitte, Shirin.«

Ich sah meinen Vater an. Ich sah meine Hand an. Sie schien nicht mehr zu mir zu gehören.

NIAZ

Eine Woche vor meinem Uniabschluss nahmen die Tugendwächter bei einer Razzia den Blue Room und die Blue-Room-Imitationen in ganz Teheran auseinander. Der Blue Room war Geschichte, und niemand bekam einen Prozess. Ich wurde nicht erwischt, aber das war weniger ein Wunder oder auch nur Glück als das Ergebnis der saftigen Bestechungssumme durch die gut vernetzten Eltern einer ansonsten unwichtigen Mitschülerin, die sich mir aufgrund der ihr neu eröffneten Nervenbahnen verpflichtet fühlte. Andere kamen nicht davon. Hormoz, Heideh und Farokh, die die verlassenen Keller ihrer Eltern für Blue-Room-Partys zur Verfügung gestellt hatten, wurden ins Gefängnis geworfen und zu 25 Jahren Haft verurteilt. Rokni, unser MC, bekam 99 Peitschenhiebe. Oranus, der Türsteher, zahlte eine Strafe und nahm eine neue Identität als Bauer an. Alidad, unser Kontakt zu den besten Bootleggern, verschwand spurlos. Dutzende Eltern boten Autos und Häuser als Entschädigung und versprachen, dass ihre Sprösslinge solchen Partys für immer fernbleiben würden. Nichts davon kam überraschend. Die Übrigen heirateten, verließen Teheran, starben von eigener Hand. Wir sind ein Volk, das gut im Leiden ist. Wir leiden für unser Leben gern. Meine kleine Gruppe von Mitstreitern bildete da keine Ausnahme. Die Hippy Iruni waren passé. Ob tot oder lebendig.

Die Islamische Republik Iran weiß ganz genau, dass man Spaß oder, wie sie es nennen, »Moral«, reglementieren muss, um die islamische Herrschaft aufrechtzuerhalten. Lässt man den Leuten einen Hauch von Freiheit, ist alles verloren.

Ich lag ernüchtert in Mortezas Wohnung und versuchte zu lesen. Meine Jeans waren bestenfalls halb ausgefüllt, die Knochen klapperten darin herum, wie ich es mir immer gewünscht hatte. Ich will mich nicht von den Bedürfnissen meines Körpers kontrollieren lassen, hatte ich Maman Elizabeth erklärt. Aber was war ich ohne diese Bedürfnisse? Noch ein Mensch? Ich sehnte mich nach den einfachen Tagen körperlicher Bedürfnisse zurück. Sehnte mich danach, dass mein Gehirn aufhörte, mir dazwischenzufunken. Ich wollte essen, wenn ich Hunger hatte, schlafen, wenn ich müde war, kommen, wenn ich geil war. Ich schaltete den Fernseher ein, steckte mir eine Zigarette an und schaute an die Decke. Warum konnte ich mich nicht einfach amüsieren? Wie Morteza sagte: Wann würde ich mal anfangen, Spaß zu haben?

Morteza, der das Studium inzwischen geschmissen hatte, sagte sich: *Was soll's, es gibt Millionen Arten, Spaß zu haben*, und vertickte hausgemachte Ecstasy-Pillen und VHS-Kassetten, die er von einem ironisch Turban tragenden Typen kopiert hatte, der die Filme aus dem Kofferraum seines weißen Paykan vertrieb. Danny DeVito in *Twins* war ein Dauerbrenner. Schwarzenegger, Stallone, sogar Van Damme: Bestseller. Morteza hatte zwei Pager an seinen Baggyjeans klemmen, einen für Drogen und einen für Videos. Wir lebten jetzt ruhiger, sicherer.

Seine Küche bestand vor allem aus Chemikalien und Werkzeug: Messbecher, Pipetten, Prägestempel, Plastiktütchen. Im Kühlschrank häufte sich zerknülltes Papier mit fast aufgegessenen Hamburgern. Er trieb keinen Sport. Er tanzte nicht. Auch das hatte nach den Razzien seinen Reiz verloren, genau wie die Partys, die Musik und die Philosophie. Er tauschte die engen, muskelbetonenden Shirts gegen schlabbrige aus, um seinen wachsenden Bauch zu kaschieren.

»Du verstehst das nicht, Prinzessin«, sagte er. »Manche Leute müssen eben Geld verdienen.«

Ich überlegte, ob ich ihm von meiner Nacht mit Elizabeth erzählen sollte und damit von meinen eigenen bescheidenen Ursprüngen, aber wozu? Er steckte in seinem eigenen Aquarium fest. Ich dachte: A. u. W., wie Maman Elizabeth es ausdrückte. Akzeptieren und weitermachen, Niaz. Also sammelte ich meine Sachen vom Couchtisch auf, das Buch, die Zigaretten, das bescheuerte teure Feuerzeug, das er mir geschenkt hatte, als wir uns kennengelernt hatten, und verließ die Wohnung.

*

Es war 1994, und ich war noch nicht fertig. Ich tapezierte meine Schlafzimmerwände mit alten Zeitschriftenbildern von Mohammad Mossadegh, auf denen er von seiner provisorischen Metallpritsche bedeutende Persönlichkeiten empfing. Seine berühmten Worte: »Wenn ich still sitze, habe ich mich versündigt.« Dieser neurotische Verteidiger des Volkes, schon fast dreißig Jahre tot, machte mir Mut.

Ich konnte die verlassene Tochter und trotzdem eine Heldin sein. Ich war nicht nur eine aus dem Volk. Ich war das Volk. Ich hatte es im Blut.

Ich holte mir meinen Abschluss in Bauingenieurwesen ab und warf meine Bücher in die Mülltonne vor Elizabeths Haus. Meine Noten waren gut, obwohl ich im Unterricht nur geschlafen hatte. Die anderen glaubten nicht, dass ich von Natur aus schlau war, also wurde ich beargwöhnt und verdächtigt. War ich eine Handlangerin des Regimes mit dem Auftrag, meine Mitstudenten zu bespitzeln? Ein heimlicher Störenfried? Das Wort, das allen auf der Zunge lag, lautete Spion. Spione lauerten überall. Die Kommilitonen raunten.

Mohammad Mossadegh führte den Iran in den 1950er-Jahren zur Demokratie. Der demokratisch gewählte Premierminister, Begründer der pro-demokratischen Nationalen Front, der dem Volk Arbeitslosenunterstützung und Krankengeld bescherte, die Bauern befreite und die Grundbesitzer besteuerte. Obwohl er der Nachkomme eines Qajaren-Königs war – oder gerade deshalb. Das Volk wollte mehr. Der Schah fühlte sich bedroht. Und dann tat Mossadegh einen großen Schritt, einen Schritt, der ihn zu einer Bedrohung für den Westen machte, dem Westen einen Vorwand gab, Alarm zu schlagen. Er verstaatlichte das Öl. Das Öl, das alle wollten, das die Briten durch die Anglo-Persian Oil Company kontrollierten, später umbenannt zu British Petroleum oder BP.

Die CIA machte dem Plan den Garaus. Natürlich. Bezahlte Schlägertrupps. Bestochene Polizisten. Ein Anführer im Gefängnis. Ein Schah, der den von den USA erkorenen Premier einsetzte. Mossadeghs engster Vertrauter von einem Erschießungskommando hingerichtet. Der Coup, der den Nahen Osten veränderte. Diese Geschichte wiederholt sich. Es ist eine amerikanische Geschichte. So amerikanisch wie Apple Pie. Hawaii. Guatemala, Dominikanische Republik, Brasilien, Republik Kongo, Südvietnam, Chile, Nicaragua, Afghanistan, Irak.

In den Schulen der Islamischen Republik kursierte die Geschichte von Mossadegh als Warnung vor ausländischen Interventionen, vor dem doppelköpfigen Satan Amerika and Großbritannien. Es war keine Heldengeschichte. Die Geschichtsbücher der Islamischen Republik kannten nur einen Helden: den Ayatollah. Aber für mich war Mossadegh ein Held.

Ich fing an, an unserem Computer Flyer zu entwerfen,

ging in einen Copyshop, den ein Freund von mir betrieb, und machte ein paar Dutzend einfache Schwarz-Weiß-Kopien. Ich hatte ein altes Magazinfoto von Mossadegh aus meinem Zimmer mit meinem Text versehen. Sein langes, schmales Gesicht, der fast kahle Schädel, die hängenden Schultern, der graue Wollschlafanzug. Mein verdrossener Philosophenkönig. Auf einer der Kopien verpasste ich ihm einen Lidstrich, fedrige Wimpern und roten Lippenstift und hüllte ihn in einen Schleier mit Rosenmuster. Sein Bett verwandelte ich in ein Potpourri prächtiger marokkanischer Kissen. Der olle Mossadegh als charismatische Diva. Ich gab mir größte Mühe, die Kissenbezüge mit bunten, sich wiederholenden Ornamenten in Gold, Grün und Violett zu schmücken, geometrisch und geblümt, die Muster, die ich mein ganzes Leben lang um mich gehabt hatte.

Ich begutachtete mein Werk und lachte. Was sollte das? Es war Blasphemie, aber irgendwie auch eine Aufwertung des Weiblichen, oder? Oder war es frauenverachtend? Als ob nur eine Frau so das Bett hütete?

Darunter stand folgender Text:

Schließt euch der New Intimacy an – eine Bewegung für einen Neuen Iran des Geistes.
Keine Mullahs.
Keine Bazaris.
Keine Revolutionäre.
Keine Hippies.
Keine Schahfreunde.
Keine verwöhnten Kinder.
Scharfe Denker willkommen.

Weil beim Kopieren die Farben verloren gingen, malte ich die Lippen mit der Hand rot und ging auf die Straße. In Amerika hätte ich die Flyer jedem beliebigen Passanten in die Hand drücken können. Aber wir waren hier im Iran. Informanten spitzelten in den Cafés, genau wie in der Uni. Ich beschränkte mich auf Leute, die ich kannte, meine Freunde und ein paar ihrer Freunde. Ein offenerer Mensch wäre die Jordan Street aka Nelson Mandela aka Africa Boulevard entlanggefahren und hätte den Flyer hinter die Scheibenwischer von Windschutzscheiben gesteckt, hinter denen ein attraktives Gesicht saß, aber dafür war ich nicht der Typ.

Was trieb ich da? Ich wollte eine Poetin sein, aber taugte ich auch zur Veranstalterin? Ich aß Kuku, Eis und Lavash und behielt es bei mir. Ich wartete auf meine Belohnung, aber die war nirgends in Sicht.

Ich lud die Flexiblen und Wissbegierigen ein, junge Leute, nicht zu jung. Alte, nicht zu alt. Ließ Schönheit und Charme spielen. Ich reichte ihnen einen Flyer und flüsterte, was nirgends stand. Eine Telefonnummer, unter der man Ort und genauen Zeitpunkt der Party erfuhr. Ich legte keinen Wert auf 99 Peitschenhiebe. Aber mich durch Stillsitzen versündigen würde ich auch nicht. Vor meinem inneren Auge sah ich schon eine Art idealistisch-intellektuelle Orgie: Männer mit Schnurrbärten, Frauen mit Zylindern, undurchdringliche Rauchschwaden, Stimmen, die zu vorwitzig waren, um sie zu ignorieren. Ich führte Gespräche in Telefonzellen. Dutzende täglich.

Ich trieb eine teilmöblierte Wohnung in einem verlassenen Gebäude auf, die mich nicht viel mehr kostete als eine Einladung an das Vermieterehepaar Iraj und Vida, das mit exotischen Wüstentieren handelte und sich auf illegalen Waldpartys und Drogenwochenenden in Shemshak herumtrieb. Ein zweistöckiges Apartment mit Balkon, langen Samtsofas und Bodenkissen. Möglich war das alles aufgrund der Identität des tatsächlichen Wohnungsbesitzers – Irajs Vater, berüchtigter Funktionär der Islamischen Republik, der im Ausland lebte. Ich lief strumpfsockig kreuz und quer durch das Apartment und wirbelte im Kreis. Ich zog das wirklich durch. Zarte zweiundzwanzig, aber schaut mich an!

Ich engagierte DJs, Tänzer, Philosophen. Sammelte Geld bei reichen Freunden. Ich bestach die Mitglieder der Komiteh, Vorläufer der Sittenpolizei – die Razzia im Blue Room hatte mir meine Lektion erteilt –, und besorgte Matratzen, um zu verhindern, dass der Lärm durch die Fenster nach draußen drang. Eine Kolonne Frauen in Flip-Flops und grauen Klamotten rückte zum Fegen, Wischen und Schrubben an.

Die Akademiker in meinem Adressbuch bat ich, je fünf Minuten zu Themen wie Transsexualität, Zeitehe, der Initiative zur Abschaffung der Wiederherstellung des Jungfernhäutchens oder dem Fehlen eines nicht abwertenden Begriffs für Homosexualität zu referieren. Sogar Rafsanjani hatte im Jahr 1990, in seiner Periode als Staatspräsident, die von Gott anerkannte Ehe auf Zeit thematisiert – eine Möglichkeit zum nach Islamischem Recht legitimierten außerehelichen Sex. Ein reines Schlupfloch für die Prostitution? Für das Patriarchat? Was sie sich nicht alles einfallen ließen, um die Kulisse aufrechtzuerhalten. Aber vor allem sollten meine Gäste über Kunst und Philosophie sprechen, über das Anlegen eines geistigen Gartens. Ich lud Professoren ein, Designer, Filmemacher, aber auch eine Kellnerin, die mich jahrelang mit Extraportionen Sabzi Khordan und politischen Pamphleten versorgt hatte, einen Taxifahrer, dem ich Schmuggelware zum Transport anvertraute.

Wochenlang stand ich unter Strom, hing am Telefon, schloss Deals über Waren und Dienstleistungen. Gab Geheimbotschaften weiter. Ich war das Zentrum eines Wirbelwinds aus Aktivitäten. Und ich musste das Ganze so gut wie unsichtbar halten. Still wie eine Kreatur auf dem

Meeresgrund bei der Planung einer Feuerwerksshow, die man sogar noch vom Weltall aus würde sehen können.

Ich schleppte selbst gebrannten Wodka aus Rosinen und Berberitzen an. Dutzende Schachteln Zigaretten. Verteilte Zigaretten gleichmäßig auf Kristallschalen. Ich bat Freunde, Haschisch und Psilocybin beizusteuern. Ich wollte etwas Unerwartetes, Großes auf die Beine stellen. Noch nie hatte ich von jemandem gehört, der so etwas in Teheran veranstaltete. Weder in den Bergen noch auf dem Land. Shirins Valiat Events konnte einpacken. Ja, es gab eine Partyszene. Wir Perser waren ein Partyvolk. Aber diese New Intimacy war mehr. Wenn die falschen Leute davon erfuhren, würde man mich der Korruption auf Erden anklagen, der Kriegsführung gegen Gott. Die Folge: sofortige Hinrichtung.

Zweimal klingelte mein Telefon, und als ich abhob, war nur ein Atmen zu hören. Dann war die Leitung tot. Waren meine Stunden gezählt?

*

Ich telefonierte jetzt öfter mit meiner Cousine Bita. Sie war auf der Highschool, sechzehn, und Sima hatte gesagt: »Niaz Jun, ich will, dass ihr euch kennenlernt.« Auntie Simas Stimme klang ruhig und klar, ernst. Ganz anders als Shirins heisere Theatralik.

Also sagte ich zu Bita über die schlechte Verbindung hinweg: »Ich wünschte, du könntest mich besuchen. Den Iran sehen.« – »Ich auch«, antwortete sie, und mir war klar, dass sie es nicht ernst meinte.

Bei einem anderen Anruf fragte ich: »Was ist den jungen Leuten in Amerika wichtig?«

Sie lachte. »Wir wollen dazugehören, sein wie alle anderen«, sagte sie. »Wir legen uns mit unseren Eltern an, um uns die Haare grün zu färben, aber dann haben wir alle die gleichen grünen Haare. Tragen alle die gleichen Flanellhemden. Trotzdem versuchen wir gemeinsam, uns einen Weg aus der Vergangenheit zu bahnen.«

Wann immer ich die Regierung erwähnte, warf Maman Elizabeth mir einen Blick zu. »Psssch«, zischte sie und schaute vom Fenster über das Telefonkabel bis zum Anschluss.

Ich bedauerte und beneidete Bita. Junge Amerikaner rauchten ohne Todesangst Gras, kletterten heimlich aus ihren Zimmerfenstern, ließen sich die Zunge piercen, weigerten sich, Fleisch zu essen, gingen mit ihren Lehrern ins Bett. Dann betraten sie die weltberühmte Harvard University und führten sich auf wie sexbesessene, orientierungslose Kinder. Sie wussten so wenig. Und trotzdem setzten weltweit ganze Branchen – Film, Musik, Politik, Finanzwesen – alles darauf, sie, privilegierte amerikanische Teenager, für sich zu gewinnen. Und der Rest der Welt trottete hinterher wie abgerichtete Idioten. Es machte mich wütend, dass Menschen, denen es an nichts fehlte, immer noch mehr hinterhergeworfen bekamen. Aber so funktioniert die Welt.

Maman Elizabeth sagte: »Sag deiner Mutter lieber nicht, wie oft du mit Bita redest. Das macht sie nur eifersüchtig.«

Shirin hatte mich seit Monaten nicht mehr angerufen. Schwer vorstellbar, dass es sie jucken würde.

*

Ich genoss die Ruhe vor meiner ersten Party, der Raum nur erhellt vom Schein unzähliger Votivkerzen. Ich räucherte mit Esfand, um den Bösen Blick abzuwehren, wandte mich flüsternd an die zoroastrischen Gottheiten. Anders als im Blue Room bewegten wir uns hier in unserer Kultur. Ich trug einen schwarzen Federmantel über einem glänzenden schwarzen Bodysuit, eine schwarze Maske, das Haar lang und wild wie ein ungezähmter Dschungel. Perfekt geschminkte rote Lippen, rote Stiefel.

Gäste trudelten ein. Frauen mit seidenen Schleiern, die schöne Gesichter enthüllten. Männer mit stoppligen Wangen. Sie küssten mich und setzten sich auf Samtkissen im Kreis. Es wurde geredet und gelacht. Die Musik dudelte vor sich hin. Übermütige Setarklänge. Wortfetzen ließen mich aufhorchen. Sufismus. Traditionelle iranische Medizin. In einem Kreis in der Mitte leitete eine in Weinrot gehüllte Frau eine mystische Séance. Ich war zu sehr Gastgeberin, um in eins der Wasser einzutauchen, also wandelte ich an den Ufern. Ich zählte fünfzig Personen, nein, mehr. Nach ein paar Stunden kam eine Frau auf mich zu, glitt dahin wie ein Fisch. Ich hatte sie noch nie gesehen. Ich war beunruhigt, war sie eine Spionin, eine Schergin? Die Hälfte der Menge tanzte zum rotierenden Beat des DJs. Rauch waberte bis zur Decke, bildete einen Dunst.

Eine Zigarettenspitze in der Hand fragte die Frau: »Das alles hier«, sie deutete im Kreis. »Hast du das organisiert?« Sie musste gegen die Musik anschreien, und wir wiegten uns beim Reden andeutungsweise im Tanz. Sie griff nach meinem Arm, um das Gleichgewicht zu halten. Sie war betrunken, keine Regimewächterin.

»Natürlich. Wer sonst«, sagte ich.

Sie lachte. »Danke für deine Mühe, Khanum, aber findest du nicht, dass das hier nur unproduktiver Müßiggang ist? Ein Privileg für die, die es sich leisten können? Die Iraner wollen einen Anführer, der ihnen hilft zu leben, nicht nur über unsinnige Themen diskutieren. Sie wollen ein Dach über dem Kopf, Essen, Sicherheit, medizinische Versorgung. Das hier …«, sie gestikulierte erneut, »ist für die Reichen und Faulen.«

»Ich hab einen Taxifahrer eingeladen«, sagte ich.

Sie verzog den Mund. »Würdest du auch mit einem ins Bett gehen?«

»Was machst du dann hier?«, fragte ich.

Sie packte mich an den Händen und flüsterte mir ins Ohr. Ich spürte ihren heißen Atem. »Ich bin reich und faul«, sagte sie. »Darf ich mich nicht selbst kritisieren? Wir sollten den Genuss eigentlich satthaben. Wenn du wirklich etwas bewegen willst, dann geh in die Slums, in die Dörfer. Frag die Leute, was sie wollen. Geh. Sprich mit ihnen.«

Slums. Dörfer. Haha. Ich war noch nie in einem iranischen Dorf gewesen. Hatte kaum einen Fuß außerhalb Teherans gesetzt. Wer sollte mich da hinbringen? Die Frau sah mich an, dann küsste sie mich auf den Mund. Langsam. Ich ließ sie. Bebte. Ein Kuss war ein Kuss. Ich hatte eine Schwäche für gute Küsse. Ich schloss die Augen und öffnete einladend den Mund, lockte ihre Zunge. Aber sie löste ihre Lippen von meinen, und als ich die Augen aufschlug, war sie verschwunden.

Ich drückte mich durch die Menge, suchte nach ihr. Als ich keine Lust mehr hatte, wechselte ich meinen Kurs und hielt Ausschau nach meiner Freundin Fereshteh. Die Leute standen dicht gedrängt in Grüppchen zusammen, tanzten, unterhielten sich. Schließlich entdeckte ich Fereshteh im Gespräch mit ein paar Männern, die aussahen wie Tagelöhner oder sich als welche verkleidet hatten. Wie waren die hier reingekommen? Ich hätte sie gern meiner neuen Freundin gezeigt. Ich fragte Fereshteh nach Pilzen. Ein Pilz wuchs aus dem Boden, in der Natur. Schön um seiner selbst willen. Fereshteh schüttelte mir den letzten Rest aus einem Plastiktütchen auf die Handfläche. Zwinkerte mir zu. Ich betrachtete den kleinen Klumpen und führte ihn zum Mund, zerkaute den spröden Bissen und spülte ihn mit dem Wodka von einem der Arbeiter hinunter.

Irgendwann driftete ich ab wie ein Ast, der einen Fluss entlanggleitet. Ich ging zum DJ, ein schöner Mann mit Schnurrbart, und forderte ihn auf, etwas zu spielen, was ihn an zu Hause erinnerte. Kurz darauf legte er ein Stück amerikanischen House auf. Die Menge wogte. Aber ich nervte weiter. Hast du nicht gehört, was ich von zu Hause gesagt habe? Ich ließ nicht locker, bis er einen Stapel iranischer Platten rausholte. Ich entschied mich für ein Stück von Googoosh und außerdem für Maman Elizabeths Favoriten: *Omadi*, mit den fast schon lächerlichen Flöten und Streichern, und Shohrehs Stimme voll schmerzhafter Liebe. Das sollte er als Nächstes spielen. Ich verzog mich in eine Ecke und setzte mich auf ein Kissen. Das Wummern der Party wetteiferte mit meinem lauten Herzklopfen. Ich spürte den Sex, den die Leute vor unseren Augen und in ihren Köpfen hatten. Der ganze Raum wirkte greller, bunter, wie Technicolor. Die Menschen schienen von innen zu leuchten.

*

Die Fischfrau hatte wohl einen Nerv getroffen, denn an sie dachte ich, als ich am nächsten Morgen in einem Meer aus Trümmern erwachte. Ich erinnerte mich an Kian und seine Eltern, die gescheiterten kommunistischen Revolutionäre. Was würden sie tun? Was würde der Große Krieger tun, wenn er heute leben würde?

Ich fragte mich auch, was Ali Lufti wohl tun würde. Mein echter Großvater. Es hatte ein Ecstasy-High gebraucht, damit Maman Elizabeth den Mut aufbrachte, mir zu erzählen, was sonst niemand wusste. Der Sohn eines Chauffeurs. Was würde er von meinen Partys halten? Würde er lachen? Würde er der Fischfrau zustimmen?

Maman Elizabeth erzählte ich nichts von der Zusammenkunft. Sie hätte es nicht verstanden. Zu gefährlich, hätte sie gesagt, und wozu das Ganze? Eines Tages fragte ich sie beim Tee: »Hat der Große Krieger wirklich sein ganzes Vermögen für seinen Glauben an die Demokratie aufgegeben?« Die Geschichte besagte, dass er alles freiwillig hergegeben hatte, aber von der Regierung dreifach für seine Selbstlosigkeit entlohnt worden war.

Maman Elizabeth lachte. »Nein, nein, das ist eine Lüge. Sie haben es ihm weggenommen. Er stand ihnen im Weg.« Sie trat ans Bücherregal und zog ein weinrotes Buch heraus. Es war in Leder gebunden und mit einem Goldschnitt versehen. »Lies das.«

Ich fuhr mit den Fingern über den Titel. *Choking the Great Lion*. Es war nur auf Englisch erschienen, und zum Glück war mein Englisch ganz ordentlich.

Nachts blätterte ich durch die Seiten. Auf den Fotos überragte der Große Krieger, Babak Ali Khan Valiat, grundsätzlich alle Männer neben ihm. Sicher kein Zufall. Vielleicht scharte er die Kleinen am dichtesten um sich. Er hatte kleine stechende Augen, lächelte nie. In dem Buch hieß es, ihn habe ein hartnäckiger Husten gequält, der ihn nervös wirken ließ. Aufbrausend sei er gewesen. Der Autor, ein im Iran aufgewachsener amerikanischer Anwalt, war bei einem Treffen schockiert gewesen, dass dieser Mann als militärisches Mastermind bekannt war. Ich stellte mir Fragen. Glaubte der Große Krieger, seine hochgeschätzte Demokratie werde den Armen zugutekommen? Interessierte ihn das überhaupt? Kein Wort in dem Buch deutete darauf hin, dass er sich um irgendetwas anderes geschert hätte als um sich selbst und seine angeblich so edle Herrschaft.

Ich dachte nach über diesen nervösen, launischen, unbequemen Anführer. Ob er wohl glücklicher geworden, besser dran gewesen wäre, wenn er etwas anderes mit seiner Zeit angefangen hätte? Wie oft wir uns nicht den Sachen widmeten, die uns am meisten liegen. Die Organisation des Salons war anregend, aber war ich wirklich dafür gemacht? Ja, ich genoss es, mich 5000 Fuß unter dem Meer zu befinden und Lichtstrahlen durch mein Unterwasserwohnzimmer flitzen zu sehen, aber eigentlich wollte ich doch selbst Saltos schlagen, statt das Spektakel nur zu veranstalten. Ich hatte keine Lust, auf die eine, dann die andere Person zuzugehen und mich zu erkundigen, ob sie mit ihrem Drink zufrieden waren, mit den Gesprächen, dem Publikum, dem Grad ihres Highs, der Zimmertemperatur. Oder kam dieses Gefühl, dieses Bedürfnis, sich zu verstecken, nur daher, dass man mich infrage gestellt hatte?

Ich war launisch. Wie der Große Krieger. Mein Urgroßvater. Ich stieß auf ein Kapitel über eine Kontroverse. Es ging um die Grausamkeit des Großen Kriegers, seinen Verrat. Obwohl er den Mächtigen gegenüber in höchstem Maße prinzipientreu auftrat, war er in seinen frühen Jahren nicht vor Mord zurückgeschreckt, um seine Position zu sichern. Er drang in Dörfer ein, die sich seiner Autorität widersetzten, und löschte alle Männer aus. Ganze Dörfer im Norden, darunter Masou, wie es in *Choking the Great Lion* hieß. Ich kannte Masou, es war das Dorf von Baba Roshani und Nounou Jun. Und von Nounous verlorenem Ehemann, über dessen Verbleib niemand redete.

»Natürlich weiß ich davon. Hältst du mich etwa für dumm?«, sagte Elizabeth, als ich sie danach fragte. »Manche Ehen werden aus anderen Gründen als Liebe geschlossen. Ich war Roshanis Rache. Und? Irgendwann hat Nounou es nicht mehr ausgehalten, in unserem Haus zu leben. Ich hatte kein Problem damit. Schließlich habe nicht ich ihren Mann getötet.«

»Es überrascht mich nicht, dass der Große Krieger so etwas getan hat«, sagte ich zu Maman Elizabeth. »Ich meine, schau dir die heutigen Anführer an. Aber hat Baba Roshani dich getäuscht? Oder ist er direkt damit rausgerückt, dass dein Großvater seinen Vater umgebracht hat?«

Sie schüttelte den Kopf. »Ich habe ihn ebenfalls getäuscht. Ich habe ihn gebraucht.«

Als ich Maman Elizabeth nach den Dörfern fragte, sagte sie: »Geh nicht in die Dörfer. Da wohnen nur ungebildete Bauern. Sie ernähren sich von Bohnen und tragen altmodische Kleider. Die Frauen machen ihr ganzes Leben nichts anderes als Essen kochen, Wäsche waschen und Böden schrubben. Ich besitze Hunderte von Dörfern. Was soll ich damit? Denk daran, was ich immer sage: A. u. W. Akzeptieren und weitermachen.«

*

Ich legte die Diamantenohrringe ab, die Maman Elizabeth mir zum Uniabschluss geschenkt hatte. Ich kleidete mich schlicht: graue Hose, dunkelgrüner Poncho, schwarzer Schleier. Ich wollte nicht noch mehr Aufmerksamkeit erregen. Dann stieg ich in einen Zug. Saß in einem überfüllten Abteil. Es gab kaum genug Sauerstoff für alle Münder. Die Fenster waren schwarz vor Abgasen. Mir war heiß, meine Achseln trieften. Als ich ausstieg, lief ich gefühlt kilometerweit über ein ödes Feld. So viel Platz um mich herum war ich nicht gewohnt. Erde. Eine weite, offene Ebene. Als wäre ich auf dem Mond gelandet.

Aber dann entdeckte ich Menschen. Ganze Trauben. Dicht gedrängt. Auf den Stufen roter Lehmgebäude. Da saßen Grüppchen von Frauen, alle mit zarten Schleiern, feiner und festlicher als die in Teheran. Freudvoll wirkende Stoffstücke, dünn, durchscheinend, pastellfarben mit farbenfrohen Stickereien. Sie sahen nicht nach Zwang aus. Mehr nach Kultur. Als ich näher kam, betrachtete ich die Gesichter der Frauen, runzelig und dunkel von Sonne und Zeit. Sie beobachteten mich. Ich hatte keinen Plan, war nur gekommen, um mich umzusehen. Eine warme Brise umwehte die Versammlung, ihre Schleier plusterten sich wie Segel. Ich ging auf sie zu. »Ich bin zu Besuch hier«, sagte ich.

Lachend sahen sie einander an. Eine Frau nahm ihren Schleier ab und reichte ihn mir. Machte ich den Eindruck, als hätte ich es auf die Schleier abgesehen? Ich sah mich um und nahm meinen eigenen ab, um ihn ihr zu geben, aber sie nahm ihn nicht. Ich versuchte es wieder und wieder, sie blieb ungerührt.

»Halt ihn in Ehren«, sagte sie mit einem Akzent, den ich kaum verstand. Ihr Haar war weiß und glänzte in der Sonne. Ihr Kopf unbedeckt. Vielleicht gab es hier keine Patrouillen. Ich nickte und ging weiter. Durch die Brechung des Lichts wirkten die weit entfernten Gebäude gar nicht wie Gebäude, nicht wie aus Lehm. Eine große orange Masse, wie Haufen von Kurkuma.

In einem Gebäude mit geöffneter Holztür war es kühl. Ich sprach mit weiteren Leuten, sie waren aufgeschlossen. In diesem Dorf war seit fünfzehn Jahren kein Baby mehr geboren worden. Ich strich den Schleier glatt. Was machten die Frauen hier? Was die Männer? Sie waren alle alt, lagen im Sterben. Bald würde auch das Dorf sterben, nur noch die Gebäude und der Himmel übrig bleiben. Ich dachte an Nounous verlorenen Mann, meinen ermordeten Urgroßvater, seine in Masou zurückgelassene Leiche. Er war einfach früh gestorben. Man lebt. Man stirbt. So ist das eben.

Nein. Er war ermordet worden. Und sein Mörder wirkte in Nounou nach. Und jetzt vielleicht auch in mir.

*

Ich glaubte nicht mehr an die transformative Kraft einer Party. Trotzdem schmiss ich eine nach der anderen. Es war fast wie eine Vergeltung, ein acht Jahre anhaltender ausgestreckter Mittelfinger an die Fischfrau. Manche Partys hatten ein Motto. Frühling, zum Beispiel. Oder die Farbe Blau. Viele fanden an abgelegenen Orten außerhalb von Teheran statt, wo es sicherer war. In den Bergen, in Skiorten. Ich nahm mehr Drogen. Gab meine Wohnung auf. Belog Maman Elizabeth in Bezug auf fast alles. Verschwand monatelang. Sie hielt mein Bett in Ordnung und fütterte mir eine warme Mahlzeit, wenn ich wiederkam. Sie sagte Shirin, dass sie mich verloren hatte. Ich war zweiundzwanzig, dann vierundzwanzig, schließlich dreißig. Ich erlebte Abenteuer und machte Fehler, manchmal ging das Hand in Hand.

Was mich weitermachen ließ, waren die Dörfer. Meine Förderer versorgten mich mit Geld, um den Salon aufrechtzuerhalten. Von jedem ausgestellten Scheck ließ ich einen Teil den Dörfern zukommen, die ich besuchte. Ich bewirkte etwas, diente einem Ziel. Das war es, worauf ich gewartet hatte, eine Methode, um zu kämpfen. Als Kian mir die Geschichte der Kommunisten erzählt hatte und über meine Frage – »Wen kann ich töten?« – erschrocken war, hatte ich nach einem Weg gesucht, um zu Ruhm zu kommen. »Ich könnte eine Bombe legen, ein Ministerium dichtmachen«, hatte ich gesagt. Ich hatte Mo um sein Tennis beneidet, um den gelben Ball und die goldenen Pokale. Inzwischen sah das anders aus.

Maman Elizabeths Warnungen schlug ich in den Wind. Ich besuchte die Frauen in den Dörfern, die Elizabeth, selbst eine Frau ohne viel Bildung, als ungebildet abgetan hatte. Die den ganzen Tag kochten. Es stimmte, diese Frauen konnten nicht lesen. Sie cremten sich die Hände nicht mit Nivea ein. Aber sie lebten auch nicht im Unglück. Sie brauchten Unterricht, vor allem die jüngeren, medizinische Versorgung, eine Ausbildung, Therapie. Sie brauchten Geld.

Ich nannte es die »Zan-Stifung«. Eines Morgens klopften ein paar meiner loyalsten Förderer, Leute, die sich wichtig und intelligent fühlen wollten, an Maman Elizabeths Tür. Ich machte auf. Nein, wir bleiben hier stehen, sagten sie, als ich sie hereinbat. Sie verschränkten die Arme und warfen mir vor, ich hätte ihr Geld gestohlen. Wir glauben dir nicht, Niaz, sagten sie, als ich es abstritt. Komm, sagten sie und zerrten mich mit sich. Sie sprachen nicht mit mir, wollten meine Erklärungen nicht hören. Du hast uns betrogen, sagten sie. Nannten mich eine Diebin. Sie hatten recht. Und sie täuschten sich.

Auf der Polizeiwache konnten sie allerdings schlecht zugeben, wofür sie mir Geld gegeben hatten. Damit ich Partys ausrichtete, auf denen es um Drogen, Sex und Freiheit ging? Nein. Stattdessen warfen sie mir vor, ich hätte mich »unrechtmäßig bereichert«, ein Code für staatsfeindliche Aktivitäten. Sie forderten die Polizei auf, mich zu überprüfen. Der Polizist mit dem dunklen Bart und dem grimmigen, rauen, pockennarbigen Gesicht schickte mich vorerst nach Hause.

Als ich am Tag darauf behördlich vorgeladen wurde, nur um ein paar Fragen zu beantworten, gestand ich Maman Elizabeth, was ich getan hatte. Ich erklärte ihr, wo ich hin musste und dass ich vielleicht nicht so schnell wiederkommen würde. »Wenn ich heute Abend nicht zurück bin«, sagte ich, »brauche ich deine Hilfe.« Sie schrie mich an. »Warum bist du so dumm?«

»Nein, nein, nein, das habe ich nicht getan.« Ich stritt alles ab. Illegalen Geldtransfer. Spionage für die USA, England, Deutschland und Israel. Den Versuch, das Ansehen der Islamischen Republik zu beschmutzen. Prostitution, die Förderung von Prostitution, egal, sie warfen mir einfach alles vor. Ich saß vor einem Schreibtisch, dahinter vier Beamte und zwei Frauen in Tschador. Sie nahmen mich fest, legten mir Handschellen an und sagten, wenn ich nicht gestünde, woher das Geld kam, drohten mir Peitschenhiebe und Gefängnis. Eine lange Haftstrafe. Schande meiner Familie, jetzt und in Zukunft und in aller Ewigkeit.

Ein anderer Polizist mit Vollbart und eisernem Griff stieß mich einen muffigen, heißen Gang entlang. Nach der dritten Kurve blieb er stehen. Ich hörte das Summen irgendeiner Maschine, seinen Atem, einen Kopf über meinem. Mit einem Ruck zog er mich an sich, drehte mich um und stierte mir ins Gesicht. Ließ den Blick meinen Körper hinunterwandern. Während er durch die Nase atmete, drückte sich sein Brustkorb unter dem fleckigen Hemd gegen meinen. Mir sackten die Beine weg, aber er hielt mich am Schleier fest, packte mich am Hals und brachte sein Gesicht ganz eng vor meins. Stirn an Stirn.

Ich erstarrte. Seine ungeputzten Zähne, der strenge, saure Atem. Sein Blick war starr, gierig und ausgehungert, aber da war auch eine Spur von Angst. Vor mir? Davor, wozu ich ihn bringen könnte? Ich starrte zurück. Er schüttelte angewidert den Kopf und lockerte den Griff. Ließ mich los. Ich knallte rückwärts auf den harten Boden. Er lachte, als ich mir die Schulter rieb. Heile, heile Segen.

»Was machst du da auf dem Boden?«, schrie er. Er zerrte mich wieder hoch und durch eine Tür. Die zwei Frauen von vorhin führten mich in ein Bad, zogen mich aus und gaben mir eine kratzige Uniform und einen Schleier. Sie sperrten mich über Nacht in eine kleine Zelle – kleiner als Maman Elizabeths Badezimmer –, in der sich schon dreißig Frauen drängten. Sie hatten dunkle Schatten unter den Augen, hielten die Lippen aufeinandergepresst. Sie hatten nichts zu geben. Ich auch nicht. Die ganze Nacht saß ich mit angewinkelten Knien da, zu einer Kugel zusammengerollt, tat aber vor lauter Angst kein Auge zu.

Maman Elizabeth wartete mit ihrer Entscheidung, mir zu helfen, nicht bis zum Morgen. Sie wusste es besser. Anschuldigungen tauchten auf und wurden am Tag darauf wieder fallen gelassen, nur um am nächsten Tag wieder aufzutauchen und wiederum mit neuen Vorwürfen ersetzt zu werden. Weil es zum Hinlegen zu eng war, schlief ich, was blieb mir anderes übrig, im Sitzen, an eine Wand oder gegen eine der anderen Frauen gelehnt, nur Zentimeter entfernt von unseren eigenen Exkrementen, die wir in Eimern sammelten und einmal täglich ausleeren mussten. Aus einem Lautsprecher schallten Propaganda und Koranverse. Eine Frau bemalte kleine Papierchen mit Tee und einem Pinsel aus ihrem eigenen Haar. Eines Morgens, eine Woche nach meiner Ankunft, ließen sie mich frei und übergaben mich Elizabeth. Einfach so. Ein Schicksal, das viele anderen in meiner Lage nie teilen würden. Ich fühlte mich zu schuldig, um die anderen Frauen anzusehen. Warum ich? Dabei kannte ich den Grund. Gesenkten Hauptes ließ ich mich von einem unbekannten Polizisten nach draußen führen.

Auf der Fahrt nach Hause, Maman Elizabeth am Steuer, sagte sie über den stotternden Motor hinweg: »Denen hab ich aber was gegeigt. Eine Frau wie mich haben die noch nie erlebt, Niaz Jun.«

Das konnte ich mir lebhaft vorstellen. Aber ich wusste auch, dass es sie mehr gekostet hatte als eine Standpauke. Was sie schließlich überzeugt hatte, mich gehen zu lassen, so erzählte sie mir später, als ich nicht lockerließ, war eine Urkunde über mehrere Tausend Morgen Land, ihr Haus im Norden und ein ordentlicher Batzen von ihrem Bankkonto. Dazu das Versprechen, mich von weiterem Ärger fernzuhalten. Sie sah mich an, stolz und erschöpft.

Nie wieder organisierte ich eine Party. Ich verdankte ihr mein Leben.

*

»Du hast es gewusst, stimmts?«, fragt Bita am Telefon.

»Ja.«

»Warum hast du's mir nie erzählt?«

»Ich konnte nicht. Ich bin stolz auf Maman Elizabeth. Weil sie etwas hat, das nur ihr gehört.«

»Aber Niaz«, sagt Bita. »Es geht dabei nicht mehr um sie. Sie hätten es ihren Kindern sagen müssen.«

»Wozu?«

»Vielleicht hätte es meiner Mutter geholfen, wenn sie es gewusst hätte.«

»Missbrauch jetzt nicht deine tote Mutter als Waffe.«

Sie stöhnt. »Ali Lufti hat angedeutet, dass es Maman Elizabeth nicht gut geht. Ist sie okay? Sie weiß nichts von Shirins Festnahme, oder?«

»Mit mir redet sie nicht. Aber ja, sie ist nicht so ganz sie selbst. Sie lässt ihren wöchentlichen Friseurbesuch sausen. Und ihre Nägel sind rissig und unlackiert.«

Bita erzählt mir, dass Ali reicher ist als wir alle zusammen. Ein Geschäftsmann mit herrschaftlichem Wohnsitz in New York. Widerwillig lasse ich mich breitschlagen, Maman Elizabeth zu sagen, dass sie Bescheid wissen. Seit unserer Ecstasy-Nacht vor vierzehn Jahren habe ich nicht mehr mit ihr über Ali gesprochen. Ich lade mich zum Tee ein.

Sie öffnet mir die Tür. Braucht jetzt länger dafür. Sie trägt ihren obligatorischen kratzigen Rock und die Keilabsätze. Aber kein Make-up. Keinen Schmuck. Offene Haare.

»Ich bin froh, dass du kommst, Niaz. Ich möchte vielleicht nach Amerika fahren.«

»Hat das was mit Ali Lufti zu tun?«

»Ich habe dort Kinder, schon vergessen?«

»Sie wissen es.«

Sie nickt und sieht von ihrem Tee auf, zieht die Augenbrauen hoch. »Oh. Dann hat er es ihnen erzählt? Und was wollen sie jetzt von mir?« Sie hält inne. »Habe ich nicht genug gelitten?«

BITA

Hi Niaz. Ich hab darüber nachgedacht, dass Maman Elizabeth ein geheimes Leben geführt hat. Okay. In der damaligen Zeit war das vielleicht nötig, aber 2006 ist es das nicht mehr. Nicht wirklich. Was würde passieren, wenn ich mein Leben genau so führen würde, wie ich will? Welche Welt würde davon untergehen? Wenn nicht das Geld gewesen wäre, hätte Maman Elizabeth ihren Ali einfach heiraten können. Ist das Geld des Großen Kriegers am Ende ein Fluch, der auf ihr lastet? Auf uns allen? Weil man insgeheim immer denkt, es wird einen schon retten? Statt sich selbst zu retten, überlässt man die Aufgabe dem Geld.

*

Patty kam für ein weiteres Treffen mit Shirin vorbei. Ich holte Kaffee, verteilte die Becher. Wir setzten uns an meinen Esstisch, Shirin in Bademantel und Pantoffeln, das Haar auf Lockenwickler gedreht. Patty machte Notizen auf einem Stenoblock, einen extra Stift hinters Ohr geklemmt.

»Also, Shirin, solange du dem Gericht gegenüber deutlich machst, was passiert ist, nämlich dass du nicht ernsthaft versucht hast, dich zu prostituieren, glaube ich wirklich, dass du glimpflich aus der Sache rauskommst und nicht schuldig gesprochen wirst. Ganz unabhängig von dem komplizierten juristischen Kram, den wir das letzte Mal besprochen haben. Okay?«

Shirin lächelte. »Ich wusste, dass du mich rettest.«

»Wir gehen davon aus, dass der Polizist dich aufgrund äußerer Merkmale gezielt ins Visier genommen hat, es sich also um Racial Profiling handelt«, sagte Patty und faltete die Hände über ihrem Kaffeebecher.

»Ja, Bita meint, dass ich das behaupten soll.«

»Weil es die Wahrheit ist«, sagte ich.

»Wenn ihr denkt, es funktioniert, dann sag ich es.«

»Gut«, sagte Patty. »Das lässt die Anklageseite schlecht dastehen. Also ja, konzentrier dich auf das Profiling. Ich mach jetzt mal den Staatsanwalt: Warum behauptet der Zeuge, Sie hätten 50.000 Dollar von ihm verlangt? Sie haben gesagt, und ich zitiere: ›Okay, Süßer, ich kann deine Prinzessin Jasmin sein, aber das wird nicht billig. Gib mir fünfzig Riesen.‹«

»Hat er das auf Band?«

Patty zog die Augenbrauen hoch. »Nein, das hat er nicht. Er ist ein verdeckter Ermittler, es ist Teil seines Jobs, im Anschluss an euer Zusammentreffen alles genau aufzuschreiben.«

»Hören Sie. Er hat mich Cleopatra genannt! Sie ist eine Königin. Wenn auch eine ägyptische. Wenn man sich mit einer Königin trifft, bringt man Geschenke mit. Ich habe nur gesagt, dass es nicht billig wird. Ich habe kein Geld dafür gefordert, dass ich mit ihm ins Bett gehe. Wenn ich ihn attraktiv gefunden hätte, wäre ich vielleicht später mit ihm ins Bett gegangen. Freiwillig. Vielleicht«, sagte ich.

»Sag nicht, dass du vielleicht mit ihm ins Bett gegangen wärst. Das sorgt nur für Verwirrung. Bleib einfach dabei, dass du dich selbst als äußerst anziehend und beschenkenswert betrachtest. So funktioniert das in deiner Kultur, wenn ein Mann um eine Frau wirbt. Und leg den Schwerpunkt noch ein bisschen mehr auf die ethnische Komponente.«

»Okay«, sagte Shirin. »Er wollte mein Scheich sein. Erstens habe ich keine Ahnung von Scheichs. Sehe ich etwa aus, als käme ich aus einem Harem?«

»Konzentrier dich«, sagte ich, und Patty warf mir einen dankbaren Blick zu.

»Das nervt. Können wir mit was anderem weitermachen?« Shirin griff nach ihrem Kaffeebecher und schwenkte ihn wie einen Cocktail.

»Die Kernfrage, eigentlich die einzige Frage, lautet, ob du Geld für Sex gefordert hast«, sagte Patty. »Mit Betonung auf ›für Sex‹.«

»Ja, hab ich vielleicht, aber als Witz. Das hätte ihm klar sein müssen. Ich war sauer wegen dem Cleopatra-Spruch«, sagte Shirin.

»Okay, das widerspricht jetzt aber der Geschenk-Theorie komplett.«

»Es entspricht aber eher der Wahrheit«, sagte sie.

»Warum warst du wütend? Also abgesehen davon, dass du keine Araberin bist. Warum hast du dir sein Gerede so zu Herzen genommen?«, fragte Patty.

»Ich dachte, er mag mich«, sagte Shirin.

»Oh, das ist gut«, sagte Patty. »Stimmt das wirklich?«

»Leider ja.«

»Okay, das könnte funktionieren. Das nehm sogar ich dir eher ab als die Geschenk-Erklärung. Du betonst, dass du dich diskriminiert gefühlt hast und den Eindruck hattest, dass er dich bedrängt – die ganze Cleopatra-Nummer –, weil du dunkle Haut hast. Und das hat dich aufgeregt, weil du ihn mochtest. Also hast du angedeutet, er sei eine Art Zuhälter, hast Geld gefordert, um ihn ebenfalls zu beleidigen. Den Spieß quasi umgedreht. Du hattest nie die Absicht, wirklich Geld für Sex von ihm anzunehmen.«

»Ich hab keine dunkle Haut. Schau mich mal an. Nur damit das klar ist. Aber okay, wenn die Sache damit endlich erledigt ist, mach ich es eben so.«

»Du bist nicht weiß«, sagte Patty.

»In Amerika vielleicht nicht. Für diese ungebildeten, kulturlosen Hinterwäldler, die noch nie ein Buch in der Hand hatten, keine Ahnung haben, woher das Wort ›arisch‹ kommt und dass sie einander ohne uns immer noch irgendwelchen Ziegengöttern opfern würden. Dass ich besser bin als jeder dieser puritanischen Bauern. Wann begreifen die das endlich? Und wann verklagen wir diese Bullenschlampe dafür, dass sie mir die Hand in den Arsch gesteckt hat?«

»Gar nicht«, sagte Patty. »Die dürfen das hier.«

III

Operation Ajax

SIMA

Könnte ich mich jetzt mit Bita unterhalten, würde ich ihr sagen, was ich vor meinem Tod noch nicht wusste. Zum Beispiel: Vertrau niemandem, der dir einreden will, wie du zu leben hast. Vor diesen Ratgebern musst du fest die Ohren verschließen, wenn sie dich am Handgelenk packen, mit ihrer fröhlichen Maske, ein breites Lächeln im Gesicht, und sagen: »Wenn du glücklich sein willst, mach X, nicht Y.« X und Y können alles sein, und manchmal tauschen sie auch den Platz. Arbeit oder Vergnügen? Sein oder machen? Gestehen oder lügen? Töten oder getötet werden?

Meine geliebte Nounou hat gesagt: »Sei lieb zu deinen Geschwistern. Hab Respekt vor deinen Eltern.« Dann hat sie sich umgebracht. Warum sollte man auf so jemanden hören? Diese Leute sind in der Regel nur eine Haaresbreite vom Selbstmord entfernt, vom Ruin. Halt dich fern von ihnen. Niemand kennt dich außer dir selbst.

Sechzehn Jahre nachdem ich Nounou tot auf dem Boden ihres Schlafzimmers gefunden und ihren Geist zwischen den Dachbalken angefleht hatte, mit mir zu sprechen, waren wir in Los Angeles – oder New Tehran. Später nannten einige Geschäftsmänner die Gegend um den Westwood Boulevard auch »Teherangeles«. Ein genauso blödes Wort wie Bollywood. New Tehran hat mehr Würde. Für mich wird es immer so heißen. Wir waren gekommen, um uns ein neues Leben aufzubauen. Hatten es nicht auf eine Nachbarschaft voll iranischer Musikkassetten, Kabab,

Schönheitssalons oder das passende Outfit für das nächste Visaantragsverfahren abgesehen. Ein dummer Name zieht eben auch nur Dummes nach sich.

Wir kamen zu dritt nach New Tehran, Teymour, die kleine Bita und ich. Geheiratet hatten wir ein paar Jahre vor der Revolution. Ich war jung, dreiundzwanzig. Er war so anders als meine Familie. Er hörte mich gern reden. Schenkte mir Bücher. Faulkner. Camus. De Beauvoir.

»Ich will eine Karriere«, hatte ich zu ihm gesagt, im Auto auf dem Weg ins Kino, bevor die alle dichtgemacht hatten.

»Du wirst eine haben. Wir sind gleich, du und ich«, hatte er geantwortet. Sein schmales, ernstes Gesicht, seine Brille mit Drahtgestell flößten mir Vertrauen ein.

1977, ein paar Wochen nachdem ich meinen ersten richtigen Job angetreten hatte, wurde ich dann schwanger.

»Du gehörst nach Hause zu deinen Kindern. Das ist dein Beitrag«, sagte mein Chef Bahman Riazi, Redakteur eines kommunistischen Magazins. Vielleicht merkte er, dass ich nicht mit dem Herzen dabei war, dass ich den Job nur angenommen hatte, weil ich keinen anderen bekam. Ich sah mich um. Etwas in mir hatte sich verändert, meine Toleranz für Gewalt, für jede Bewegung, die für sich in Anspruch nahm, die Antwort auf alles zu sein. Ich war Realistin geworden. Diese Menschen mit Elan, die ich so verehrt hatte, hatten mich bei näherem Hinsehen alle enttäuscht. Vielleicht witterte mein Chef das alles. Vielleicht war er aber auch nur ein sexistisches Arschloch.

Ich sagte zu Bahman, ich könnte weiterarbeiten, noch hätte ich ja keine Kinder. Schulterzuckend reichte er mir meinen letzten Scheck. Teymour sah die Sache ähnlich. Ein Mann, musste ich erfahren, sagt alles Mögliche, um eine Frau von sich zu überzeugen. Ich hätte ihn damals verlassen können, aber ich blieb. Teymour liebte mich. Bis auf Nounou hatte das bisher niemand getan. Wenige Monate darauf kam dann die Revolution.

Teymour arbeitete in einem Büro direkt am Westwood Boulevard. Ich blieb bei Bita und schmiss den Haushalt. Ich war keine Karrierefrau mehr. Wem wollte ich etwas vormachen? Meine drei Monate als Journalistin bei einer radikalen iranischen Zeitung würden mir nicht weiterhelfen, daran konnte ich in Amerika nicht anknüpfen. Gerade hatten Iraner Amerikaner in ihrer Botschaft als Geiseln genommen, schrien »Tod den USA!«

Ich kochte zum ersten Mal in meinem Leben. Ich war nicht gut. Ich vergiftete niemanden, aber es starb auch niemand vor Genuss. Ich musste diese Rolle übernehmen, es gab sonst niemanden. Wenn man etwas Geld hatte, aber keine Beziehungen, so sagte man uns, waren Immobilien die Lösung. Also sah sich Teymour nach Investitionsmöglichkeiten um, während ich Beef Stroganoff zubereitete. Hühnerstückchen in Bratensoße. Anfangs weigerte ich mich, iranisch zu kochen. Weigerte mich, die Bürde meines Volkes auf mich zu nehmen. All die Kräuter zu waschen. Tagelange Vorbereitungen zu treffen. Der arme Abbas Ghassem, der Koch, den ich als Kind so gequält hatte. Ich wollte kochen, was uns neu war. Chili. Hotdogs. Erdnussbutter und Marmelade. Mich auf die neue Kultur einzulassen, fiel mir schwer, aber ich wollte es versuchen.

Der einzige Ort, an dem man 1980 in New Tehran einen anständigen Cappuccino bekam, und auf den legten wir wert, war das Café Luna. Autos schossen vorbei, und die iranischen Frauen, die wir kannten, saßen den ganzen Nachmittag unter nutzlosen, kippeligen Sonnenschirmen in der prallen Sonne, eine Zigarette zwischen den Fingern, und verschmierten die weißen Plastikstühle mit ihren eingecremten Beinen. In diesem schwesterlichen Refugium war der Himmel immer wolkenlos. Wir redeten, ohne wirklich etwas zu sagen, unsere Babys krabbelten zwischen unseren Füßen herum und kratzten getrockneten Kaugummi in Rosa, Mintgrün und Blau vom Asphalt, während wir ihnen, glitzernden Goldschmuck an den Handgelenken, auf die Köpfe aschten. Es gab zwei Gruppen – die mit Namen und die No-Names. Letztere hießen so, weil sie im Iran keinen Namen hinterlassen hatten. Wir hatten natürlich einen. Aber in New Tehran interessierten sich für diese Namen ausschließlich die No-Names. Dabei hatten die mit Namen geglaubt, *alle* würden sich dafür interessieren, waren anfangs sogar davon ausgegangen, selbst die Amerikaner würden auf uns aufmerksam werden und man würde uns in Amerika genauso verehren und gleichzeitig tödlich verachten wie im Iran. Falsch gedacht. Ohne unsere No-Names galten die Namen gar nichts. Wir brauchten sie.

Ich weiß natürlich, dass das klassistische, unterdrückerische Rhetorik ist. Früher hätte ich so etwas verurteilt. Aber, wie gesagt, ich war kein naives, idealistisches Küken mehr. Ich sah die Gesellschaft wie sie war.

Ein paar Beispiele für die iranischen No-Names.

Siavash vom Restaurant Darband auf dem Santa Monica Boulevard, der ein so grünes und aromatisches Kuku Sabzi zubereitete, dass der Duft in meinem Herzen einen Kräutergarten wachsen ließ, und dessen Mutter Daddys Sekretärin gewesen war, wollte für das Essen nicht einmal Geld von uns annehmen. Keinen Cent. Fast fragte ich mich, ob die Sekretärin wohl noch andere Aufgabenbereiche gehabt hatte. Einmal die Woche stand Siavash mit blauen Augen und schwitzenden Schläfen vor unserer Tür, brachte eine Tüte Kabab und weigerte sich, Geld dafür anzunehmen. Es war die reinste Performance. Er weigerte sich. Ich wurde wütend oder tat vielmehr so. Er lachte über mich. Ich wurde noch wütender, Bühnenrauch quoll mir aus den Ohren. Er winkte ab. Wenn er sich zum Gehen wandte, steckte ich ihm einen Hundertdollarschein in die schmierige hintere Hosentasche. Er tat so, als bemerkte er nicht, dass eine seltsame, aber schöne Frau mit Namen ihm die Hand in die Hose steckt. Das Spiel wiederholte sich in der Woche darauf und in der darauf und so weiter.

Negeen, meine liebste Waxerin im Studio La Loupe Rouge auf dem Westwood Boulevard, eine Waxerin für Frauen mit Köpfchen, etwas erotischer als ein Totengräber, also ziemlich. Ruhig und ernst. Minimalistische Leinenkleider, schulterlange braune Wuschelhaare und eine Vorliebe für die Literatur der französischen Existenzialisten und Samtballerinas aus Chinatown. Ich frage mich, wie viele Körper iranischer Frauen sie vor meinem schon angefasst hatte. Aber diese tief empfundene Liebe, oh, diese Liebe. Genau wie die Liebe, mit der all die anderen Frauen in Teheran mir im Laufe der Jahre Schmerz zugefügt hatten, in der einen Hand eine Zigarette – oder im Fall von Negeen ein Taschenbuch von Sartre –, das heiße Wachs in der anderen. Manche No-Names ließen einen verhaltenen Respekt durchblicken, ein unausgesprochenes Einverständnis, dass das Spiel weitergehen würde, auch wenn es für Familien wie uns vorbei war. War das einfach Vorsicht? Wollten sie, dass wir uns an sie erinnerten, sie honorierten, falls die Islamische Republik doch noch scheitern sollte, falls Ayatollah Khomeini eines Tages sagte: »Schwamm drüber«? Der Gedanke ließ mich nicht los. Negeen hielt mich immer eine Armlänge auf Abstand, und trotzdem zeigte sie mir mit diesen Händen ihre Liebe.

Und natürlich, weil der Ruf nach Kräuterreis schließlich zu laut wurde, um ihn noch zu ignorieren, und ich meinen eigenen machen musste, war da noch Amir vom iranischen Lebensmittelladen nicht weit von Negeens Salon. Amir Agha aus dem Super Shambeh, benannt nach dem berühmten Supermarkt in Teheran, wusste genau, was ich wollte, noch bevor ich überhaupt an seinem Tresen auftauchte. Ich hatte den Verdacht, dass er glaubte, ich würde ihn nur mitleidsvoll ironisch »Agha« nennen, aber ich meinte es ernst. Er verhielt sich mir gegenüber wie ein Gentleman. Witterte das von mir geplante Gericht in der Sekunde, in der ich die schmutzige Glastür aufdrückte und zwischen die nur teilweise klimatisierten Regalreihen trat. Wog und zerpflückte mit flinken Händen Petersilie, Koriander und Schnittlauch. Packte Bockshornklee in eine Tüte, wohl wissend, dass ich ihn sofort wegwerfen und meine eigene ikonoklastische Version des heiligen Ghormeh Sabzi ohne ihn zubereiten würde. Eine riskante Entscheidung, geboren aus dem Wunsch, nicht eine Woche lang nach Bockshornklee zu riechen.

Auch die nicht-iranischen No-Names verehrten uns, die wir Namen hatten, weil sie uns für wichtig hielten. Letztendlich diente man lieber einer iranischen Prinzessin als einem dahergelaufenen Beverly Hillbilly.

Da war zum Beispiel Gary McGary, mein Ken-ähnlicher Fitnesstrainer mit Wadenmuskeln wie Suppenteller. Seinen echten Nachnamen kannte ich nicht, also dachte ich mir einen aus, den ich lustig fand. Er fand ihn auch lustig.

Rose, Esmerelda, Gloria, Caridad, der kontinuierliche Strom philippinischer Hausmädchen, die in der Gefängniszelle neben unserer Küche einquartiert waren. Eine Doppelmatratze auf einem rollbaren Metallbettgestell, ein alter Antennenfernseher, kein Schreibtisch, kein Bücherregal. Gott behüte, dass diese Frauen lesen oder schreiben wollten, nie kam mir in den Sinn, ihnen die Rahmenbedingungen dafür zu schaffen. Wie egozentrisch ich war. Wir haben diese Frauen verschlissen wie Einmaltaschentücher.

Wir Iraner haben uns nach der Revolution ganz und gar abgeschottet. Das kann ich so, in aller Ehrlichkeit, nur sagen, weil ich tot bin. Wie konnte man sich zu dieser

Zeit in Los Angeles umbringen wollen? Aber ja, manchmal wollte ich das. Ich hatte niemanden. Nur weil man ausgesorgt hat, lebt man nicht sorgenfrei, nicht weniger trostlos, zumindest nicht, wenn man ein bisschen was im Kopf hat. Und leichteren Zugang zu Pillen, Waffen und Penthouse-Wohnungen, aus denen man springen kann. Kein anderer Ausweg als bergab. Ich würde sagen, Leute wie ich haben einen Vorteil bei der Verwirklichung ihrer Selbstmordgedanken. Roxane, eine Freundin aus Kindertagen, allein in ihrer Pariser Wohnung, eine Überdosis Schlaftabletten. Mitra, ein Schritt über die Klippe in Beverly Hills, nur einen Hermés-Schal um die Taille. Hushang, ehemals bester Freund des jüngsten Sohns des Schahs, lag im Frack in einer Blutpfütze, eine Pistole neben sich. Mehdi, Fathi, Shohreh, ein Potpourri von Koksnasen. Ganz zu schweigen von den Krankheiten, die so viele dahinrafften. Man könnte meinen, ein Volk, das frühe Todesfälle so gewohnt ist wie wir, würde damit souveräner umgehen, versierter. Zu Buddhisten werden, den achtfachen Pfad einschlagen und uns vom Leben abwenden. Falsch gedacht.

Und dann waren da noch die Amerikaner mit Namen. Mit diesen Leuten hatten wir nichts zu tun. Für sie waren wir Hundescheiße. Sie waren die Blaublütigen, die Mayflower-Klasse. In L.A. war es vor allem die Hollywood-Crew. Wenn ich von diesen Leuten je Respekt erfuhr, dann ausschließlich mit eiskalter ökonomischer Agenda, weshalb man auch weniger von Respekt als von kluger Manipulation sprechen muss. Sie warfen einen missbilligenden Blick auf mich und wussten, ich würde eines Tages entweder ein Facelifting oder eine Scheidung brauchen.

Meine jüngere Schwester Shirin lebte in einem scheußlichen McMansion in Houston, das sie für das Weiße Haus hielt, und fühlte sich sehr wichtig. Ich hingegen sah schon am Anfang die Wahrheit und stellte mich darauf ein. Zuerst mieteten wir ein Haus im Ranch-Stil in den Ebenen von Beverly Hills, in der breitesten Straße, die ich je gesehen hatte und in der hochgeschossene Palmen die weißen Wolken streiften. Eine Küche mit gelb gestrichenen Fronten. Während Bitas Nickerchen schlief ich mit ihr ein. Sie lag quer über meinen Armen, schlaff und feucht, weil sie so sabberte. Ich spielte mit ihr. Kitzelte sie. Steckte sie in weiße Rüschenoutfits, in denen sie aussah wie eine Schneeflocke oder ein Marshmallow zwischen zwei Scheiben Toast auf weißen Ledersandalen. Ich promenierte mit ihr die Straße entlang. Die Amerikaner gafften dieses hübsche braune, aufgebrezelte Kind an, vielleicht irritiert von der offensichtlichen Diskrepanz zwischen ihrer nahöstlichen Schönheit und der Verkleidung als französisches Porzellanpüppchen.

Nounou suchte mich jetzt in Visionen heim. Ich zwang mich, sie nicht direkt zu konfrontieren. Kein »Warum hast du dich erdrosselt, obwohl du wusstest, dass deine Enkelin dich finden würde?«, kein »Warum hast du mir nicht erzählt, was der Große Krieger mit deinem Mann gemacht hat?« Nein. Meine Erziehung gebot es mir, die Älteren wie Götter zu behandeln. Gut, wenn es um Elizabeth ging, sah ich darüber hinweg, aber nicht bei Nounou, wenn sie, immer in ihrem schwarzen Kleid, mahnend vor mir in der Luft schwebte.

In Amerika hatte ich keine Familie, die ich besuchen konnte. Wie die Steppenläufer trieb ich die breiten Boulevards von Beverly Hills entlang, niemand wusste, wer ich war. Ich konnte mit jedem ein Gespräch beginnen, wenn ich wollte.

Marta, ein Mädchen aus Venezuela, mit strähnigen Haaren und Grübchen, kam, um für mich zu arbeiten, mir mit Bita zu helfen. Ich sah sie nie etwas anderes trinken als Nesquik-Schokomilch aus der gelben Plastikflasche. Nie das potenziell vergiftete Leitungswasser. Im Dienstmädchenzimmer war schon Rose untergebracht, also zog Marta ins Poolhaus mit eigener Kitchenette. Teymour bildete sich ein, dass das Poolhaus Verwandte aus dem Iran beherbergen sollte, aber bisher hatte uns noch niemand besucht, und es war unklar, ob es je dazu kommen würde.

Eigentlich habe ich überhaupt keine Ahnung, warum ich sie angestellt habe. Ich wollte Bita nicht teilen. Ich wollte nicht, dass jemand sie mir abnahm, vor allem nicht Marta aus Venezuela. Ich wollte meinem Kind nur das Allerbeste bieten. Ich redete mir schließlich selbst ein, Marta mit ihrem Schokoschnurrbart und ihren gefälschten Jordache-Jeans wolle Bita entführen und Lösegeld von uns erpressen. Die ganze Nacht lag ich wach und malte mir Szenarien aus, wie ich meinen Marshmallow in einer staubigen, vermüllten Seitengasse des Pico Boulevard in einem Einkaufswagen wiederfand.

Nounou war gestorben, nachdem ich ihren Tod in der Nacht zuvor geträumt hatte. Ich wusste, das war ein schreckliches Omen. Es war nicht gut vereinbar mit meiner Neigung, Situationen heraufzubeschwören, bei denen es um Leben und Tod ging. Also kniff ich, wie damals in Big Dogs Hundebett, fest die Augen zusammen und drückte mir die Ohren zu. Spannte den Schließmuskel an. Das machte ich immer, wenn ich an etwas Schlimmes dachte, etwas wirklich Schlimmes, etwa, dass Bita mir nicht aus dem Einkaufswagen entgegengluckste, sondern mausetot war. Ich spannte meine Körperöffnungen an, verkrampfte und klemmte sie ab. Aber es half nichts.

Um gegen das alles anzukämpfen, machte ich es mir zur Gewohnheit, frühmorgens in den Santa Monica Mountains wandern zu gehen. Niemand hatte mir das geraten, ich konsultierte keine Wahrsagerinnen oder Schlangenbeschwörer, kein Medium. Ich fragte nicht: »Was soll ich tun, damit es mir besser geht, Doktor?« Versuchte ich so zu tun, als wäre ich im echten Teheran statt in New Tehran? Als würde ich durchs Elburz-Gebirge spazieren? Möglich. Ich wusste auch, dass Bergaufgehen meinem Po guttat.

Marta und Bita mussten mit, weil ich dem Kindermädchen nicht genug vertraute, um sie mit meinem Ein und Alles am Fuß der Berge zurückzulassen. Ich nahm einen Schulrucksack aus der Schreibwarenabteilung bei Sav-On, schnitt vier Löcher in den Stoff und packte Bita, die endlich angefangen hatte zu reden, hinein. Sie trug einen Strohhut mit lila Stoffpetunien an der Krempe. Marta musste sie tragen wie ein Sherpa. Wir stiegen bis ganz nach oben zum Will Rogers Park. Das Chaparral war so trocken, als könnte es sich jeden Moment selbst entzünden. So weit ging also meine Rebellion, dass ich mich ohne Teymours Wissen oder Zustimmung in die Berge aufmachte.

Der Marsch über die trockenen, duftenden Pfade brachte Marta zum Schwitzen, laugte sie aus. Wir machten halt im Schatten, und ich öffnete meine Tasche. Schüttete eine ganze Flasche Evian über unsere engelsgleichen Gesichter. Ich hoffte, Bita würde nicht ertrinken. Mutter Erde war *in* – das war das L.A. der Achtzigerjahre –, also teilte ich ein paar Avocado-Sprossen-Vollkorn-Sandwiches aus. Löffelte Bita Martas hausgemachten Babybrei aus Kochbananen und Kürbis in den Mund. Aß einen Johannisbrot-Riegel. Ich dachte an Nounous Vogelbabys, an Martas finstere Absichten und spannte den Schließmuskel an.

Marta dankte mir überschwänglich, aber ich wusste, dass sie mich am liebsten umgebracht hätte, weil ich weder Schinken noch Käse eingepackt hatte, und ich konnte es ihr nicht verdenken. Sie zog eine alte Evian-Flasche voll Schokomilch aus dem Rucksack, in dem Bita vor sich hin zappelte, und kippte sie in einem Zug hinunter. Bita lächelte ihr breites Lächeln, und ich dachte: Wie sind wir nur ganz allein in dieser Stadt gestrandet? Ohne Familie. Ohne Kultur. Nur sie und ich und Marta. Ein Mann, der sich die meiste Zeit in seinem Büro verschanzt, um sich das Ansehen von Leuten zu erkämpfen, die ihn nicht in ihrer Nähe haben wollen. Der Geist einer toten Großmutter, der nur den Kopf über mich schüttelte. Ich versuchte, mich auf das Positive zu konzentrieren. Mich anzupassen. Trat dem örtlichen Tennisklub bei. Putzte mir die Zähne mit Aquafresh-Zahnpasta, in der Hoffnung, ihr Rot, Weiß und Blau würde sich irgendwann in meinem Gehirn festsetzen.

Das Problem bestand darin, dass ich mich immer noch sträubte, mit Amerikanern zu reden. Ich wollte sie nicht kennenlernen. Nichts von ihren Gepflogenheiten wissen. Wovor hatte ich Angst? Das Chaos um die Geiselnahme machte es nicht gerade leichter. Unsere Könige waren genau wie ihre Präsidenten, nur schwächer. Wer außer der USA konnte die Welt mit einem Knopfdruck in die Luft jagen und sich trotzdem als das Gute präsentieren? Sie hielten sich für besser als wir. Und warum? Wegen ihrer geliebten Verfassung, die ihnen vorgaukelte, in einer Demokratie zu leben. Ja, manche gingen wählen, aber für wen? Was hatten sie wirklich für eine Wahl?

Ein paar Jahre später, als Bita in die Schule kam, lernte ich die Mütter ihrer Mitschüler kennen. Elternverein nannten sie sich selbst. Sie wussten alles über alles und über einander, hatten kein Privatleben, keine Geheimnisse. Diese Mütter in ihren knöchellangen Prärieröcken, es war, als beträte man ein selbst auferlegtes autoritäres Regime. Sie hatten keine Ahnung, dass wir uns gerade erst dagegen aufgelehnt hatten, uns zu verhüllen, und es hätte sie wohl auch nicht interessiert. Shirin drängte mich, mich einzubringen, zu vernetzen, sichtbarer zu werden, aber so tickte ich nicht.

Diese Frauen lehnten mich ab. Zu Schulveranstaltungen und Pfadfindertreffen erschien ich im Armani-Anzug. Ich fuhr einen glänzenden schwarzen Porsche. Klar, das war eine Pose, ein Schutzschild, um ihnen zu demonstrieren, was ich für ein Mensch war, dass ich würdig war. Ich belächelte ihre beigen und braunen Volvo Kombis. Es dauerte Jahre, bis ich den Sinn hinter ihren Fischaufklebern durchschaute. Und wenn ich entsprechend geantwortet hätte? Mit Koranversen auf der Stoßstange? Sollten sie doch den Fahrdienst übernehmen. Mich ließen sie ihre Kinder sowieso nirgends hinbringen. Fünf Kinder, beschwerten sie sich, seien in einem Porsche nicht sicher. Dabei wog keines von ihnen 25 Kilo. Kinder lassen sich wunderbar in ein Auto quetschen. Sie sind klein und zäh. Elizabeth hat uns ohne Sicherheitsgurte herumkutschiert, gedroht, uns rauszuschubsen, wenn wir frech wurden. Kinder kommen mit fast allem klar. Mir hat es nicht geschadet. Wozu konstruierten diese amerikanischen Mütter Kindheiten, die mit dem echten Leben nicht das Geringste zu tun hatten? Andererseits hatte ich vielleicht mit zu viel klarkommen müssen.

Was soll's, dachte ich damals. Mir doch egal. Ich war zu stolz. Sollten sie ihre Fahrgemeinschaften, ihre Stammestreffen und selbst gebastelten Muttertagsgeschenke behalten – wobei auch ich die von Bita in einer eigenen Schublade im Schlafzimmer aufbewahrte. Ich war nicht wie diese Frauen. Nach ein oder zwei Anläufen, sie mit einem Beitrag zum Kuchenbasar zu erweichen – Petits Fours aus dem Café Luna, die sie nicht goutierten, weil sie nicht aus einer Betty-Crocker-Backmischung zusammengerührt waren –, gab ich es auf. Sie wussten nicht einmal, wie sie die Törtchen nennen sollten, sprachen sie *Ih-claires* aus. Danach stellte ich mich taub, wenn sie nach mir riefen. »Sammy« nannten sie mich, hielten sich für charmant, nicht ahnend, wie sie mich damit verletzten. Hatten sie auch so eine Wut auf ihr Leben? Konnten sie die Wut nur besser verbergen?

In meiner Kindheit erwartete ich nicht von meiner Mutter, irgendetwas über mich zu wissen. Eigentlich wollte ich überhaupt nicht, dass sie etwas über mich wusste. Und plötzlich schleppten diese Kinder Briefe an, in denen wir schon wieder zu einem Elternabend zitiert wurden, auf dem wir mehr über unsere Kinder erfahren sollten. Damit konnte ich nicht umgehen. Ja, ich wollte mehr über mein Kind wissen. Sie machte sich in die Hose und fasste sich in der Badewanne heimlich an, wenn sie glaubte, dass ich gerade nicht hinsah. Aber so etwas Wichtiges erzählten einem die Lehrer nicht.

*

Nach neun Jahren L. A. kamen schließlich Elizabeth und Daddy aus dem Iran zu Besuch. Ich hatte sie nicht eingeladen, war inzwischen zu meiner Familie auf Abstand gegangen. Ich überließ es Shirin, sich von Texas aus mit ihnen herumzuschlagen. Zwar setzte sie Elizabeth ziemlich zu, war unterm Strich aber doch die pflichtbewusste Tochter. Trotzdem kamen sie nach L. A., vermutlich, weil ich die Älteste war. Gut, eigentlich war das Nader, aber den nahm kein Mensch ernst. Für ihre Geschichten von den Bombardierungen und Saddam hatte ich kein Mitgefühl übrig. Sie hatten jede Möglichkeit gehabt, wie wir das Land zu verlassen, hatten sich aber zum Bleiben entschieden. Das war ein Jahr bevor Daddy, von dem es hieß, er sei über hundert Jahre alt, der aber noch jeden Tag seine wollene Zeitungsjungenmütze aufsetzte und spazieren ging, unter Qualen in einem überfüllten Teheraner Krankenhaus an Prostatakrebs starb. »Aber sie hatten dort die saubersten Zimmer überhaupt«, wurde Elizabeth nicht müde zu betonen. »Sie bringen einem Kabab ans Bett.«

Aus gegebenem Anlass warf ich meine teure Marta aus dem Poolhaus. Wie lange meine Eltern zu bleiben gedachten, konnte ich nicht fragen, nicht einmal andeutungsweise. Von zwei Wochen bis zum Rest unseres Lebens war alles möglich.

»Siehst du, hab ich dir doch gesagt, dass wir den Platz brauchen werden, wenn Verwandte kommen«, sagte Teymour.

»Ein Besuch alle zehn Jahre ist kein Grund für mehr Wohnraum«, sagte ich. »Das sollte dir eigentlich klar sein.«

»Es wird häufiger werden«, entgegnete er. Sein Gesicht wirkte seltsam hinter den kleinen runden Gläsern der neuen Brille.

»Wer will das bitte? Deine Familie besteht wenigstens darauf, ins Hotel zu gehen.«

Marta weigerte sich, ein Zimmer mit dem Hausmädchen Rose zu teilen, erklärte sich aber bereit, bei Bita auf dem Boden zu schlafen, wenn ich eine Matratze zur Verfügung stellte. Aus reiner Verzweiflung ließ ich mich darauf ein.

Shirin war sauer, weil unsere Eltern nach L.A. statt nach Houston kamen, dabei war sie mein ganzes Leben lang ihr Liebling gewesen, ununterbrochen mit Lob überschüttet worden. Reichte ihr das nicht? Aber es stimmte schon, Shirin hatte sich als Einzige von uns Geschwistern wirklich um sie gekümmert. Außerdem vermutete ich, dass sie vor allem wütend war, weil die inzwischen sechzehnjährige Niaz nicht mitkommen wollte. Angeblich nahm sie die Schule zu sehr in Beschlag.

Trotzdem würde Shirin mir als zweite Gastgeberin in Kalifornien zur Seite springen. Unser Bruder Nader, den »Nate« zu nennen ich mich weigerte, schämte sich für meine Fremdartigkeit, die ich in seiner Anwesenheit absichtlich auf die Spitze trieb. Es war ein Riesenspaß. Er tat mir leid. Er würde am ersten Abend mit uns essen, weiß Gott, was er danach vorhatte. Ich sah ihn nur noch zu besonderen Anlässen, dem ein oder anderen Nouruz-Fest oder Geburtstag.

»Bitte, Nounou«, rief ich am Tag der Anreise den Himmel an. »Steh mir bei.« Keine Antwort. Bita, die gerade mit Marta in der Nachbarschaft Girl-Scout-Cookies verkauft hatte, kam nach Hause und sah mich mit dem Himmel sprechen.

Sie lachte. »Mom! Warum redest du immer so mit der Hand in der Luft? Du siehst komisch aus.«

»Erzähl deiner Großmutter ja nicht, dass du von Tür zu Tür gehst, um etwas zu verkaufen. Sie bringt sich um, wenn sie das hört«, sagte ich und zog an ihrer Hand.

Sie sah mich irritiert an. »Mir egal. Wir haben 154 Dollar verdient.«

Ich starrte sie an.

»Marta hat mir geholfen. Warum kommst du das nächste Mal nicht mit? Vielleicht macht es dir ja Spaß.«

Ich sah zu, wie Bita Marta an der Hand nahm, sich von ihr mit ihrer gelben Plastikbürste die Haare kämmen ließ und mit ihr die restlichen Kekse in den Küchenschrank räumte. Mit zusammengekniffenen Augen hätte man Marta für mich halten können.

*

Vier Wochen lang bediente ich sie, als wäre ich zum Bedienen geboren. Ich tat es nicht für sie, sondern für Nounou. Ihr zu Ehren. Eines Tages, glaubte ich, würde sie eingestehen, dass mein Daddy sein Bestes gegeben hatte, dass es falsch von ihr gewesen war, sich umzubringen, dass kein Kind seine Großmutter mit einem Lampenkabel um den Hals finden sollte.

Auf unserer marmornen Kücheninsel wickelte ich vorsichtig braune Fleischpakete aus, ließ sie in große Glasschalen gleiten, bestäubte sie mit Kurkuma, schwenkte Zwiebeln und Minze in Olivenöl. Sobald ich zufrieden war, rief ich Rose. Während Elizabeth und Daddy die Pistazien knabberten, die sie nach L. A. geschmuggelt hatten, und Teymour so tat, als hätte er zu viel Arbeit, um früher als sonst nach Hause zu kommen, leitete ich Rose in der Zubereitung aufwendiger persischer Schmorgerichte an.

Elizabeth wirkte irgendwie verjüngt. Vielleicht lag es daran, wie viel Gewicht sie mit jahrelangem Aerobic, Verzicht auf Nachspeisen und ständigem Zigarettenkonsum verloren hatte. Aber die beste Diät, betonte sie immer wieder, war der Krieg. Sie redete ununterbrochen über Niaz. »Du solltest mir jeden Tag dankbar sein, Shirin. Die Kinder dort haben mehr Disziplin. Sie ist die Zukunft des Iran. Wirst schon sehen!«

Shirin war inzwischen zur Texanerin mutiert. Blond gesträhnte Vanna-White-Frisur. Der türkisfarbene Lidschatten und die Schulterpolster entsprachen eher dem Tortendekorstil ihrer präpubertären Jahre als ihrem Look, bevor wir den Iran verlassen hatten. Gemeinsam spulten wir das übliche Programm ab, sprachen über die Krankheiten, die sich iranische Bekannte in den letzten neun Jahren zugezogen hatten: Bluthochdruck, grauer Star, Krebs. Das heißeste Thema waren immer Todesfälle. Dicht gefolgt von Scheidung und Insolvenz. Die harte Arbeit, die einige wenige leisteten, die Anhäufung von Uniabschlüssen, die Betrügereien – wozu das alles? Khomeini würde gestürzt werden, und wir würden all das hinter uns lassen und unser altes Leben wiederaufnehmen. Das Geld, das wir verloren hatten. Grundstücke im Iran, unsere eigenen und die von Freunden, jetzt besetzt von den dreckigen Mullahs. Wir sprachen über die verlorene Zeit, ohne über die verlorene Zeit zu sprechen.

Ich fragte mich langsam, ob der Wandel je kommen würde. »Weggegangen, Platz gefangen!«, rief Bita. Galt das auch für uns?

»Habt ihr Kontakt zu den wichtigen Leuten hier? Zur Regierung?«, fragte Elizabeth.

»Wozu?«, fragte ich. »Um ihnen unser Steuergeld zu

zahlen? Klar, sonst kommt man ins Gefängnis. Man kommt nicht mit Bestechung durch wie im Iran. Ansonsten nein. Die haben keine Ahnung, dass es uns gibt. Warum auch?«

»Im Iran sind wir eine bedeutende Familie. Ausgesprochen wichtig und angesehen. Sie sollten sich glücklich schätzen, euch hier zu haben. Ihr müsst sichergehen, dass ihr mit ihrer Unterstützung rechnen könnt. Sie treffen, Fragen stellen.«

Shirin, Nader und ich lachten wie aus einer Kehle.

»Nasreen sagt, zumindest Los Angeles hat Hand und Fuß. Die Iraner hier sind anständige Leute«, Elizabeth lächelte schief. »Nicht wie in New York, aber …«

»Na ja.« Shirin wischte sich die Hände an meiner Tischdecke ab. »In Houston tun sie wenigstens nicht so als ob. Machen nicht auf kultiviert. Kein scheinheiliges LACMA-PACMA-Gedöns, keine Exiliraner in Abendgarderobe, die irgendwelche Ausschüsse gründen, wo sie sich insgeheim nur für Pferdewetten interessieren. Sie verdienen Geld und kaufen sich Sachen. Mir reicht das. Kultur soll uns nur davon ablenken, dass das Leben die Hölle ist.«

»Irgendwann bist du vielleicht froh um die Ablenkung«, wandte ich ein.

»Niemals«, sagte sie.

»Wen kümmert's, wie die Perser ticken? Hier oder dort?«, fragte Nader und lehnte sich breitbeinig auf dem Sofa zurück. Seine lächerliche Geldbeutelkette baumelte ihm aus der hinteren Hosentasche. Wenn ich ihn ansah, erkannte ich immer noch den Jungen, der mir morgens vor der Schule so gern ins Gesicht geschlagen hatte.

»Freut mich für dich, dass du Leute auf deinem Niveau gefunden hast, Nader Jun«, sagte Shirin und wandte sich dann an Elizabeth. »Aber jetzt erzähl mal. Warum hast du Niaz nicht mitgebracht? Sag die Wahrheit.«

Elizabeth zog die Augenbrauen hoch und zuckte mit den

Schultern, zupfte ihren wollenen Chanel-Anzug zurecht. »Du weißt doch, wie junge Leute sind. Immer auf dem Sprung. Prüfungen. Projekte. Was weiß ich.«

»Nerd Alert, würde man hier in Amerika sagen«, lachte Nader. »Das hast du jetzt davon, dass du sie zurückgelassen hast.«

Shirin verdrehte die Augen. »Ich glaub dir kein Wort, Mommy. Sie ist überhaupt nicht so beschäftigt. Sie will mich nicht sehen. Dieses Kind hat mich nie als ihre Mutter akzeptiert. Wegen dir. Ich hab eine Doku über Gorillababys gesehen. Manchmal baut das Junge keine Verbindung auf, aber das ist nicht die Schuld der Mutter. Niaz hat Glück, dass sie noch nicht gefressen wurde, ohne eine Mutter, die sie beschützt.«

»Das glaube ich nicht, Shirin«, fuhr ich dazwischen. »Sie weiß es einfach nicht besser. Bestimmt wäre sie eigentlich gern bei dir.« Ich sah Elizabeth an. »Du hättest sie mitbringen sollen. Das ist nicht okay.«

Bita und ihr Cousin Mo kamen herein. »Es gibt noch keinen Nachtisch. Geht spielen, Kinder«, sagte Elizabeth und scheuchte sie weg. »Die Erwachsenen unterhalten sich.«

»Hört auf eure Großmutter«, sagte ich.

»Wir sind keine kleinen Kinder mehr«, sagte Bita.

»Spielt keine Rolle.«

»Okay, dann essen wir jetzt ein paar Girl-Scout-Cookies. Und du kannst nichts dagegen tun.«

»Jaja«, sagte ich. »Geht nur.«

Elizabeth sah aus, als hätte sie an einem Stück verdorbenen Käse gerochen. »Diese Kinder. Die tanzt dir auf der Nase herum. Warum versohlst du ihr nicht den Hintern? Erteilst ihr eine Lektion?«

Bita riss die Augen auf. Ich schüttelte den Kopf. »Nein, Schätzchen. Komm, bitte geht einfach.«

Mo, der mit seinem gegelten Haar aussah, als trüge er ein Männerkostüm, sagte: »Körperliche Züchtigung ist hier nicht erlaubt.«

»Da hat er recht, Mommy. So was machen wir hier nicht«, sagte Nader.

Ich zog die Augenbrauen hoch. »Cookies. Ab mit euch«, sagte ich zu Bita und Mo und verpasste Bita einen sanften Schubs. Sie drehte sich um und schlug nach mir, dann stieß sie die Schwingtür zur Küche auf, die gegen Mos Fuß stieß, als sie hinausschlüpften.

»Dann ist euch das ja auch nicht fremd«, sagte Elizabeth und lächelte erst mich und dann Shirin an. »Töchter, die ihre Mütter hassen. Es ist unausweichlich.«

»Sie hasst mich nicht«, sagte ich und spürte, wie sich mein Zeigefinger um eine Perle an meiner Kette krallte und daran zog. Bevor ich verstand, was passierte, ertönte ein Schnappen. Die Perlen kullerten um mich herum, rollten meinen Schoß hinunter, prasselten auf meine Lederschuhe und blieben auf dem Teppich unter dem Couchtisch und zwischen den Beinen der umstehenden Armstühle liegen.

Wie fest hatte ich gezogen? Ich hielt die leere Schnur in der Hand.

Elizabeth lachte hysterisch. Shirin warf ihr einen finsteren Blick zu und sah mich dann lange an. *Bleib, wo du bist*, sagte ihr Gesicht. Dann ließ sie sich auf alle viere auf den Teppich sinken. Krabbelte herum, mit ihrem dramatisch aufgetürmten Haar und in High Heels, und las die Perlen auf. Sie ist gar nicht so übel, dachte ich. Indem sie die Haupttochter spielte, ermöglichte sie es mir, mich auf meine Familie zu konzentrieren. Eine großzügige Geste.

»Danke«, sagte ich.

»Ach, komm schon. Ist doch nicht der Rede wert«, sagte Shirin vom Boden. »Du hast mich oft genug vor Mommys

Ausrastern gerettet, als wir klein waren«, flüsterte sie und lud eine Portion Perlen in meinen hohlen Händen ab.

Nicht mehr lange, erinnerte ich mich, dann würde Elizabeth wieder nach Hause fliegen. Das hatte die Revolution mir beschert. Ich entspannte mich.

Gern hätte ich Elizabeth noch weiter über Niaz gelöchert, um mich bei Shirin zu revanchieren, aber ich wusste, dass sie keinen Fehler einräumen würde.

Nachdem Shirin zurück nach Texas gefahren war, schleppte ich Elizabeth und Daddy von Arzt zu Arzt. Setzte sie auf die Rückbank von Teymours Mercedes, schnallte sie an und kroch durch die Straßen. CTs, Endoskopien, Darmspiegelungen. Sie hielten die ganze Zeit Händchen und lächelten, diese verrückten alten Leute. Weiter ging es in eiskalte Apotheken, um mehrere Jahresvorräte an verschreibungspflichtigen Medikamenten gegen Schilddrüsenunterfunktion, hohe Cholesterinwerte, Astigmatismus und Schlaflosigkeit zu hamstern. Die Fläschchen wirbelten klappernd in meiner Tasche herum wie die Bälle in der Lotteriemaschine im Fernsehen. Nach allem, was wir durchgestanden hatten, waren die beiden noch am Leben.

»Warum hattest du in unserer Kindheit nie Zeit für uns?«, fragte ich Elizabeth eines Tages, als ich mit ihr und Daddy beim Tee saß. »Was war denn so wichtig?«

»Damals war deine Mutter der Mittelpunkt jeder Party«, sagte Daddy.

»Welche Eltern haben sich denn früher um ihre Kinder gekümmert, Sima? Für so eine dumme Frage bist du zu schlau«, sagte sie. Natürlich ließ sie sich nicht gern daran erinnern, dass ich meinen ersten BH mit Daddy kaufen gegangen war. Nachgeben, wo es nicht drauf ankommt, mahnte Nounou. Was konnte ich mir von all den Malen, die ich nachgegeben hatte, eigentlich kaufen?

Ein Jahr verging, und Daddy starb. Wir konnten nicht in den Iran fahren, um seine Leiche zu sehen, dort wartete zu viel Ärger. Man hätte uns ins Gefängnis werfen können. Unsere Namen hätten auf einer Liste stehen können. Die Mullahs hatten schon andere Verwandte des Großen Kriegers hingerichtet. Um eine alte Frau wie Elizabeth scherten sie sich nicht, aber was war mit uns? Vielleicht gefiel uns der Gedanke, dass wir in den Augen des Regimes wichtig waren. Dass wir sie immer noch beunruhigten, sie zum Zittern brachten. Falls das überhaupt je der Fall gewesen war.

Ich stellte mir Daddy in Nounous Dachboden vor. Wie eine braun gekleidete Familie ihn wusch. Ohne Kinder und Enkelkinder, die sich verabschiedeten. Ein blauer Stein unter der Zunge. Sein Tod zog einen Schlussstrich unter eine ganze Lebensweise. Unter die Hoffnung, die er meine ganze Kindheit über für den Iran gehegt hatte. Seine Wiedergutmachung von Unrecht. Seine Geheimnisse.

Kurz darauf traf ich wie durch Magie eine Iranerin namens Darya. Sie bezeichnete sich selbst als Innenausstatterin, hatte sexy breite Hüften und trug hautenge gelbe Röcke und Blazer mit Schulterpolstern. Eine im wörtlichen Sinne herausragende Figur. Sie litt sehr darunter und hungerte ständig, als wäre ihre Unzufriedenheit allein eine Frage der Masse. Sie war fixiert auf den Schwung ihrer Hüfte. Wünschte sich eine gerade Silhouette vom Oberkörper bis zu den Schenkeln, wie bei einem Mann oder einem Kind. Wenn wir gemeinsam in der Umkleidekabine eines Kaufhauses standen, zwickte sie sich in die Außenseite ihrer Oberschenkel. »Ich muss nur das hier loswerden. Und das«, sagte sie und griff sich an Beine und Bauch. »Dann kann ich mich vor Männern nicht mehr retten und werde reich und berühmt.« Ihre Kraft war berauschend. Und gerade als ich etwas brauchte, um mich von Daddy abzulenken, stand sie vor mir. Ich liebte sie augenblicklich.

Darya war acht Jahre jünger als ich. Kinderlos. Sie riet mir, mich am Santa Monica College einzuschreiben und Kurse in Innenarchitektur zu belegen. Ich gehorchte. Drückte mit pickligen Jugendlichen die Schulbank. Studierte Gleichgewicht und Harmonie. Sie nahm mich mit auf Partys in an Felswände gebaute moderne Häuser im Mid-Century-Stil. Ein Jahr später hatte sie die Innenarchitektur plötzlich satt. Sie sei »ein Hobby für reiche Frauen«. Sie machte sich über mich lustig. Dann kniff sie die Augen zusammen, legte den Kopf schief, hakte sich bei mir unter und forderte mich auf, mit ihr spazieren zu gehen. Nach Century City, auf den Beverly Drive. Deutete auf alle Häuser, die sie gern haben wollte. Der Scherz ging auf meine Kosten.

Darya verlegte sich auf die Herstellung von Marmelade. Eingemachtes. *Bonne Maman* mit dem rot karierten Deckel war der letzte Schrei im Supermarkt. »Lass uns dasselbe in schick machen«, sagte sie. »Wir nennen es *Confiture Rivas.*« Sie rollte das R. Rivas heißt einfach nur Rhabarber. Aber das bereitete mir keine Sorgen, schließlich wusste das kein Mensch. Ein halbes Jahr lang stand ich vor einem Kessel und rührte. Nutzte meine neu erworbenen gestalterischen Fähigkeiten, um ein Etikett zu entwerfen. Eine Zeichnung von Darya, wie sie mit einer schwarzen Sonnenbrille und ihren sexy Hüften in einem Kessel rührte. Ich rannte auf alle möglichen Märkte, um Bestellungen aufzunehmen. Niemand biss an. Schon bald rief Darya mich nicht mehr zurück.

Bita war inzwischen ein Teenager, färbte sich die Haare pink, trug zerrissene Netzstrumpfhosen und Babydolls, und ich wusste, dass sie mit diesen Jungs in tief hängenden Hosen ins Bett ging, die sie in Century City und auf der Third Street Promenade aus dem Augenwinkel beobachtete, wenn sie glaubte, ich würde es nicht merken. Sie trugen Wischmopp-Frisuren, einzelne Silberohrringe, die Wangen ohne Bartwuchs. Sie hießen Justin oder Derek. Gott bewahre.

Ein paar Jahre später traf ich Roxana Rouizi. Ebenfalls Iranerin, lange fließende Röcke, maßgeschneiderte, bis oben zugeknöpfte Blusen, dicke Brillengläser. Alle nannten sie nur RoRo oder Chef RoRo. RoRo eröffnete ein Restaurant auf dem La Cienega Boulevard. Persische Küche, aber mit französischem Flair. »Natürlich ist euer kleines Marmeladen-Business gescheitert. Man muss den Leuten was Neues anbieten! Nicht nur eine peppige Verpackung«, sagte sie. Also folgte ich ihrem Traum. Statt Reis gab es Friséesalat. Statt gekochter Tomaten frische, saftige alte Sorten, die sie auf einem geheimen Spezialmarkt auftrieb. Statt Lavash nur Baguette. Das Ganze fand Anklang. Frankophile Iraner waren Feuer und Flamme. Wir köderten sogar Amerikaner mit Namen, die auf der Suche nach exotischem Essen waren, belieferten Weihnachtsfeiern, auf denen ich mich als sexy Mrs Claus verkleidete und verheiratete Frauen mit Safran-Fasan-Kanapés fütterte.

Ich lernte, mit dem Küchenmesser umzugehen, schnitt mir beim Zwiebelhacken in den Finger. Nachlässige Stiche hinterließen Narben. Ich kurvte mit meinem schwarzen Porsche kreuz und quer durch die Stadt und notierte mir die Telefonnummern von den *Zu-Vermieten*-Schildern, bis wir einen Laden für sie fanden. Unterzeichnete mit ihr den Mietvertrag. Stand in der Küche, bereitete Rosenwasser-Crème-Brûlée und Hähnchen-Paillard mit Kurkuma zu. Ich ging im Gastronomie-Großhandel ein und aus, kaufte Marinierpinsel, Fleischerbeile, Plastikbottiche für unsere berühmte Bitterorangen-Sumach-Dijon-Vinaigrette. Ich entwarf Visitenkarten.

Dann setzte RoRo mich auf die Straße. Einfach so. Ohne Diskussion. Sie schickte mir einen maschinengeschriebenen Brief, den Briefkopf hatte ich selbst entworfen. Ich entdeckte ihn, als ich eines Morgens in meinem Seidennachthemd die Post holte, meine flauschige pinke Schlafmaske noch auf der Stirn. Sie schrieb: »Liebe Sima, wir müssen jetzt getrennte Wege gehen. Das ist mein Lebenswerk, nicht deins. Freundschaft ist kein Karrieresprungbrett.« Und so weiter und so fort. Ich zerriss den Brief in winzige Fetzen und hängte das Kochen an den Nagel.

Teymour hatte nichts Hilfreiches beizutragen. »Das wird schon wieder, Liebling, du kommst drüber hinweg.«

Zählt es, wenn jemand dein Leben kurzzeitig bereichert, nur um es dann wieder zu beschneiden? Selbst nach meinem Tod frage ich mich manchmal: Haben sie je an mich gedacht? An meine Zeichnungen und Soßen?

Ich habe alles falsch verstanden, wieder und wieder.

*

Zehn Jahre vergingen. Bita machte ihren High-School-Abschluss. Zog nach New York. Teymour und ich blieben in Los Angeles. Ich lebte weiter so vor mich hin, nicht ohne meine kleinen Freuden. Meine wöchentlichen Spaziergänge in den Bergen. Meine Cappuccino-Dates mit der ein oder anderen Perserin. Lieblingsparkplätze. Lieblingsbuchhandlungen. Ein Versuch, auf eigene Faust Klarinette zu lernen. Eine Vereinbarung mit Teymour, uns mehr Zeit für uns zu nehmen.

Mein Lieblingsort im ganzen Haus war immer die Dusche im großen Bad. Sie war so geräumig wie ein eigenes kleines Zimmer. Wunderschöne handgefertigte lehmfarbene Fliesen. Einbauregale mit einer Sammlung meiner liebsten Mittelchen und Lotionen, Ölen und Haarprodukten. Es duftete wie im Wellnessbereich eines Luxushotels.

Eines Nachmittags, ich seifte mir gerade die Brüste ein, stieß ich auf ein Hindernis. Eine Beule. »Was ist das?«, wagte ich zu denken, und es ward Wirklichkeit.

Sofort fühlte ich mich schwach. Schwindlig. Verloren. Ich musste an Daddy denken. War das mein Erbe, sein Abschiedsgeschenk? Würde ich dafür in Erinnerung bleiben? Da stand ich, unter dem heißen Regen, und starrte auf meine nasse Brust. Okay. Atmen. Eine Spätzünderin wie mich würde das nicht so früh treffen.

Oder?

Wieder fuhr ich mit dem Finger darüber und da, im oberen rechten Quadranten meiner linken Brust: etwas Hartes. Mehr Eisklumpen als Wackelpudding. Ich legte die Hand auf die Stelle und drückte kräftig zu. Sogar durch das Implantat. Es trat zwischen meinen Fingern hervor. Wie bei diesem Spiel mit dem Holzhammer, das Bita früher gespielt hat. Wie hieß das gleich? Hau den Maulwurf?

Und immer noch – ein Eisklumpen.

Mein ganzer Körper brannte.

*

Ich war sechzehn und hatte endlich meine Periode bekommen, meine Brüste waren etwas größer als die kleinen Sonnenblumenkerne, die sie einst gewesen waren. Jetzt schämte ich mich dafür, wie sich ihre Konturen unter meinen weißen Schuluniformblusen abzeichneten. Daddy hatte mir meine ersten Damenbinden gekauft und war mit mir in ein Wäschegeschäft gegangen. Daddy. Nicht Elizabeth. Wir verließen den Laden mit einer Tüte voll Bügel-BHs, die für eine ungleich besser ausgestattete Frau gedacht waren, aber das machte mir nichts aus. Auf dem Heimweg lief Staatsradio. Der Sprecher verkündete in förmlichem Amtspersisch, dass Robert F. Kennedy, der berühmte Bruder, erschossen worden war.

»Daddy! Bobby Kennedy!«, höre ich meine jüngere Stimme ausrufen.

Normalerweise war staatliches Radio langweilig. Hofzeremoniell, die Krönung des Schahs, Lobeshymnen auf eine neue ökonomische Morgendämmerung. Aber das hier. Schon wieder ein amerikanischer Anführer in zu jungem Alter ermordet – so formulierte es der Nachrichtensprecher –, genau wie sein älterer Bruder, der Präsident, und kürzlich auch der Pastor Martin Luther King Jr.

»Die klingen ja langsam wie wir, mit den ganzen Attentaten. Ich dachte, die Amerikaner verstehen was von friedlicher Politik. Ich dachte, von denen könnten wir uns noch eine Scheibe abschneiden«, sagte Daddy.

»Wie können die ihn einfach umbringen? Nur weil ihnen seine Ideen nicht passen?«

»Normalerweise braucht es nicht mal das. Es reicht schon, wenn jemand mächtig ist«, sagte Daddy.

Damals klang das in meinen Ohren wie das Spannendste auf der Welt. Sein Leben für die Macht aufs Spiel zu setzen, die Möglichkeit des eigenen Todes immer vor Augen. Der Anfang einer nie verwirklichten Liebesgeschichte.

*

Und jetzt würde ich es zu gar nichts mehr bringen. All die Träume umsonst. Die verzögerte Pubertät vergeblich. Mein spätes Interesse an Jungen hatte mich auch nicht vorangebracht. Mich nicht länger am Leben erhalten.

In der dampfenden Dusche wurde mein Kopf dunkel und gierig. Ich schrie, brüllte vielmehr. Trat gegen die gläserne Duschwand, *zack*, sah, wie sie bebte, zitterte. Und wenn ich es mir nur einbildete? Mir einen Albtraum vorspielte, um mich zu testen?

Das musste es sein. Ein Weckruf. Eine zweite Chance. Ich hielt meinen Kopf in den Duschstrahl, begoss mich mit Wasser. Wach auf! Ich schloss die Augen, führte im Dunkeln den Finger zurück an die Stelle, noch einmal, von Neuem.

Da war er noch immer. Ein Stein. Ein Eisklumpen.

Wie konntest du das übersehen? Du Idiotin.

Ich betastete die Stelle an diesem Nachmittag sicher tausend Mal. Zum Schluss wusste ich nicht mehr, was ich spürte, wie wenn man zu oft hintereinander dasselbe Wort sagt und es den Sinn verliert. Tropfnass stieg ich aus der Dusche und rief Teymour an. Meine Hand zitterte. Sein Anrufbeantworter schaltete sich ein. Natürlich. Er kaufte neuerdings Ladenzeilen im San Fernando Valley. Zusätzlich zu seinem Teehandel mit Houman. Wahrscheinlich fuhr er einfach durch die Gegend, inspizierte Einkaufsstraßen nach offensichtlichem Leerstand, schwitzend in seinem Ledersitz. Ich fragte mich, was er machte, wenn ihm langweilig wurde. Ich wusste, was er früher gemacht hatte. Genug Frauen, die sich als meine Freundinnen bezeichneten, hatten mich angerufen, nachdem sie ihn bestimmte Etablissements hatten verlassen sehen. Als ich ihn zur Rede stellte, versprach er, damit aufzuhören. Es tue ihm leid. Ich liebte ihn trotzdem noch. Wen hätte ich sonst lieben sollen? Diese Brille, dieses Gesicht. Ich lag jetzt nackt auf dem Bett. Hinterließ einen nassen Fleck, wie ein ausgefüllter Kreideumriss. Auf meinem Totenbett schlief ich ein und träumte von Teymours Schwanz im Griff einer geschickten Hand mit scharfen pinken Klauen.

Um sechs Uhr ging ich nach unten und setzte mich im Flur neben die Tür. Marta war für einen Monat in Venezuela. Als Bita zu alt für eine Nanny geworden war, hatte ich Marta gebeten zu bleiben und mir im Haus zu helfen. Rose kam nur noch einmal die Woche zum Großputz.

Es rüttelte an der Tür, und Teymour betrat das Haus. »Hallo, Liebling, was machst du denn hier?«

»Fühl mal«, sagte ich und zeigte auf die Stelle. Öffnete zitternd meinen Morgenmantel.

Er lächelte, dachte, ich hätte es auf Sex abgesehen. Der Trottel. Ich legte seine Hand an mich. Er riss sie weg, als hätte ich ihm einen Elektroschock verpasst. »Warte kurz, ich hab was im Auto vergessen«, hüstelte er. Klopfte mir auf die Schulter.

»Kein Grund zur Sorge, oder?«, fragte ich.

»Was?« Er sah mir nicht in die Augen. »Du hast zu viel Zeit. Da ist nichts.«

Er ging wieder zur Tür hinaus.

*

Teymour nahm sich den restlichen Tag frei. Und den nächsten und übernächsten. Dabei war das gar nicht nötig. Es dauerte noch Wochen, bis wir die Lage mit medizinischer Gewissheit erfasst hatten. Niemand spricht eine solche Diagnose gern aus, bevor es sein muss. Bis dahin hatte ich so lange im Bett gelegen, dass mein Hintern einschlief und mir beim Aufstehen die Beine wegknickten. Als die Ärzte schließlich sagten, für eine Heilung sei es zu spät, konnte ich nicht weinen. Natürlich hatte es ausgerechnet mich erwischen müssen.

Teymour schickte Marta endgültig nach Hause. »Wir brauchen sie schon seit Jahren nicht mehr, Sima.«

»Ich hasse dich«, sagte ich zu Teymour und wandte mich dann an Marta. »Nimm ruhig die ganze Schokomilch mit. Und die Evians. Die Cracker und die Feigenkekse.« Ich legte die Arme um sie.

»Ich sorge schon für uns«, beharrte Teymour.

Nounou war mir seit Jahren nicht mehr erschienen. Ich warf längst keine Sonnenblumenkerne mehr in die Luft. Suchte nicht mehr nach ihr, indem ich im Garten ihre Lieder sang. Hatte sie gewusst, was passieren würde? Wie ungerecht, dass ich nicht sterben wollte und starb. Sie hatte sterben wollen und harrte trotzdem jahrelang auf ihrem Dachboden aus und sprach mit mir. Bis sie sich schließlich ein Lampenkabel um den Hals wickeln musste.

Die Ärzte rieten mir, es mir gemütlich zu machen. Sie gaben mir alles, wonach ich fragte, egal in welcher Dosis. Mir war klar, dass das nie ein gutes Zeichen ist.

Als Bita aus New York eingeflogen kam und mir wunderschöne Blumen mitbrachte, weiße Lilien in einer riesigen Vase, fragte ich: »Hast du meinen Sarg auch gleich mitgebracht?«

Ich erinnerte mich an etwas, was Elizabeth gesagt hatte, als sie in L. A. gewesen war. »In Amerika tun die Ärzte wenigstens so, als wäre dein Leben etwas wert. Im Iran hält niemand mehr irgendein Leben für wichtig. Die Leute verschenken ihre Kinder, als wären sie nichts. Dein Großonkel hat deinem anderen Großonkel einen seiner Söhne überlassen, weil der keinen hatte. Hier würden sie einen dafür einsperren. Hier tun sie so, als wollten sie mich ewig am Leben halten.«

Da lag sie falsch. So was von falsch.

*

Machen wir eine Wanderung, sagte ich nach drei Monaten zu Teymour. Er las mir zu dieser Zeit schon jeden Wunsch von den Augen ab. Bita kam auch mit. Sie hatte einen Sommerjob in L. A. angenommen, um bei uns zu sein. Weit laufen konnte ich nicht. Ich staunte über die Brise, die nichts von meinem Martyrium wusste. Die Luft strich über das Land, streifte es, liebkoste es, und ich dachte daran, wie sehr der Wind dem Tod ähnelte, so voller Gleichgültigkeit. Wieder im Bett rief ich nach Nounou, überzeugt, dass sie nun endlich zu mir kommen müsste. Aber nichts. Ich schloss die Augen. Auf der Rückbank von Elizabeths großem grünen Wagen hatte ich mir vorgestellt, wie ich daneben herrannte und Saltos schlug. Wie ein kleiner Kobold.

Eines Morgens brachte Bita mir Hühnerbrühe, von Teymour gekocht, obwohl ich nichts hinunterkriegte. Ich merkte, dass man doch zu dünn werden konnte. Sie stellte die Suppe auf den Tisch. Ich sagte: »Lass mich dir eine Geschichte erzählen.«

Sie rollte sich neben mir im Bett zusammen.

»Als ich noch klein war, hatte ich diesen Traum. Hab ich dir das schon mal erzählt?«, fragte ich.

Sie schüttelte lächelnd den Kopf. »Weiß nicht genau.«

»Ich lebte in einer Höhle in den Bergen im Iran.«

»Das ist schon der Traum, oder?«

»Ich hatte keine Geschwister.«

»Hast du sie abgemurkst?«

»Es gab nur mich, Elizabeth und Ali Lufti.«

»Ali Lufti? Der Junge, in den sie verknallt war? Wo war Baba Roshani?«

»Hör einfach zu. Ich habe Ali Lufti nie kennengelernt, also habe ich ihn mir als Westernheld vorgestellt, mit Cowboyhut und staubigen Stiefeln. John Wayne.«

Bita lachte.

»Wir haben die Tiere, die wir erlegt haben, über dem Feuer gebraten. Kaninchen. Rothirsche. Wenn wir einen Motor oder Hufgetrappel auf der Brücke hörten, vermummten wir uns und rannten messerschwingend nach draußen. Wir stahlen den Vorbeikommenden das Essen, Fleisch, Tee. Ihren Wein. Meine Hände waren ganz dunkel und rau, wie die von Ali Lufti, weil ich Bäume fällte und Wachteln jagte. Siehst du es vor dir? Kannst du dir so ein Leben vorstellen? Frei von jeder sozialen Verantwortung. In den Wäldern, gesetzlos, wir machten einfach, was wir wollten, um zu überleben.«

»Schon irgendwie romantisch. Aber Maman Elizabeth … Die ist viel zu etepetete, um so zu leben.«

»In diesem Traum ist alles, was sie im Leben bremst, von ihr abgefallen. Das ist ihr wahres Ich. Und sie hat mich so geliebt. Der Traum könnte immer noch wahr werden, weißt du? In seinem Kern. Unsere Träume sind nicht willkürlich, das weißt du ja.«

»Sie liebt dich doch auch im echten Leben.« Bita streckte Arme und Beine aus. Ich hatte vergessen, wie lang ihre Gliedmaßen waren. Wie schön. Geschmeidig. Ich beneidete sie, wenn auch nicht aus den naheliegenden Gründen Ein Teil ihrer Schönheit bestand darin, dass sie spürte, wenn sie beobachtet wurde, und vorgab, es nicht zu bemerken. Listig wie ihre Auntie Shirin.

»Das ist ein ziemlich cooler Traum, aber meine Lieblingsgeschichte ist immer noch die von Maman Elizabeth und der Aubergine«, gähnte sie. »Sie tut mir leid. Sie war so allein. Und ihre Schwestern so fies.«

»Aber trotzdem lustig«, sagte ich.

»Ich weiß nicht. Es erinnert mich an dich«, sagte sie.

»Warum?«

Sie zuckte mit den Schultern. Endlich passten ihre braunen Augen zu ihrem Gesicht. Sie waren immer so groß gewesen, dass sie in der Art, wie sie sich bewegten, unwirklich aussahen. Ich wusste, das lag daran, dass ihr Gesicht noch wuchs. Später würden sie tiefer zwischen ihre Knochen sinken und langsam an Kraft verlieren. Ich erinnerte mich an Nounous Augen und dass sie mich gefragt hatte, wo ihre Farbe geblieben war. Ich war froh, dass ich das bei Bita nicht erleben musste. Sie war perfekt, immer noch ein Versprechen. Der Überfluss, der einem am Anfang zuteilwird, ist grausam.

»Weiß sie eigentlich Bescheid?«, fragte sie.

»Was glaubst du?«

Ich spürte, wie Bita ihr Gewicht im Bett verlagerte, sich von mir wegdrehte.

»Bleib und lass dich umarmen«, sagte ich.

Sie seufzte gespielt genervt, wobei die echte Genervtheit durchschimmerte, die wiederum den Schmerz maskieren sollte. Niemand wollte sich mit meiner Lage befassen. »Okay«, sagte sie und hielt still.

Schau, was du aus deinem Leben gemacht hast, sagte ich mir. Das war's. Ich wusste, Nounou, wo immer sie war, würde mir beipflichten. Ich wünschte, ich hätte mich mit den Müttern von Bitas Klassenkameradinnen angefreundet. Hätte Teymour dafür gelobt, wie er sich um uns kümmerte, uns versorgte. Hätte Nader angerufen und zu uns eingeladen. Zum ersten Mal kam mir in den Sinn, dass all die Frauen, die mich hatten fallen lassen, vielleicht meine Unzulänglichkeit durchschaut hatten. Sie hatten einen klareren Blick auf mich gehabt als ich selbst: Sie wussten, dass ich sie gar nicht liebte, nicht mit reinem Herzen.

Ich wünschte, ich hätte Bita nicht so viel über Kosmetik beigebracht. Dann erinnerte ich mich an die Verkäuferin, die mir meine ersten BHs verkauft hatte, wie sie gesagt hatte, meine Brüste gehörten nicht nur mir, ich müsse also gut auf sie aufpassen. Ich habe sie im Stich gelassen, sie alle. Der Lampenschirm, das Kabel, das Rauschen der einlaufenden Badewanne, der pferdige Geruch des Schlafzimmers. Ich öffnete die Augen und vergrub das Gesicht in Bitas Haaren. Roch ihren jugendlichen Moschusduft, schwer vor Sehnsucht. »Geh aus. Unternimm was mit deinen Freunden. Hab Spaß. Genieß dein Leben«, sagte ich und drückte sie. Da, ich war eine dieser Ratgeberinnen geworden, die anderen erzählen wollen, wie sie ihr Leben zu führen hatten.

*

Eine Woche vor meinem Tod griff ich zum Telefon und rief Elizabeth an. Ich erzählte ihr nichts. Ich nannte sie »Mommy«. Sie lachte und fragte, ob ich betrunken sei. »Ich liebe dich«, sagte ich. Es klang verkehrt, fremdartig, wie eine Frage. Elizabeth ging einfach darüber hinweg. Ich überlegte, ob sie sich wohl im Nachhinein daran erinnern und sich fragen würde, ob ich sie wirklich geliebt hatte. Ob sie es glauben und daran denken würde, wenn sie eines Tages starb.

Ich setzte die Medikamente ab, die das Tumorwachstum hemmten. Hörte auf zu essen. Ich bat Teymour um das Morphium: alles auf einmal in der größten Spritze des Planeten. Er küsste mich. Weiter will ich es nicht beschreiben. Es war schrecklich und doch einfach. Mein Lampenkabel. Mein in den Wein gerührtes Gift. Ich spürte nichts, ich spürte Freude. Ich hatte Glück.

Bita saß neben mir, hielt meine Hände. Teymour am anderen Ende des Bettes hielt meine Füße. Was will man sonst vom Leben als das? Beim Abschied die Menschen an seiner Seite, die man liebt? Wir sind so vielen Dingen ausgeliefert, die nicht in unserer Macht liegen. Wir drei weinten zusammen. Ich ließ die beiden mein ganzes Gesicht küssen, meine Arme und Beine. Ließ sie mich lieben.

An meinem Todestag, dem 1. April 1994, hörte ich auf zu träumen. Aber ich sah Nounou wieder. Nicht wie bei den Hunderten Malen zuvor, bei denen ich gewusst hatte, dass sie nur ein Hirngespinst war, durchscheinend, meine eigene Erfindung, die mir Gesellschaft leisten sollte. Sie war auch nicht wie in meiner Erinnerung, einsam, beim Vogelfüttern oder beim Waschen meiner Haare. Nein. Diese Nounou war zum Anfassen. Jung und stolz, ihr Kleid bauschte sich im Schoß, ihre Wangen waren proper und rosig, ihre Augen dunkel, voller Wut, und sie aß ihre Sonnenblumenkerne unter einem wolkenlosen Himmel. Das war, bevor sie den Norden verlassen hatte. Bevor es langsam bergab ging. Sie reichte mir einen Kern, und ich nahm ihn. Sie liebte mich trotz meines Urgroßvaters, des Großen Kriegers. Ich verstand, wie sie hatte existieren können, wie ich hatte existieren können. Und dann verschwanden wir wieder.

Es gab eine Zeit vor unserer Existenz.

NIAZ

Nachdem sie von Simas Tod erfahren hatte, kam Maman dreißig Tage lang nicht aus ihrem Schlafzimmer. Ich brachte ihr Suppe und verbrannten Toast, starken dunklen Tee, leichten hellen Tee, englische Kekse, iranisches Mineralwasser von Perrier, frische Schlafanzüge und Unterwäsche, Gesichtscreme, Handcreme, Zahnpasta, *I-Love-Lucy*-Videokassetten, eine blühende Pflanze und eine kleine Gießkanne. Zwar hatte sie Pflanzen nie leiden können, aber in Krisenzeiten konnten sich Geschmäcker schließlich ändern.

Füße sind ein Fenster. Also massierte ich ihr die Füße mit Nivea-Creme aus der blauen Dose. Las ihr im Schein der Nachttischlampe Modemagazine vom Schwarzmarkt vor.

Obwohl sie kaum Kontakt gehabt hatten, schien es jetzt, angesichts ihres Todes, als hätte Maman Elizabeth nur ihretwegen noch weitergelebt. »Ich weiß, warum«, sagte sie. »Heimweh. Oder ihr neues Heim hat ihr wehgetan. Amerika bekommt niemandem gut. Es bringt alle um. Geh da nie hin. Bitte versprich mir das, Niaz. Geh nie nach Amerika.«

Als Bita uns von Simas Diagnose erzählte, war Maman Elizabeth überzeugt, der Krebs werde sie als Nächste dahinraffen. Erst hielt sich ihre Sorge noch im normalen Rahmen, aber dann rief sie ihren Arzt an und forderte ihn auf, ihr zu sagen, ob auch sie bald sterben müsse, beharrte auf dem Schlimmsten, bettelte praktisch darum. Schon bald ließ sie sich von mir zu monatlichen Brustuntersuchungen und

Bluttests fahren, forderte einmal die Woche, dass ich ihr mit den Fingern an ihren Brüsten versicherte, dass dieser und jener Knoten keine tickende Zeitbombe war.

»Ich ertrage es nicht, auf die Beerdigung zu gehen«, sagte sie. »Es ist unnatürlich, sein Kind zu verlieren. Das halte ich nicht aus.«

»Irgendwann bereust du es vielleicht«, sagte ich.

Sie zuckte mit den Schultern. Ohne sie konnte ich nicht weg. Wie hätte ich das anstellen sollen? Also tat ich zumindest, was ich konnte. In einer Ecke von Elizabeths Wohnzimmer errichtete ich einen Schrein für Sima. In einer Schale mit Wasser schwammen pinke Rosenblütenblätter, sie repräsentieren das Verstreichen der Zeit. Man hielt sie Reisenden über den Kopf, um für eine sichere Überfahrt zu sorgen, warum nicht auch jetzt? Daneben häufte ich erodierende Pyramiden aus Kurkuma auf, die hellen Zwillingssonnen von Kalifornien und dem Iran. Sie erinnerten mich an mein erstes Dorf. Ein an die Wand gelehnter zerbrochener Spiegel stand für den Zwiespalt, der unsere Familie im Kern ausmachte. Ich kniete mich davor und betete. Was wünschte ich mir für uns, jetzt da wir noch eine Person weniger waren? Auf Knien sah ich in den Spiegel, er zersplitterte die Schale mit den Blütenblättern, das Kurkuma, mein Gesicht.

*

Ein Jahr ist seit Simas Tod vergangen. Der Schrein längst wieder abgebaut. Selbst wenn ich eine Party schmeißen könnte, hätte ich jetzt, mit dreiunddreißig, keine Lust mehr dazu. Irgendwann ist man für diese Art von Leben einfach zu alt, und die, die es trotzdem weiterführen, wirken zusehends tragisch. Bedauernswerte Gestalten, die den Lauf der Zeit nicht akzeptieren können. Wie lange schwebt ein Blütenblatt auf der Wasseroberfläche, bevor es untergeht?

Ich arbeite als Assistentin in einem Architekturbüro, ein als für Frauen angemessen geltender Job. Unser Zuhause, unsere Gebäude sind einige der wenigen Dinge, die uns Schutz bieten. Ich lebe in einem vorrevolutionären Backsteinhaus mit geschwungener, beschlagener Holztür. Ich trage Bleistiftröcke und ordentliche weiße Blusen unter meinem Manteau. In dem kleinen Büro, in dem ich arbeite, legen die Frauen hinter verschlossenen Türen die Schleier ab und enthüllen Haut und Haar. Das ist illegal. Jeden Morgen, wenn das passiert, ich nenne es die Enträtselung, beobachte ich die vier Frauen, mit denen ich arbeite, und es ist wie eine Epiphanie, wie wenn man bei einem Waldspaziergang plötzlich einen Wasserfall entdeckt, ein geheimes Lächeln beobachtet. Die Männer tun so, als würden sie es nicht bemerken, aber ich genieße es, mehr als jede Party. In kleinen, aber radikalen Entblößungen liegt eine Schönheit. Ich muss an die Frauen in Kians Wohnung denken, die langhaarigen Revolutionärinnen.

Mein Gewicht halte ich mit einem Laufband und pedantischem Kalorienzählen niedrig. Die vorgeschriebene Verschleierung ist reine Heuchelei, ein Instrument des Materialismus und der karikierten Sexualität. Zumindest in Teheran wird alles, was man unter dem Schleier noch sehen oder erahnen kann, auf zehnfache Größe aufgeblasen. Es ist jetzt noch wichtiger, makellose Nägel und Haut zu haben, einen glatten Haaransatz, perfekte Brüste und eine winzige Taille. Ungeschminkt sehe ich unter dem Schleier fürchterlich aus, wie ein wütender Junge. Das bekommt jede Frau so vermittelt. Nicht zuletzt durch die Abwertung des weiblichen Körpers schon im Schulalter wird es beinahe unmöglich, eine ausgeglichene Frau zu sein.

Was ist falsch an einem kleinen Leben? Streben wir nach Größe, weil wir Götter in Menschengestalt erfunden haben? Was, wenn unsere Götter stattdessen Tiere oder Steine wären?

*

Eines Nachmittags nach dem Tee fleht mich Elizabeth an, sie nach New York zu begleiten. Ihre letzte Reise nach Amerika liegt über zehn Jahre zurück.

»Hast du nicht gesagt, ich soll nie nach Amerika? Dass Amerika tödlich ist?« Aber ich muss zugeben, ich bin neugierig. Was würde mich an einem solchen Ort erwarten? Kino, Wolkenkratzer, Wind im Haar. Bita und Shirin.

»Wir müssen zu deiner Mutter. Sie braucht uns.«

»Du hast hier keine Macht, und dort schon gar nicht. Und was soll *ich* bei der Frau, die mich so ohne Weiteres verlassen hat?«, frage ich. »Ich gehöre nicht zu ihr. Sie ist niemand für mich.«

Elizabeth stellt ihr Teeglas auf dem runden Esstisch ab. »Sag so was nicht. Sie liebt dich. Vielleicht, möglicherweise, hat sie dich auch gar nicht so einfach verlassen.«

»Was redest du da?«, seufze ich.

Sie zuckt mit den Schultern. »Vielleicht wollte sie dich gar nicht hierlassen. Vielleicht hat sie versucht, dich mit nach Amerika zu nehmen.«

Ich kneife die Augen zusammen.

»Mach jetzt kein Theater, aber ja, es ist möglich, dass ich ihnen gesagt habe, du willst lieber bei mir bleiben. Das ist alles so lange her, Niaz Jun. Es waren schwierige Zeiten. Ich glaube auch wirklich, du wolltest lieber bei mir sein. Stimmt's? Wir hatten so eine enge Beziehung.«

Ich verschränke die Arme und starre auf den Punkt zwischen ihren ausgemalten Augenbrauen.

»Khob, ich weiß es nicht mehr genau«, fährt sie fort. »Aber du warst hier besser aufgehoben, in deiner eigenen Kultur. Das gilt noch immer.«

»Du erinnerst dich nur an das, was dir passt. Warum erzählst du mir das erst jetzt?« Ich schaue ihr direkt in die Augen.

»Na kher!«, sagt sie kopfschüttelnd. »Tu mir nicht unrecht, Niaz Jun.« Sie streckt die Hand aus. Ich weiche so weit wie möglich vor ihr zurück, presse den Rücken an die Stuhllehne.

Ich bemühe mich um einen ruhigen Ton. »Du lässt mich also die ganze Zeit – siebenundzwanzig Jahre lang! – in dem Glauben, dass meine Mutter mich verlassen hat, dass sie mich bei dir im Iran gelassen hat, weil sie mich nicht wollte, weil ich ihr egal war. Und jetzt erklärst du mir, dass du ihr gesagt hast, *ich* wollte bei dir bleiben? Und du bist nie auf die Idee gekommen, damit ein bisschen früher rauszurücken?«

Sie zuckt mit den Schultern. »Doch, am Anfang schon. Aber wer hat dich hier die ganze Zeit beschützt?«

»In Houston hätte mich niemand zu beschützen brauchen.«

»Shirin war nicht hartnäckig genug, Niaz. An ihrer Stelle hätte ich hartnäckiger nachgehakt, wäre der Wahrheit auf den Grund gegangen. Ich hätte dich zu mir geholt.«

Ich lache. »Ich hab sie irgendwann gehasst. Sie hat das wahrscheinlich gespürt. Warum hätte sie jemanden bei sich haben wollen, der sie hasst?«

»Weil sie deine Mutter ist«, sagt Elizabeth.

Jetzt werde ich laut. »Wie oft hast du ihr erzählt, dass ich hierbleiben will?«

Als ich aufstehe, wirkt Elizabeth winzig und kleinlaut. Wie etwas, das ich zertreten könnte. »Ist das denn wirklich so wichtig, Niaz?«

»Du Monster«, sage ich. »Wie konntest du? Ich dachte immer, dass du mit mir die Gelegenheit bekommst, es besser zu machen als mit deinen eigenen Kindern, dass du es an mir irgendwie wiedergutmachen willst. Auch wenn du dich kaum um mich gekümmert hast. Ich hatte Mitleid mit dir. Aber nein. Wie hast du glauben können, dass du irgendwas wieder geraderücken kannst, wenn das alles von Anfang an eine Lüge war? Eine Lüge, die mir mein ganzes Leben lang das Gefühl gegeben hat, ungewollt zu sein. Du liebst überhaupt niemanden. Nicht einmal dich selbst. Du tust mir leid.«

Ich greife energisch nach meinem Teeglas und zerschmettere es auf dem Tisch. Glas und Tee auf ihrem Teppich. Auf ihrem kostbaren Seidenteppich. Winzige Scherben bohren sich in meine Handfläche.

»Niaz!«, schreit sie. »Hör auf!«

»Warum?«, frage ich, die Faust gegen die gläserne Tischplatte gepresst. »Erwähnst du dieses interessante kleine Detail unserer Familiengeschichte jetzt, weil du eine Reisebegleitung brauchst? Weil du zu alt und tattrig bist, um allein nach Amerika zu fliegen?«

»Nein. Nein.«

»Und ob. Und du dachtest, das spielt alles überhaupt keine Rolle. Nicht jeder ist so herzlos wie du, Elizabeth Jun.« Meine Hand blutet, aber ich spüre es nicht. Auf dem Tisch schwimmen rote Tropfen im Tee.

Elizabeth schüttelt den Kopf. »Bitte sag das nicht.« Eine Träne tropft auf ihre Wange. Keine Ahnung, wie sie es an ihrer Wimperntusche vorbeigeschafft hat. Wahrscheinlich hat sie nicht so viel aufgelegt wie sonst. Ich habe sie noch nie weinen sehen. Nicht einmal, als Sima gestorben ist. »Es tut mir leid«, sagt sie sehr leise, fast unhörbar. Als könnte sie selbst nicht ertragen, es zu hören. Sie schaut auf ihre Hände.

»Ich bin nicht dein Spielzeug. Ich bin ein Mensch.«

Sie schweigt. Ein bisschen fühle ich mich schuldig für meinen Ton. »Warum willst du dich überhaupt in das ganze Chaos da drüben mitreinziehen lassen?«, frage ich.

Sie sieht auf. Der Sturm hat sich gelegt. Sie lächelt mich an. »Niaz Jun. Bitte setz dich.« Sie reicht mir eine Schachtel Taschentücher. »Damit solltest du zum Arzt.«

Ich setze mich wieder hin.

»Ich sage es nur ungern, aber du lässt mir keine andere Wahl. Es ist gut möglich, dass ich meine Kinder nie wieder sehe. Shirin wird nie hierherkommen. Nader wäre überhaupt nicht in der Lage dazu. Willst du Shirin denn nicht sehen?«

Schließlich willige ich ein mitzukommen. Ich suche mit meinem Computer nach Kian. Mein schlaksiger Rehbock, der nach Amerika gezogen ist. Den ich geliebt habe, ohne es ihm je zu sagen. Der meine Kindheit geprägt hat, ganz im Gegenteil zu meinen Eltern. Er ist jetzt Privatdozent für Film Studies in der Hauptstadt Amerikas. So lange habe ich mich dagegen gesträubt, ihn zu suchen. Ich schreibe Bita eine E-Mail und kündige uns an. Wir hatten in den letzten Monaten mehr Kontakt. Sie hat mich nach meinem Leben im Iran gefragt. Ich habe ihr die Geschichte meiner Festnahme 2002 erzählt, von der sie noch nie gehört hatte. »Warum weiß ich davon nichts?«, hat sie gefragt. »Vielleicht haben wir versucht, dich zu beschützen«, habe ich geantwortet. »Seit wann interessierst du dich für so was?« Sie wollte mehr über meine Wohltätigkeitsarbeit wissen. »Ihr Amerikaner könnt einfach Geld spenden und euer Leben weiterleben. Hier muss man sein Leben opfern, sonst ändert sich ein Dreck.«

BITA

Der Dean des juristischen Instituts, Anthony Hiller, war ein wichtiger Mann. Wir saßen wie Freunde in seinem Büro zusammen. Es war ein schönes Büro. Wandleuchten, Holzvertäfelungen, alles hatte eine Bedeutung. Ein Mahagonischreibtisch, fast leer, wie die wichtigsten Schreibtische es nun einmal sind. Hier eine Unterschrift, dort eine offizielle Bekanntmachung. Es war lange her, dass er hatte denken müssen wie ein Newcomer. Die feinen Hände gefaltet saß er da.

Im Gegensatz zu seiner Haltung stand fast jeder persönliche Gegenstand im Widerspruch zu dem Büro und seinen Vorgängern, wie ein Protest, ein Vorwurf. An der Wand hingen hawaiianische Leis, geordnet nach den Farben des Regenbogens. Auf dem Schreibtisch reihten sich polynesische Figuren von Gitarre spielenden Jungen, Porzellanmännchen in Baströcken. Die Gedanken schossen mir durch den Kopf, ich sah alles klar und deutlich vor mir. Er am Strand, jeden Urlaub wieder, im aussichtslosen Versuch, unter der heißen Äquatorsonne den Computernacken zu entspannen und ebenso aussichtslos die jungen, haarlosen Männer anzuschmachten, die die Touristen mit Clubsandwiches und trockenen Handtüchern versorgten. Wohl wissend, dass er ein wandelndes Klischee wäre, würde er mit ihnen flirten. Also lag er nur da und beobachtete sie, und wenn er es nicht mehr aushielt, nannte er die Handtuch-Boys »Schätzchen« oder »Großer« und zwinkerte. Er war enttäuscht, wie sehr ihm sein Image am Herzen lag. Noch ein Kiwi-Passionsfrucht-Guaven-Cocktail in seinem Schädel, und er lag bewusstlos auf seinem Handtuch und träumte von einem alternativen Leben voll erfüllter Sehnsüchte. Armer Dean Hiller. So war das mit Anwälten Alle hatten sie ein anderes Leben, das sie lieber gelebt hätten. Aber sie brauchten auch Geld oder Prestige oder beides, anfangs aus Notwendigkeit oder weil es von ihnen erwartet wurde, und dann nur noch aus Gewohnheit.

Nach einer kurzen Standpauke, weil ich das ganze Semester kaum am Seminar teilgenommen hatte, erklärte Dean Hiller mir fünfzig Minuten lang, warum ich es bereuen würde, wenn ich das Jurastudium abbrach. Vorher waren fremde Worte aus meinem Mund gewichen. Eine unbekannte Macht hatte meinen Körper geflutet. Nein, hatte ich gesagt. Nein, danke, Herr Dekan. Lieber nicht. Lassen Sie's gut sein. Ich verzichte. Ich bin raus hier. »Könnte es nicht sein, dass Sie einfach gerade um Ihre Mutter trauern? Wollen Sie nicht einfach das Semester wiederholen?«, fragte er, und ich schnaubte verächtlich. Dean Hiller zählte die Argumente auf: Der Eintritt in einen intellektuell fordernden Beruf, der Respekt meiner Altersgenossen und der Gesellschaft, finanzielle Stabilität. Begriff ich das denn nicht? Als Anwältin könnte ich wirklich etwas bewegen, sogar die Welt verbessern. Wie konnte irgendeine Geschichte um meine Verwandten einen solchen Einfluss auf mich haben, dass ich meine Zukunft infrage stellte, wo ich doch vor den Ferien noch gar keine Bedenken gehabt hatte? Wir waren in Amerika, hier waren alle Individuen.

»Das ist ja der Punkt. Ich habe meinen eigenen Kopf, und Sie verstehen mich vielleicht nicht. Aber ich selbst verstehe mich auch nicht, und dem will ich auf den Grund gehen.«

Alles, was er sagte, bestärkte mich nur in meiner Entscheidung, befeuerte meine Leidenschaft.

Er las mir aus meinem Bewerbungsessay vor: »Ich möchte die Sprache der Gerechtigkeit lernen, den Weg der Sinnhaftigkeit einschlagen und unsere oftmals verloren geglaubten Träume ehren.« Er zog demonstrativ eine Augenbraue hoch.

»Ich wusste nicht, dass Sie die aufbewahren«, sagte ich, beschämt darüber, wie viel Mühe ich mir gegeben hatte, das Zulassungsgremium zu emotionalisieren.

»Wir bewahren alles auf. Falls Sie je für ein offizielles Amt kandidieren.« Er richtete seinen Krawattenknoten. Wieder und wieder. Schien das selbst gar nicht zu merken. »Dann stimmen Sie mir also zu, dass es Wahnsinn ist abzubrechen?«, fragte er.

»Wahnsinn im Sinne der M'Naghten-Regel oder nach dem Durham-Test? Glauben Sie, ich verstehe die Konsequenzen meines Handelns nicht? Dass ich geisteskrank sein muss, um zu gehen? Ich kann mit so einem Zwiespalt nicht leben«, sagte ich und nickte in Richtung seines Lei-Regenbogens.

Er runzelte die Stirn. »Ich habe eben Hobbys. Hobbys sind gesund.« Er drehte sich nach seinen Leis um und fuhr im Geiste zärtlich mit den Fingern hindurch.

»Brauchen Sie das schriftlich?«, fragte ich.

»Schön, dass etwas vom Vertragsrecht hängen geblieben ist.« Dean Hiller lächelte schief. Musterte mich, um zu sehen, ob ich lachte. Tat ich nicht. »Dann ist es also beschlossen.« Er stand auf, legte die Hände ineinander. »Sollten Sie Ihre Meinung ändern, müssen Sie sich neu bewerben. Ich empfehle es niemanden, das Zulassungsgremium mag keine Wiederholungstäter. Besonders nicht, wenn sie ohne triftigen Grund ausgeschieden sind. Sind Sie sicher, dass Sie keinen todkranken Onkel haben oder so was?« Er lehnte sich über den Schreibtisch, streckte die Hand aus. »Seine Zukunftspläne überdenken zu wollen gilt nicht als triftiger Grund.«

Ich stand auf. »Schon okay«, sagte ich und schüttelte seine Hand. »Nehmen Sie's mir nicht übel.«

»Sehen Sie, das ist genau der Punkt«, sagte er. »Im Jurastudium geht es nicht um Gefühle. Genauso wenig wie vor dem Gesetz.«

»Manchmal ist das Gesetz auf dem Holzweg. Und wenn wir uns zu sehr darauf verlassen und uns zu wichtig fühlen, weil wir es praktizieren, dann wird es zu einem Ventil, um unsere Sehnsüchte zu rationalisieren. Und dann hat es mehr mit Gefühlen als mit Gerechtigkeit zu tun.«

*

Am nächsten Morgen verschenkte ich mein ganzes Geld.

Mom hatte mir ihr Valiat-Vermögen hinterlassen. Die Familie befürchtete grundsätzlich, dass hinterbliebene Partner erneut heiraten könnten, das Erbe diente also meinem Schutz.

Ich behielt ein paar Tausend Dollar für Soy-Vanilla-Latte von Starbucks und für die Miete, bis ich einen Job gefunden hatte. Ich war ja nicht irre. Ein paar Tage zuvor hatte ich die Wohnung gekündigt und angefangen, mich nach etwas Bezahlbarem in Manhattan umzusehen. Nicht so einfach.

Ich trug mein letztes verbliebenes Kostüm. Die ineinanderfließenden schwarzen Mäntel wie ein Ölteppich, hektisch vorbeieilende Anzugschuhe. Einzelne Personen auf den Rückbänken gelber Taxis. Das könnte ich sein, das auch, das wieder ich. All die vorbeirauschenden Leute hätten auch ich sein können. Das Gelb der Taxis blendete mich fast. Aus einem Loch mitten im Asphalt quoll Dampf.

Das war meine Stadt. Nicht Los Angeles, wo ich in einem Porsche herumkutschiert wurde und gelangweilt in Schönheitssalons saß, wo ich bei Mom im Bett geschlafen hatte, bis sie gestorben war. Nicht Teheran, wo ich noch mehr aussehen würde wie alle anderen. Ich gehörte hierher.

Und trotzdem würde New York, wenn ich es morgen verließe, früher oder später aus mir verschwinden. Das galt, diese Lektion lernte ich gerade, für die meisten Dinge, und das war nicht unbedingt nur schlecht. Vor einem blauen Himmel sprang die Ampel auf Grün. Los, los, los, wir liefen alle los, vorbei an Bagel-Shops, Bodegas, Schuhmachern, Hundesittern. Ich sah nach oben, und der Gott des blauen Himmels forderte den Gott der Wolken zum Duell. Es gab immer einen Sieger und einen Verlierer. Ich versuchte, mir eine Straße in Teheran vorzustellen. Teestuben, Stände mit Trockenobst, ein Geschäft mit hellen, modernen Möbeln aus Deutschland oder Italien und alten persischen bestickten Kissen und Teppichen, reizvoll in ihrem Zusammenspiel. Die Straßen voller Laub wie eingeweichte Cornflakes.

Ich schaute hinunter auf mein glitzerndes Handgelenk. Ich lief zügig, eine Honigbiene auf dem Flug zu ihrem Ziel. Fühlte den Strom des Lebens. War das Zuversicht? Oder war ich besessen, verrückt? Ich war behängt mit Diamanten, Gold und blutroten Rubinen. Der Schmuck meiner Mutter. Vor langer Zeit von einem unterlegenen Gegner geraubt. Heute trug ich alles auf einmal. Die goldene Rolex zeigte 12:45. In der 53rd Street drückte ich mich durch die gläserne Drehtür.

Jedes Büro in der Stadt war identisch. Männer scheffelten Geld. Frauen waren dafür da, Notizen auf Stenoblöcken zu machen. Hin und wieder traten sie auch als männermordende Karrieristinnen in eleganten Eckbüros auf. Aber normalerweise nicht. Das waren die Sphären, die meine Eltern, Mos Eltern für ihre eindeutige Hegemonie in der Welt des modernen Gewinnstrebens verehrten. Denn was war schon sauberer als Geld aus Geld zu generieren? Was war weniger blutig als nicht einmal mehr genau zu wissen, was eine Firma eigentlich tat? Oder waren das am Ende die blutigsten Geschäfte?

Mo war tief in dieser Welt verwurzelt. Er rief mich aus seinem wie ein Schiffssegel geformten Hotel in Dubai an, als Niaz sich nicht bei ihm zurückmeldete. Ich erzählte ihm, was ich vorhatte. Er sagte: »Das ist kein Spiel, du bist es gewohnt, dich mit schönen Dingen zu umgeben. Das wirst du bereuen, Bita. Es ist dein Erbe. Alles, was dir von deiner Mom noch bleibt.«

Ich lachte. »Gott, hoffentlich nicht. Wie traurig wäre das bitte?«

Nachdem ich den Aufzug nach oben genommen und die mit cremefarbenem Teppichboden ausgelegten Büroräume der Exklusivbank für vermögende Premiumkunden betreten hatte, überbrachte mir eine Rezeptionistin mit knallpinken Acrylnägeln und reichlich Lipliner die schlechten Nachrichten. Fred Miller war gerade außer Haus, hatte gekündigt oder nie existiert. Ich hatte »meinen« Banker Fred nie persönlich getroffen. Ein regelmäßiges Telefonklingeln erfüllte das Stockwerk, die Geräusche hüllten mich ein. »Okay, wie auch immer, irgendjemanden muss ich trotzdem sprechen.«

»Nehmen Sie bitte Platz«, sagte sie.

Nach einer Weile kam sie wieder angewackelt, und als ich aufstand, stellte sie mir Ralph Stanley vor. Ralph, jung und schnuckelig, die Haare speckig zurückgeschleckt wie die von Mo, perfekt gebügelter marineblauer Anzug, ergebenst zu Diensten. Ich folgte ihm durch ein ausgedehntes Labyrinth aus Gängen.

Wir setzten uns an einen Konferenztisch in einem kleinen beigefarbenen Raum, bis auf die Glasscheibe zum Flur fensterlos. Ralph schüttelte mir erneut die Hand wie ein großer, liebenswerter Hund, der einem durchs Gesicht schlabbert, und nahm mir gegenüber Platz. Seine Ohren waren groß und fleischig, gesund, die rosigen Wangen glatt, wie frisch rasiert, seine braunen Augen funkelten. Als ich ihm meinen Plan unterbreitete, lachte er nervös und zog den Knoten seiner leuchtend roten Krawatte fester.

Nachdem er sich ein paarmal geräuspert hatte, sagte er: »Wir unterstützen viele unserer Kunden bei ihren wohltätigen Projekten, und ich helfe gern, wo ich kann. Allerdings würde ich empfehlen, einen tragfähigen Anteil für Ihren Eigenbedarf zurückzuhalten. Es sei denn natürlich, Sie verfügen noch über Konten außerhalb unserer Bankengruppe. In dem Fall rate ich Ihnen, den Rest in risikoarme interne Anlagen zu transferieren, um die optimale Rendite bei reduzierter Schwankungsanfälligkeit zu garantieren.« Seine Wangen wurden noch etwas röter, die Arme in den dunkelblauen Ärmeln verschränkten sich auf dem großen Schreibtisch. Der Mont-Blanc-Füller war zu teuer für ihn. Ich tippte auf ein Geschenk oder Erbstück, wusste aber das Schauspiel zu schätzen.

»Lassen Sie mir einfach fünftausend«, sagte ich.

Er gab sich sichtlich Mühe, seine Augenbrauen unter Kontrolle zu halten. »Selbstverständlich. Ich leite umgehend die nötigen Formalitäten für Sie in die Wege.«

Mit ungewohnt gewandten Bewegungen legte ich den Schmuck ab. Von Hals, Handgelenk, Fingern und Ohren. Zog ein paar weitere Teile aus der Tasche meines Blazers. Stapelte alles auf einen Haufen und schob ihn über den Tisch zu Ralph, dem jetzt der Mund offenstand. Wer auch immer ich im Gespräch mit Dean Hiller gewesen war, gegenüber Ralph war ich es noch mehr. Ich konnte es kaum erwarten, Patty davon zu erzählen. Wer ist diese neue Bita?, würde sie vielleicht fragen. Und ich würde antworten: Ich hab nicht die leiseste Ahnung.

»Und die hier – verkaufen Sie sie und fügen Sie den Erlös der Spende hinzu.«

Er runzelte die Stirn. »Ähm, das fällt eigentlich nicht unter meine …«

»Hören Sie, Ralph«, sagte ich, weil ich seine Skepsis witterte. Ich wollte ihn auf meiner Seite. Natürlich. »Dieses Geld macht in meiner Familie Träume zunichte. Es ist ein Fluch. Manchmal hat Geld böses Juju. Sie kennen doch die Geschichten von den Südstaatlern, die aus schlechtem Gewissen ihre Plantagen verschenken? So ähnlich ist es hier auch. Verstehen Sie? Außerdem hat dieses Geld mich davon abgehalten, ehrlich mit mir zu sein. Hätte ich mich für Jura entschieden, wenn ich einen Kredit aufnehmen und mit meiner Zukunft dafür hätte aufkommen müssen?« Ich lachte. »Keine Chance. Zum Glück habe ich eine gute Ausbildung und viele Privilegien. Und mir ist klar geworden, dass mir materielle Dinge einfach nicht so viel bedeuten. Aber verhungern werde ich nicht, keine Sorge.«

Er kniff die Augen zusammen, als wäre er nicht ganz sicher, ob er mich richtig verstanden hatte. Dann schüttelte er den Kopf und zuckte mit den Schultern. »Der Kunde ist König«, sagte er. »Ihre Zufriedenheit ist mein täglich Brot.«

»Ich weiß«, sagte ich lächelnd.

Er zückte einen Block und schrieb eine Liste. Ich sah, dass auf seinem Füller »Trudy« eingraviert war. »Das sind Ihre Optionen«, sagte er. »Wir könnten eine gesonderte Vermögensmasse schaffen – einen Treuhandfonds oder eine Stiftung.« Das sei eine Möglichkeit, aber es gebe da auch noch einen einfacheren Weg.

»Dann bitte einfach«, sagte ich.

Der einfache Weg bestand darin, dass Ralph Stanley als mein Bevollmächtigter auftrat. Wenn ich Geld spenden wollte, müsste ich ihn lediglich anrufen, er würde ein Schreiben aufsetzen und die Zahlung anweisen. Ganz einfach. Ich behaupte nicht, dass nicht auch Zweifel in mir aufkeimten. Ich sah Auntie Shirin vor mir, wie sie Uhren in die Luft warf. Natürlich kamen mir Zweifel, gleichzeitig jedoch hatte ich keine Wahl. Alles in mir schrie danach, diesen Weg zu gehen. Das Geld war eine Last. Eine Art unerwünschte Unsterblichkeit. Es hatte sich sowieso nie wie mein Eigentum angefühlt.

Ralph Stanley beugte sich meinen Wünschen. Natürlich tat er das. Ich hatte schon damit gerechnet, dass ein solches Opfer in diesem christlichen Land wenn nicht auf Verständnis, dann doch auf Respekt stoßen würde. Ich reichte ihm die erste Liste mit Spendenzwecken. Die offensichtlichen Kandidaten: Planned Parenthood. Die National Audubon Society. Die Quäker. Die ganzen großen Namen. Aber auch die Zan-Stiftung und Niaz' Adresse im Iran hatte ich aufgeschrieben. Ich würde sie dazu bringen, ihre Arbeit wieder aufzunehmen. Ich glaubte nicht, dass sie damit schon fertig war. Ralph sagte, eine Spende in den Iran werde länger dauern, da gebe es Beschränkungen. Aber wenn alles nach Plan lief, würden meine drei Millionen in wenigen Tagen auf 600.000 Dollar zusammenschmelzen. Und in ein paar Wochen würden mir nur noch die fünftausend Dollar bleiben.

Drei Millionen waren nicht die Welt. Ich war keine Erbin, keine Paris Hilton. Aber es war genug, um mir keine Gedanken über Geld zu machen, und ich wollte mir Gedanken über Geld machen. Mein Vermögen hatte mich zum Jurastudium animiert, weil es mir kein Risiko abverlangte, mir nichts abverlangte bis auf meine Zeit. Auf die Reichen wird geschimpft. Und das zu Recht. Aber was ist mit dem Geld an sich? Ohne Geld keine Reichen. Ich war nicht mehr reich. Ich war dabei, ein Teil der Lösung zu werden.

»Was die Steuern angeht …«, sagte Ralph. Wenn er komplizierte ökonomische Zusammenhänge erklärte, klang seine Stimme noch sanfter. Behutsamer und weicher, als wollte sie mich sanft in einen Sarg sinken lassen. Er versuchte, mir etwas über Steuern zu erklären, die auf diese und jene Beträge fällig würden.

»Nehmen Sie einfach, was Sie für die Steuern brauchen. Ich will nicht, dass die Empfänger dafür aufkommen müssen.«

»Spenden für karitative Zwecke unterliegen einem Freibetrag von …«

»Hören Sie, Ralph. Ich vertraue Ihnen. Machen Sie einfach.«

Ich stand auf und streckte die Hand aus. Für wen hielt ich mich eigentlich? Für Siddhartha? Der Verzicht auf persönlichen Besitz war nicht mehr in Mode. Die Gelehrten der modernen westlichen Welt rechneten Antimaterialismus nicht mehr der Sphäre der Weisheit zu. Aber da täuschten sie sich. Ich hörte lieber auf die alten Philosophen. Und vielleicht sogar auf mich selbst.

*

Auf dem Heimweg rief ich Patty an. Erzählte ihr alles.

»Und wovon willst du leben? Weißt du überhaupt, wie man mit Geld umgeht?«, fragte sie. Ich lachte nur und sagte, ich würde den Bogen schon rauskriegen. Zurück zu Hause stellte ich mich unter die kalte Dusche. Shirin war völlig durch den Wind und bereitete sich auf Elizabeths und Niaz' Ankunft vor.

»Vielleicht haben sie die Gelegenheit beim Schopf gepackt, weil wir beide hier sind. Damit die Frauen der Familie mal zusammenkommen.«

Dass fast meine ganzen Sachen verschwunden waren, war ihr immer noch nicht aufgefallen. Meine Kleiderschränke waren so gut wie leer. Eine ganze Armada teurer Parfüms hatte ich dem Pförtner Fadi für seine Frau und seine Schwestern mitgegeben. Das ein oder andere überflüssige Möbelstück war in einem Lieferwagen gelandet und auf dem Weg zu einem guten Zweck. Ein Spiegel. Eine Lampe. Ich behielt nur, was ich brauchte. Shirins Neuanschaffungen sollte sie mit zurück nach Houston nehmen, oder wohin auch immer es sie als Nächstes verschlug.

Unten am Geldautomaten drückte ich die Knöpfe, vor allem die 9 und die 0, und streckte die Hand nach den Scheinen aus, bis ein panisches Piepen verlautbarte, ich solle verschwinden, mein tägliches Limit sei ausgeschöpft. Ich steckte den Stapel in den Mantel eines jungen Mannes, der an der Mauer des Gebäudes lag und schlief. Eine Frau mit Kinderwagen lächelte mir zu, und ich schnitt eine hässliche Grimasse, damit sie sich ja nichts einbildete. Ich tat das nicht für sie.

*

Ein paar Tage zuvor hatten wir uns in einem schicken Diner mit Patty getroffen, um die neusten Entwicklungen zu besprechen. Die Staatsanwaltschaft hatte eine Verständigung abgelehnt, es würde also auf jeden Fall zum Verfahren kommen. Diesmal ging ich nicht dazwischen, als Shirin Bloody Marys bestellte.

»Wir werden Mommy und Niaz nach Aspen mitnehmen müssen. Kümmer dich darum, Bita. ASAP.«

»Das wird kein Urlaub, Auntie.«

»Ich kann sie nicht in dieser Stadt lassen, und Gott weiß, wie lange sie bleiben.«

»Was für ein Timing für ein Wiedersehen«, sagte ich.

Als die Getränke kamen, betrachtete ich die hohen Gläser, rot und eisig. Dicke Gurkenstifte, Sellerie mit schlaffen verzweigten Blättern. Ein Regenwald zwischen Lava. Ich nahm einen großen Schluck. So groß wie möglich. Pfeffer und Wodka brannten mir in der Kehle.

»Ich weiß, du kannst mich nicht offiziell vertreten, aber könntest du nicht das Eröffnungsplädoyer halten? Nennt man das so? Ich will, dass meine Baby-Anwältin ein bisschen Übung bekommt.«

»Das geht nicht, Auntie. Und bringt jetzt auch nichts mehr.«

Shirin warf mir einen irritierten Blick zu, während sie an ihrem Drink nippte.

»Ich hab das Studium abgebrochen.«

Patty drückte unter dem Tisch ihr Bein gegen meins, und Shirin sah mich mit großen Augen an.

»Außerdem hab ich mein ganzes Geld gespendet.«

Shirin hustete und knallte ihr Glas auf die Tischplatte. »Du hast was?«

Patty setzte ein kleines Lächeln auf.

»Mageh divaneh shodi?«, fragte Shirin, griff wieder nach ihrer Bloody Mary und kippte sie in einem Zug hinunter. Bis zum letzten extrascharfen Tropfen. Die Venen an ihrem Hals traten hervor. »Nein, du brauchst es gar nicht zu erklären, Bita«, sagte sie, rieb sich die Augen, verschmierte Wimperntusche und Lidschatten. »Ich weiß schon, warum. Weil du uns hasst und keinen Respekt vor unserer Familie hast und davor, wofür dieses Geld stand. Wir sind die Einzigen, die noch übrig sind. Das war alles, was du noch hattest. Und jetzt ist nichts mehr übrig? Glaubst du, dafür dankt dir irgendwer? Du bist nicht Bill Gates.« Sie lachte. »Für die Welt sind das doch nur Peanuts. Das interessiert kein Schwein. Glaubst du, deine Großmutter lebt wie eine Königin, in ihrem winzigen Loch? Glaubst du, sie hätte das Geld nicht gebrauchen können? Du wirst leiden. Und du wirst es bereuen.«

»Da täuschst du dich«, sagte ich. »So ist das nicht. Andere brauchen es dringender als ich. Und Maman Elizabeth … Kannst nicht du ihr helfen?«

»Oh, sie hält sich also für eine Märtyrerin.« Shirin stand auf. »Deine Mutter wäre enttäuscht von dir.«

»Warum ist dir das überhaupt so wichtig, Auntie? Es ist doch mein Leben.«

»Genau da liegt die Gefahr, wenn man mit Geld geboren ist. Man glaubt, es wäre nicht wichtig. Was glaubst du, warum die meisten persischen Kommunisten wohlhabend waren? Und nicht nur die Perser. Mao war der Sohn eines reichen Bauern. Marx war der Sohn eines Anwalts.« Sie lachte.

Ich dachte an Siddhartha, den Buddha, einen Prinzen.

Shirin zog ihre Jacke an. »Hat mich gefreut, dich wiederzusehen, Patricia. Ich hoffe, du triffst nicht so dumme Entscheidungen wie meine Nichte. Ich melde mich.« Sie warf sich ihre Handtasche über die Schulter und wankte nach draußen.

*

Auntie Shirin hatte präzise erkannt, warum ich tun konnte, was ich getan hatte. Aber Mom schätzte sie falsch ein. Sie wäre nicht wütend auf mich. Vielleicht wäre sie wütend darüber, dass Ali Lufti ihr leiblicher Vater war, aber aus Gründen, die ich respektieren konnte. Sie hatte Baba Roshani geliebt. Dieses Geld hatte ihr nichts bedeutet. Genauso wenig wie mein Jurastudium. Mom ging es um etwas anderes. Mit acht oder neun sah ich sie auf ihren großen Gartenpartys mit ihren Freunden flirten. Sie übertönte all die Stimmen mit ihrem Lachen. Ich imitierte sie in meinem rosa Bett, in meinem Zimmer, dessen Fenster zum Garten abgingen, gab imaginäre Partys für meine Teddys, verteilte Getränke und rauchte fest gedrehte Taschentücher. Irgendwann sackte ich weg, sabberte auf mein Kissen, und am nächsten Morgen merkte ich, dass Mom zu mir ins Bett gekrochen war.

Ich wachte vor ihr auf und betrachtete sie. Im ersten Licht, das so hell durch die schmalen Schlitze der Jalousien fiel, sah sie aus wie ein Kind. Mein Kind, himmlisch erleuchtet. Obwohl sie noch Make-up und Ohrringe trug und ihre Wangen von fremdem Lippenstift verschmiert waren. Sie atmete, und ich sog ihren Geruch ein, den Schnapsgestank aus ihren Poren, nicht wie der Alkohol, den sie auf meine Wunden drückte, sondern ein Hauch von etwas Menschlichem, Tierischem. Ich weckte sie, brachte ihr Wasser, massierte ihr die Zehen und sonnte mich in ihrem Lob.

Als ich am nächsten Nachmittag mein Schlafzimmer betrat, wich Shirin demonstrativ meinem Blick aus, zeigte mir die kalte Schulter. Ich räusperte mich. »Ich zieh aus. Du hast einen Monat, dir eine Unterkunft zu suchen, Auntie. Ich geh mal davon aus, dass du nicht so schnell wieder nach Houston zurückgehst?«

Sie rührte sich nicht. Ich sammelte ein paar Sachen zusammen und machte mich auf den Weg in Pattys Wohnung auf der Avenue C, wo ich auch die letzte Nacht verbracht hatte. Nachdem Shirin aus dem Diner gestürmt war, sagte Patty: »Das lief ja super.«

Ich lachte.

»Dann lassen wir uns die doch mal schmecken«, sagte sie. Wir erhoben unsere fast vollen Bloody Marys und stießen an. »Auf dich«, sagte sie.

»Nein«, sagte ich. »Auf dich.«

»Das ist jetzt diese Ta'rouf-Nummer, bei der man ein Kompliment erst mal ausschlagen muss, oder?«

»Das ist nur ein kleiner Teil von Ta'rouf.« Ich nahm einen langen Zug von meinem Drink, es war jetzt genug von dem Eis geschmolzen, das Scharfe war weich geworden.

»Respekt, wie du die Bombe so hast platzen lassen, als würdest du ihr gerade erzählen, dass du deine Zahnbürste verloren hast. Und das kannst du jetzt ruhig mal annehmen.«

Ich lächelte. »Was mach ich denn jetzt mit ihr?«

»Gar nichts. Gib ihr bisschen Zeit. Komm mit zu mir. Ich lasse nicht zu, dass sie dich im Schlaf ermordet. Dir ist klar, dass du dir jetzt einen Job suchen musst, oder? Das ist ernst, Bita. Kein lustiges Spiel.«

»Ich weiß. Ich bin nicht bescheuert.« Ich nahm noch einen Schluck.

Drei Tage später spülte ich Geschirr in Pattys Küche, in der sie tatsächlich kochte. Ich machte das jetzt auch, zumindest einfache Sachen wie Nudeln mit Tomatensoße. Patty besuchte gerade ihre Eltern in New Jersey. Sie hatte mir erlaubt, so lange zu bleiben wie nötig. Mein Handy klingelte.

»Mageh misheh«, sagte Shirin, und ich hörte, wie sie den Hörer ein Stück vom Ohr weghielt, um Rauch auszustoßen. Sie hatte seit dem Diner kein Wort mehr mit mir geredet. »Schluss jetzt mit dem Quatsch. Was denkst du eigentlich, wer du bist, mich einfach rauszuschmeißen? Ich übernehme deinen Mietvertrag, und du darfst weiter auf der Couch schlafen. Keine Diskussion.«

»Schön, wenn dir die Wohnung gefällt, Auntie, aber ich werde da nicht mehr wohnen. Ruf den Vermieter an und regel die Sache selbst.«

»Deine Großmutter und Niaz kommen morgen. Diese unfähige Reiseagentur hat ihnen zwei Zwischenlandungen in Amsterdam und Paris reingedrückt, bevor sie am JFK landen, Elizabeth wird also erschöpft sein. Ich hab sie im besten Hotel einquartiert, das ich auf die Schnelle finden konnte. Aber ich schaff das nicht allein mit den beiden, Bita. Du musst mir helfen. Die Königin gibt sich die Ehre und kommt nach New York, um sich an einer neu entfachten alten Flamme zu wärmen. Ich weiß genau, dass das der eigentliche Grund für den Besuch ist. In Houston hat sie sich kein einziges Mal blicken lassen. Er ist also wichtiger als ich? Wie soll ich diesem verlogenen Weib gegenübertreten, nachdem sie mich mein ganzes Leben im Dunkeln darüber gelassen hat, wer ich eigentlich bin? Das Einzige, was mir noch einen Funken Mitgefühl entlockt, ist, dass die eigenen Kinder nicht vor einem sterben sollten, ganz egal, wie man sich mit ihnen versteht. Egal, wie wenig sie sich um einen kümmern. Und dann Niaz. Meine Tochter, die mich hasst. Ich weiß ja schon am Telefon nicht, was ich mit ihr reden soll. Wie soll das werden, wenn sie vor mir steht? Du schuldest mir zumindest deine Zeit, Bita.«

»Auntie, wann hab ich je gesagt, dass ich die beiden nicht sehen will? Davon war nie die Rede.«

»Du hattest recht, es ist mir scheißegal, was du mit deinem Leben anstellst. Hör zu, ich will überhaupt nicht darüber reden, was du gemacht hast. Du kannst froh sein, dass deine Mom nicht erfolgreich war, sonst wär wahrscheinlich ein Junkie aus dir geworden.«

»Alles klar«, sagte ich. Dass sie da nicht ganz unrecht hatte, behielt ich für mich. In der letzten Therapiesitzung hatte Jamie gesagt: »Sie meinten, Sie haben sich für Jura eingeschrieben, um Ihre Familie stolz zu machen, sich ihren Respekt zu verdienen. Und dass Ihre Mutter nie ihr Potenzial ausgeschöpft hat. Dass sie gescheitert ist. Glauben Sie, da besteht ein Zusammenhang?« Natürlich. Etwas in mir wollte ihr verschwendetes Leben wiedergutmachen.

Shirin fuhr fort: »Nasreen, das alte Großmaul, erzählt überall herum, dass Mommy sich gehen lässt. Dass ihre Wohnung verkommt. Stinkender Kühlschrank, Staubmäuse so groß wie Elefanten. Ölflecken auf ihrem Manteau. Sie trägt immer noch ihren ganzen Schmuck auf einmal, als würde sie das elegant aussehen lassen, dabei sieht sie damit nur aus wie ein Museum. ›Warum benimmt sie sich nur so‹, fragt Nasreen mich voller Wonne am Telefon. Sogenannte Freunde verbreiten diesen Unsinn in ganz Teheran, behalten sie im Auge wie so eine Degenerierte. Schneeweiße Haare hat sie. Sie verkümmert, weil sie alt ist und nicht das Geld hat, um auszusehen wie eine Wachsfigur. Das Erste, was sich verflüchtigt, ist das Aussehen. Dann folgt der Verstand. Und in dem ganzen Durcheinander haben mich fünf Kunden fallen lassen. Ich kann es mir nicht leisten, dass Mommy uns noch schlechter dastehen lässt als sowieso schon.«

»*Uns?*«, wiederholte ich.

»Und jetzt schnüffelt auch noch diese angebliche beste Freundin, selbst schon mit einem Bein im Grab, in Angelegenheiten herum, die sie nichts angehen. Das beunruhigt mich.«

»Wieso schnüffeln? Das verstehe ich nicht. Sie erzählt dir doch nur, was sie als Freundin wahrnimmt.«

Shirin schnaubte. »Ich bitte dich! Und Mommy scheint sich überhaupt nicht zu verteidigen. Wie kann sie sich so wenig dafür interessieren, was über sie geredet wird? Vielleicht sollte sie lieber nicht mehr allein wohnen. Ich dachte, zumindest Niaz kümmert sich ein bisschen um sie. Sie sollte bei mir einziehen.«

»Hast du ihr das angeboten?«

»Natürlich nicht. Was, wenn ich sie nach zwei Tagen umbringen will?«

*

Zwei Tage später sauste Maman Elizabeth mit Shirin in einem Taxi Richtung Innenstadt. Shirin war angeflattert gekommen und hatte sie gerettet – wie ein Pelikan, der seinen Schnabel ins Meer taucht. Elizabeths Koffer mit fast dem gesamten Inhalt hatten sie im Hotel Maurice gelassen und nur ein paar Wertsachen mitgenommen. Die Hotelleitung würde ihr alles kostenlos nachschicken, sobald jede Kontaminationsgefahr gebannt war. Niaz war nach

Washington verschwunden, ohne irgendwen in ihre Pläne einzuweihen.

»Bettwanzen, Bita! Bettwanzen!«, hieß es auf meiner Mailbox. »Sie kommt zu uns«, schrie Auntie in den Hörer. »Ich überlasse ihr dein Zimmer. Also meins. Sie ist nicht gut drauf. Du musst mir helfen. Bitte. Bring schnell die Wohnung in Ordnung. Ich nehme an, du hast eine Putzfrau, auch wenn ich noch nie eine zu Gesicht bekommen habe. Und kann es sein, dass ein paar Möbel fehlen? Vielleicht hat deine Putzfrau was mitgehen lassen? Egal, jedenfalls gehe ich jetzt erst mal mit Mommy die Stadt besichtigen, um sie noch ein bisschen hinzuhalten. Prada, Mahda und so weiter. Oh, sie kommt wieder, ich muss Schluss machen. Bitte tu mir den Gefallen, Bita. Wir haben noch nicht mal über irgendwas Wichtiges geredet. Aber ich hab einen Plan. Ich werde ihr von meiner Verhandlung erzählen, nachdem ich sie wegen ihrer Katastrophe von Leben zur Rede gestellt habe. Dann ist sie erst mal in der Defensive und traut sich nicht, sich über mein kleines Problemchen zu echauffieren.«

Noch nie hatte ich Shirin so verzweifelt erlebt. Ich konnte mich nicht erinnern, dass sie mir gegenüber jemals das Wort »Bitte« in den Mund genommen hatte. Vielleicht lag es an dieser kleinen Verschiebung, dass ich mich fügte. Zurück in der Wohnung steckte ich die Bettbezüge in die Waschmaschine und machte das Bett neu. Ich desinfizierte, was ich in die Finger bekam, versprühte die verschiedenen herumliegenden Flaschen Lysol und wischte mit Küchenpapier nach. Putzen machte mir nichts aus, so schlimm war das nicht, es fühlte sich sogar ganz gut an. Nur die Bettdecke warf lächerliche Beulen.

Selbst in einer sich lichtenden Wohnung gab es einiges zu tun. Ich versteckte verschreibungspflichtige Medikamente, brachte leere Weinflaschen zur Tonne und sortierte kaputte Trinkgläser aus. Fegte verstreute schwarze Haare,

Hautschuppen und benutzte Wattepads weg, die Shirin hinter sich abzuwerfen schien wie ein Vogel seine Federn. Ich füllte drei große Müllsäcke.

Drei Stunden später kam Shirin in die Wohnung gestürzt und warf mir ein paar Einkaufstüten vor die Füße. »Neue Laken und Handtücher. Wasch die. Bitte. In ein paar Stunden werden ein Frisiertisch und ein Kleiderschrank geliefert.«

Ich ging an ihr vorbei und spähte zur Tür hinaus.

»Ich bin hier, Schätzchen«, sagte Maman Elizabeth, die gerade den Flur entlangkam, eine Hand an die Wand gestützt, schwer atmend. Die andere Hand hielt sie ausgestreckt, zwischen den Fingern baumelte eine weitere Einkaufstüte mit langen Henkeln. Ich eilte auf sie zu, griff sie am Arm und führte sie in die Wohnung. Sie war knochig und kleiner als in meiner Erinnerung, vielleicht eins fünfzig. Und sie bewegte sich mit trippelnden Schrittchen, wie eine puppenhafte Prinzessin, jemand, der noch nie schnell irgendwo hatte ankommen müssen.

In der Wohnung ertappte ich mich dabei, wie ich mich wie ein Trottel vor ihr verneigte.

»Nein, nein, du sollst mir das hier abnehmen.« Sie schwenkte die Einkaufstüte. Ich sah die dunklen Flecken auf ihrer Hand, die ich an alten Leuten so schön finde.

»Oh. Natürlich, entschuldige«, sagte ich auf meinem schlechten Persisch. Ich wollte sie küssen oder umarmen. Ihre Haare waren gar nicht weiß, sie hatten einen hübschen Karamellton und umrahmten in weichen, zarten Wellen ihr Gesicht. Sie überreichte mir die Tüte und wackelte umgehend weiter in die Küche, zu den weißen Geräten und Anrichten und der breiten Durchreiche, die sie mit der Frühstücksbar und dem Wohnzimmer verband und über die Shirin bei meinem Einzug die Nase gerümpft hatte, denn wie sollte ich jemals Gäste empfangen, wenn sie die

Küche sehen oder während des Kochens das Essen riechen konnten.

»Shirin«, rief Elizabeth aus der Nähe des Kühlschranks. »Mach mir Tee. Wo ist der Samowar?« Sie sah sich suchend um.

Die Frage brachte Shirin zum Lachen. »Immer mit der Ruhe, Mommy.«

Vielleicht würde sie mich ja später umarmen. Die Papiertüte war schwerer, als sie aussah.

»Mach sie auf, Bita, lass die Sachen auslüften. Groß bist du geworden«, sagte Maman Elizabeth lächelnd. Shirin klapperte in den Küchenschränken herum. »Wo sind denn die ganzen Teetassen und Untertassen?«

»Als du das letzte Mal hier warst, war ich ein kleines Mädchen«, sagte ich.

Sie lachte. »Nicht zu glauben.«

Ich leerte die Tüte auf dem Esstisch aus. Ein schwarzer Filzhut, eine schwarze Lederhandtasche, eine große schwarze Sonnenbrille. Ein Stapel neuer Klamotten in Seidenpapier, die Etiketten nach außen geklappt. Im Hut ein großes, bleischweres Bündel, in Dutzende Hotelbarservietten mit der geschwungenen Aufschrift *Hotel Maurice* gewickelt und von einem einfachen Gummiband zusammengehalten.

»Was ist das?« Ich betastete das Bündel. Es war hart und uneben. Als ich ein wenig zudrückte, pikste mich etwas.

»Nur Mommys Schmuck. Und eine kleine Kaution. Gib her.«

Ich mimte mit den Fingern einen Greifautomaten und reichte ihr das Päckchen.

»Nicht mit bloßen Händen!«, kreischte Shirin. »Denk an die Bettwanzen!«

Seufzend legte ich das Päckchen zurück auf den Tisch.

»Hier.« Shirin sprühte mir aus einer grünen Flasche

Hände und Arme mit einer Flüssigkeit ein. Sie roch nach Pfefferminze und Feuerzeugbenzin. »Ich gehe nur auf Nummer sicher. Ich habe alles in der Tüte mit dem Hotelföhn auf höchster Stufe desinfiziert. Hätte fast das Zimmer abgefackelt. Setz dich, Mommy, setz dich.« Sie wies Maman Elizabeth den Weg zum Leopardensofa.

Shirins Augen glühten katzenhaft unter dem Licht der Esstischlampe. Sie streifte ein paar blaue Einmalhandschuhe über und riss den Wust aus Hotel-Maurice-Servietten auf. Funkelnde filigrane Edelsteine kamen darunter zum Vorschein. Außerdem ein paar winzige silberne Teelöffel, kleine Schnapsflaschen, eine zierliche Kristallschale und ein Porzellanaschenbecher mit dem blauen Hotel-Maurice-Wappen in der Mitte. Sie verteilte auf allem ein paar Spritzer.

»Hier, Mommy.« Der Juwelenhaufen quoll über ihre Handflächen wie nasse Suppennudeln. »Dein ganzer Stolz. Zum Glück war bei Bendel nicht zu viel los. Sie hat wirklich alles gebraucht, Bita. Sogar einen BH musste ich ihr kaufen, damit sie bis Montag nicht durchhängt.«

»Sei nicht vulgär«, sagte Maman Elizabeth. »Denken wir nicht mehr daran.« Sie nahm den Schmuck auf den Schoß, öffnete die Schnallen der Handtasche und ließ ihn in der Dunkelheit verschwinden. »So. Khob, wo bleibt mein Tee?«

»Ich mach dir Tee, Mommy, und dann reden wir. Richtig.« Shirin ging zurück in die Küche.

Maman Elizabeth zog eine Augenbraue hoch und sah mich vielsagend an.

Ich lächelte. »Apropos ...«, sagte ich. Aus einer Kommode, auf der bis vor Kurzem die Stereoanlage gestanden hatte, zog ich ein gepolstertes Stofftäschchen, blassgelb mit kleinen Rosen. Wahrscheinlich war es einmal weiß gewesen. »Bitte schön.« Ich setzte mich neben sie.

»Was ist das?«

»Die gehören dir. Mom hatte sie.«

Shirin kam mit einer Tasse zurück, deren Palmenmuster zu ein paar schiefen Linien verblasst war. »Der Beutel kommt mir bekannt vor. Es überrascht mich, dass du den Inhalt nicht auch einfach weggeworfen hast.«

»Die Sachen gehören mir ja nicht«, sagte ich.

Maman Elizabeth zog an dem pinken Knopf in der Mitte des Täschchens. Es öffnete sich wie ein Briefumschlag. Sie kippte den Inhalt aufs Sofa. Noch mehr Juwelen. Diese waren noch feiner, glänzten noch mehr. Eine Halskette aus drei an den Enden zusammenlaufenden Diamantsträngen. Mit großen bunten Steinen besetzte Ringe. Ein Goldarmreif mit einem Raster aus Rubinen, Smaragden und Diamanten. Eine Tigerbrosche mit Smaragdaugen. Ich stellte mir vor, wie sie sich zurück im Iran alles auf einmal umhängte, in ihrer verfallenen, müffelnden Wohnung.

»Hast du dir die nie von Sima zurückgeholt?«, fragte Shirin.

»Meine gelben Diamanten«, sagte Maman Elizabeth und streichelte den Tiger. »Ich wusste ja, dass sie in Sicherheit sind.«

Auch ein kleiner Umschlag lag auf dem Sofa. Ich hatte ihn einmal vorsichtig geöffnet und wieder zugeklebt. Elizabeth riss ihn auf, und zum Vorschein kam die in ein vergilbtes Stück Papier eingeschlagene schwarze Haarsträhne.

»Was ist das?«, fragte ich.

»Nichts«, sagte sie und steckte sie in die Tasche ihres uralten Chanel-Kostüms, das sie vermutlich schon hatte desinfizieren lassen.

»Wisst ihr, was ich noch in Moms Sachen gefunden habe?« Ich zog einen Button aus der Hosentasche und las den Text vor. Oben stand »Reagan~Bush in ’80« und unten »Let’s Make America Great Again«. Dazwischen die Gesichter der zwei Männer, die sich fast berührten, wie in einer Hochzeitsanzeige in der *Times.* Vielleicht etwas für Ali Lufti.

»Was für ein bescheuerter Slogan. Amerika war überhaupt noch nie *great*«, sagte Shirin. »Dein Tee, Mommy.« Sie nickte in Richtung des Couchtischs, den sie wohl gekauft hatte, um den verschenkten zu ersetzen. Maman Elizabeth beugte sich vor.

»Ich bin schockiert, dass Mom Reagan gewählt hat.«

»Das war nichts Politisches«, sagte Shirin. »Im Grunde ihres Herzens war sie Marxistin.« Sie grinste. »Aber schau ihn dir an.«

Ich betrachtete Ronald Reagans glänzende, lächelnde Augen, seine weißen Zähne.

»Cowboys, der Wilde Westen, die unendlichen Weiten der Prärie. Was für ein Feger. Das macht L. A. mit den Menschen, auch wenn sie es sich nicht eingestehen. Schall und Rauch. Ich meine, sieh dich an, völlig verwirrt darüber, was wirklich zählt im Leben.«

Ich lachte.

Sie kniff die Augen zusammen und fixierte Maman Elizabeth. »Du hattest Tee, bist ausgeschlafen. Und jetzt unterhalten wir uns, Mommy.« Sie setzte sich uns gegenüber und schlug theatralisch die Beine übereinander. »Möchtest du mir vielleicht etwas sagen?« Sie legte den Kopf schief, zwirbelte eine Haarsträhne zwischen den Fingern.

Elizabeth schüttelte den Kopf. »Mit Niaz habe ich nichts zu tun. Sie ist eine erwachsene Frau.«

»Ich spreche nicht von Niaz. Ich wüsste gern, warum du hier bist. Hast du wirklich nur deine Familie vermisst?«

»Ja, natürlich.«

Shirins Gesicht wechselte die Farbe. »Du bist meine Mutter. Ich weiß, ich sollte Respekt vor dem Alter haben, aber … Bita, gibst du mir mal eine Zigarette?« Wie unter großen Qualen sah sie mich an.

Ich zog eine Zigarette aus ihrem Päckchen, zündete sie ihr an und setzte mich wieder. Es war besser, wenn sie sich ein bisschen beruhigte.

Während Shirin eine Rauchwolke ausstieß, nippte Maman Elizabeth an ihrem Tee und stellte die Tasse wieder auf den Couchtisch. »Ich weiß, worauf du hinauswillst, Shirin Jun. Glaubst du wirklich, meine liebe Niaz würde mir so etwas Wichtiges wie deine jüngsten Besuche bei Ali Lufti und was du dort herausgefunden hast, einfach verschweigen? Glaubst du, sie würde mich hierherkommen lassen und der Wölfin zum Fraß vorwerfen? Bist du verrückt? Was fällt dir ein, dich hinter meinem Rücken mit ihm zu treffen? Warum hast du nicht mich gefragt?«

So viel zur Defensive.

»Niaz hat dir davon erzählt?«, fragte Shirin.

Elizabeth lachte. »Du bist genau wie ich. Durch und durch falsch.«

»Ich bin nicht wie du, Mommy«, schniefte Shirin. »Ich würde nie mit dem Sohn meines Chauffeurs ins Bett gehen.«

»Ach, aber sich in Aspen an einen Polizisten zu prostituieren ist kein Problem?«

Shirin sah mich an. »Du bist tot, Bita.«

Ich hob die Hände und schüttelte den Kopf.

»Mir egal. Ich interessiere mich nicht für die Verhältnisse anderer Leute, Shirin. Es ist mir auch egal, ob du Geld von dem Mann genommen hast. Wir Frauen verwenden so viel Zeit auf unser Aussehen, unsere Kleider. Ist es da zu viel verlangt, dass ein Mann seiner Wertschätzung mit einer kleinen monetären Aufmerksamkeit Ausdruck verleiht? Ich weiß, dass du einiges auf dich hältst, also hast du sicher ein nettes Sümmchen veranschlagt. Aber denk doch vielleicht das nächste Mal kurz an deinen Namen, deine Karriere und die Zukunft deiner Familie. Begib dich nicht auf einen Weg, von dem es kein Zurück mehr gibt.«

»Hah!«, sagte Shirin. »Du klingst wie Ali Lufti. Ich fasse es nicht. Was war denn dein Preis, Mommy? Ein Three-Night-Stand, und du bist bereit, uns alle ins Unglück zu stürzen?«

»Habe ich das denn?«

Shirin zuckte mit den Schultern. »Na ja. Vielleicht nicht direkt. Noch nicht. Aber alle reden darüber, wie du dich gehen lässt.«

»Bita Jun, wirkt deine Großmutter nicht elegant auf dich? Ist sie nicht einfach eine alte Frau, die vielleicht manchmal etwas anderes im Sinn hat als ihre Haarfarbe?«

Ich nickte. »Natürlich, Maman Elizabeth.«

»Und Daddy? Er war dir ein guter Mann. Er war ein guter Vater. Und jetzt sieh mich an: ein weiblicher Bastard, wie auch immer die genaue Bezeichnung ist. Wie soll ich damit leben?«

»Dein Daddy war in beiden Rollen passabel. Niemand ist perfekt, Shirin. Keiner von uns war perfekt. Aber bereue ich meine Affäre? Dich und deine Geschwister? Nein. Was du von deiner Situation wohl nicht behaupten kannst. Hör zu, Shirin, nimm das nicht auf die leichte Schulter. Niaz hat mir erzählt, sie könnten dich in den Iran zurückschicken.«

»Das Risiko ist verschwindend gering.«

»Du musst das ernst nehmen. Notfalls lügst du. Kämpf mit allen Mitteln. Du willst dort nicht leben.«

Shirin nickte. »Wer sagt das? Biet deiner Großmutter was zu Essen an«, sagte sie an mich gewandt und drückte ihre Zigarette in einer der Kristallschalen aus. »Ich wusste, dass du bei erster Gelegenheit das Thema wechseln würdest.«

»Was macht Niaz eigentlich in D. C.?«, wechselte ich meinerseits das Thema auf dem Weg zur Küche.

»Frag lieber nicht«, sagte Maman Elizabeth.

»So eine?« Ich hielt ein Päckchen Pizzataschen in die Durchreiche.

»Beleidige sie nicht«, sagte Shirin.

»Ja, bitte, ich bin am Verhungern. Gib deiner lieben Großmutter etwas zu essen, bevor sie an Enttäuschung *und* Unterernährung stirbt«, sagte Maman Elizabeth.

Als ich mit der heißen Pizzatasche auf einem Stück Küchenpapier zurückkam, hatte sie ihren restlichen Schmuck eingepackt.

»Wo ist der Teller, Bita?«, fragte Shirin.

Maman Elizabeth zog ein Buch aus ihrer riesigen Handtasche und hielt es mir hin. »Hier, Bita, ich hab auch etwas für dich. Ich wüsste niemanden in der Familie, den das sonst interessieren könnte. Niaz hat es gelesen, als sie ungefähr so alt war wie du.«

Ich reichte ihr die Pizzatasche und griff nach dem Buch. Es war alt und in weinrotes Leder gebunden. Mit Goldschnitt. Darin ein Schwarz-Weiß-Foto, das ich schon einmal gesehen hatte. Ein Mann mit einem Fez auf dem Kopf: mein Urgroßvater, großer Mann und Mörder. Dann das Vorsatzblatt, identisch wie der Einband, aber mit einem Untertitel: *Choking the Great Lion: The Persians.*

»Es ist die Geschichte deiner Familie und anderer Familien in dieser Zeit. Geschrieben von einem Amerikaner.« Sie lachte. Dann nickte sie in Richtung des Buchs. »Er war nicht perfekt, aber er war einer von uns.«

Ich strich mit dem Finger über den Rand der Seiten. In der Mitte bestand ein ganzer Abschnitt nur aus glänzenden Schwarz-Weiß-Fotografien. Gruppen von Männern. Einzelne Männer. Sehr junge Männer. Alte Männer. »Was ist mit den Frauen?«, fragte ich. »An die Frauen erinnert sich niemand.«

»Mommy«, sagte Shirin, die mich wie immer ignorierte. »So wütend ich auf dich bin – wir gehen mit dir zu allen

Ärzten. Um sicherzugehen, dass du nicht im Sterben liegst. Wir bringen deine Haare und Nägel in Form. Ich bin kein Unmensch. Und dann arrangiere ich ein Treffen mit Ali.«

Maman Elizabeth runzelte die Stirn und strich sich übers Haar. »Ich bin wirklich nicht seinetwegen hier.«

Shirin lachte. »Ja klar.«

ELIZABETH

Warum sie noch am Leben war und nicht voller bösartiger Tumore und platzender Arterien? Weil sie noch etwas zu erledigen hatte. Der Körper hält stand. Für wen oder was, ist ein Mysterium. Danach, stellte sie sich vor, würde sich die Krankheit in sie hineinwühlen wie ein Rudel neugieriger, brutaler Maulwürfe. Ausgehungert und entschlossen, ihr den Garaus zu machen.

Als sie jenes erste Mal mit Ali Lufti schlief, wusste sie, dass sie ein Kind bekommen würden. Um den Moment festzuhalten, schnitt sie ihm eine Locke ab und steckte sie in ihre Bluse. Da, sie hatte es doch in sich, Haare auszureißen, zu träumen. Dann folgten das nächste und übernächste Mal. Kurz nach Simas Geburt heiratete Ali eine andere. Es war Zeit, einen Schlussstrich zu ziehen, aber sie machten weiter. Als sie das dritte Kind zur Welt gebracht hatte, Shirin, brachen Elizabeth und Ali den Kontakt ab. Roshani verdächtigte seine Frau nie der Untreue, obwohl keins seiner Kinder seine berühmten blauen Augen geerbt hatte.

Es folgten die endlosen Jahre der Ehe und Mutterschaft. An einem dieser langweiligen Tage in einem dieser langweiligen Jahre bekam Elizabeth überraschend Besuch von Baba. Während Roshani bei der Arbeit war, versprach Baba ihr heimlich, ihr nach seinem Tod all seine Ländereien zu vermachen, die gesamten 50.000 Morgen, die ihm noch gehörten. Glaubte er, das könne ihm seine Lieblingstochter zurückbringen? Manchmal saß sie in ihrem Haus in der wohlhabenden Enklave Shemiran – kein Vergleich zum Anwesen ihrer Kindheit – und dachte an die abgeschiedenen Ländereien, Meilen um staubige Meilen. Elizabeth kam zurecht. Sie kleidete sich nach der neusten Mode, ließ Roshani zu Hause und wurde eine feste Größe auf den wichtigsten Partys in Teheran. Wenn sie betrunken heimkam, durfte Roshani Sex mit ihr haben. So war es leichter.

1960, als ihre jüngste Tochter Shirin fünf Jahre alt war, viele nie abgeschickte hasserfüllte Briefe an Alis Braut später, lud Elizabeth Parvaneh zum Tee ein. Vielleicht wollte sie Ali im Auge behalten, vielleicht die Feindin in ihrer Nähe wissen. Wenn diese Frau die Wahrheit herausfand, könnte sie mit wenigen Worten Elizabeths ganze Zukunft zunichtemachen. Nach dem Tee, bei dem sie Elizabeths Kristallschale mit dem feinsten Gaz verschmäht hatte, sagte Parvaneh zu ihr: »Ich danke dir für deine Gastfreundschaft, aber mein Mann wird nicht gern an die Jahre bei deiner Familie erinnert. Sein Vater hat sein ganzes Leben im Dienst von Menschen verbracht, die ihn als ihr Eigentum behandelt haben. Wie sollen wir darauf vertrauen, dass du meinen Mann nicht auch so siehst?« Und weg war sie.

Kurz nach diesem Treffen malte Elizabeth ihr erstes Bild seit siebzehn Jahren. Sie malte Ali, um herauszufinden, ob ihr Körper seinen noch begehrte. Als sie schon beim ersten Strich seines Kinns ein Kribbeln spürte, wurde ihr klar, dass es wohl so war, und so malte sie weiter. Sie begann, ebenfalls nach vielen Jahren Pause, sich wieder anzufassen. Benutzte dazu den Stiel des grünen Pinsels aus ihrer Jugend, den sie in einer Schachtel ganz hinten im Schrank gefunden hatte, lang und dünn und mit getrockneter Farbe besprenkelt. Dieser grüne Pinsel inspirierte sie so sehr, dass sie ihn trotz ihres Misstrauens gegenüber Stillleben und Landschaften malte, auf der Seite liegend auf dem Tisch ausgestreckt, ihre Stifte und andere Pinsel in einem angeschlagenen Trinkglas dahinter aufgefächert. Zum ersten Mal sah sie, dass ein Stillleben die ganze Tiefe eines Porträts besitzen konnte. Dass es etwas offenbaren konnte, statt nur etwas zu umgehen oder zu verstecken.

Elizabeth sehnte sich mehr und mehr nach Ali. Sie wusste es, wann immer sie seine Kinder anzog, sie hätschelte, ignorierte, hasste, über sie lachte, sich weigerte, ihnen etwas beizubringen oder mit ihnen über ernste Dinge zu sprechen, aus Angst, sie könnten werden wie er, Denker oder Philosophen, die zu schlau für sie wurden und ihr frustriert den Rücken kehrten. Selbst während sie mit Nader über die Prügeleien mit seinen Klassenkameraden oder mit Sima über Kuchen, Süßigkeiten und dämliche Schulhofspiele sprach und Shirins Kopf mit Puppen, Kleidern und Vorstellungen romantischer Stelldicheins vollstopfte, wusste sie, dass etwas in diesen Kindern, in allen dreien, ihren echten Vater wollte, ihn brauchte. Auch wenn sie es nicht wussten. Etwas fehlte. Und auch etwas in ihr brauchte ihn. Wie schrecklich, dachte sie, ein geheimes Kind zu zeugen. Wie schrecklich dieses unendliche, unsichtbare Band!

Heute, vierzig Jahre später, war sie eine alte Frau. Achtzig oder einundachtzig. Was machte es für einen Unterschied, wer wusste es schon so genau? Wenn sie sich an ihre Kindheit und Jugend in Babas Haus und an die Jahre als Kleinkindmutter erinnerte, dachte sie: Was für ein dummes Ding! Wie unfähig, sich im Leben zurechtzufinden. Was hatte Ali je mit ihrer Seele zu tun gehabt? Ihre Sehnsucht nach Ali hatte sie vor langer Zeit beiseitegeschoben. Wie ein altes Buch, das man in ein Regal räumt. Überflüssig. Abgegriffen. Sie hörte sich keine Geschichten mehr darüber an, was er so trieb. Kein Mann hatte mehr Macht über sie. Sie fasste sich noch immer an, dachte dabei aber an andere oder niemanden. Sie malte Landschaften, die nur noch Landschaften waren. Dass sie mittelmäßig waren, störte sie nicht.

Ja, sie reiste nach all den Jahren nach New York, aber zu ihren eigenen Bedingungen. Sie wollte ihre Familie sehen. Sie wollte Shirin in dem Drama um ihren Gerichtstermin beistehen. Wie tief sie doch gesunken waren – nicht nur Shirin. Besaß denn irgendjemand noch Würde? Und vielleicht wollte sie auch Ali sehen. Durfte sie nicht neugierig sein?

Zum Glück waren die Enkel erwachsen und das Kaufen, Kneifen, Küssen und Kochen erledigt. Einem kleinen Kind hätte sie vielleicht widerwillig ihre Sammlung an Mini-Koranen, die Schwarz-Weiß-Fotos mit den gewellten Rändern oder, Gott bewahre, ihre adoleszenten Porträts von Familienmitgliedern gezeigt, als würde sich ein Kind für ihre einsamen Mädchenjahre interessieren. Zum Glück waren sie darüber hinweg, war die Zeit der Rotznasen verflogen.

Jetzt brauchte sie nicht mehr vorzugeben, es ginge um irgendetwas anderes, als dass sie an ihr Geld wollten, an ihren Wert. Sie wollten nicht sie, nicht ihr wahres Ich. Nachkommen, Kinder wie Enkel, waren wie die Vampire aus den Horrorfilmen, die sie gern schaute. Es war der natürliche Lauf der Dinge. Da gab es nichts zu klagen oder zu leugnen. »Ich hab dir doch gesagt, dass Kinder es nicht wert sind«, hatte sie Sima einmal erinnert, als Klein Bita widerspenstig gewesen war. »Kaum lernen sie sprechen, wenden sie sich gegen dich. Und dann noch einmal, wenn sie lernen, sich anderswo Liebe zu holen.« Aber eine Woche vor ihrem Tod rief Sima an und sagte: »Ich liebe dich.« Elizabeth konnte es zunächst kaum glauben, aber jetzt tat sie es beinahe, nicht der Worte wegen, sondern weil Sima sie verschont hatte, weil sie Elizabeth verschwiegen hatte, dass sie sterben würde. Sie hatte sie damit überrascht. Wenn irgendetwas ein Akt der Liebe war, dann das.

Ihren Koffer für New York hatte Elizabeth mit ihren besten Kleidern bestückt. Inzwischen alles Klassiker. Armani-Anzüge, von Sima mithilfe eines entfernten Cousins in den Iran geschmuggelt. Das Kleid von Valentino. Pullover von Calvin Klein. Der größte Schatz in ihrem Koffer war ein Paar neuer Chanel-Ballerinas, inzwischen fast zehn Jahre alt, aber aus Mangel an Gelegenheit immer noch ungetragen, die Shirin ihr bei Neiman Marcus in Dallas gekauft hatte.

Manchmal träumte Elizabeth noch von Neiman Marcus, von der Filiale in Beverly Hills, durch die Sima sie bei ihrem Besuch vor all den Jahren geführt hatte. Besonders, wenn ihr Geist unkooperativ war und ihr Bilder von einer ausgetrockneten Lunge, einem von Pilzen überwucherten, flammend roten Magen und einem leeren Bett zeigte – denn all das blühte ihr. Bei »Neiman's«, wie Sima das Kaufhaus nannte, reihten sich sorgfältig ausgezeichnete französische und italienische Entwürfe in einem weitläufigen kalten, beinahe menschenleeren Raum mit beigem Teppichboden. Der Petroleumdunst der Plastikhüllen und ein Hauch von neuem Leder und Wolle hingen in der Luft. Die ein oder andere alte Frau wurde von ihrem Pfleger im Rollstuhl herumgeschoben. Die Frau eines Beinahe-Milliardärs durchstreifte mit ihren verwöhnten Kindern die Gänge. Umkleidekabinen von der Größe von Elizabeths Kinderzimmer. Hochaufgeschossene Frauen in Anzügen mit extremen Schulterpolstern boten auf silbernen Tabletts Parfümpröbchen feil. Der Himmel. Wenn sie doch dort sterben könnte.

Elizabeth war geschrumpft, aber ihre Brüste waren groß geblieben. Sie war nicht mehr die Glamour-Queen der frühen Neunziger oder nach Roshanis Tod, selbst nachdem die Regierung den Großteil ihrer Ländereien beschlagnahmt hatte, selbst nach den Jahren von Bombardierung, Sirenen und Tod – von einer Prinzessin zur Witwe, die von ihrer maroden Teheraner Wohnung voll rostiger Leitungen aus Lebensmittel ins Haus bestellte, aber immer noch Männer mit ihrem Lächeln umgarnte. Es war lange her, dass sie in ihrem großen Haus herumgesprungen war, eine Dose Linsensuppe oder Ash-e-Reshteh in jeder Hand, und Aerobic erfunden hatte. Von dieser Jane Fonda hatte sie nie gehört. Elizabeth Valiat, die originale Jane Fonda! Vielleicht hatte sich ihr Äußeres deshalb länger gehalten als bei den meisten anderen. Sie hatte auch die Theorie, dass eine unausgesprochene Sehnsucht sie jung hielt, oder, wie sie es normalerweise ausdrückte, um es nicht so emotional klingen zu lassen: Sie hatte noch etwas zu erledigen. Das Gefühl stieg in ihr auf, glättete ihre Haut von innen, als wäre sie ein Pfirsich, der unangetastet in einer Schale im Inneren eines kalten, dunklen Kühlschranks lag. Sie hatte noch nicht genug. Sie hatte den Verdacht, dass es ihrer Shirin auch so ging – mit fünfzig immer noch wütend, voller Sehnsucht nach ihrer Chance.

Ihre Enttäuschung war ihre Rettung.

Beim Packen für die Reise hatte Elizabeth sich selbst im Spiegel betrachtet. Der Spiegel konnte ihr nicht mehr wehtun, dafür war sie zu alt. Sie legte ihr Mieder an, um zu entscheiden, ob sie es mitnehmen sollte. Früher hatten ihr das Dienstmädchen oder auch die Nanny der Kinder beim Schließen der Häkchen geholfen. Als Shirins Finger kräftig genug waren, legte sie es ihr an, einen Ausdruck der Genugtuung im Gesicht. Heute konnte sie niemanden mehr darum bitten, Niaz wohnte eine Viertelstunde entfernt und führte ihr eigenes Leben, also musste sie die Arme nach hinten strecken, weiter, als es angenehm war. Als sie sich darin im Spiegel betrachtete, wirkte das Mieder wie ein Verband um eine riesige Wunde. Darunter lag eine Höhle voller Geheimnisse, ein Schoß, der drei Kinder mit einem Mann gezeugt hatte, der nicht mehr ihr gehörte, seit sie achtzehn gewesen war. Sie konnte nicht sagen: Ali, kaufst du auf dem Heimweg noch ein Huhn? Das war es, was sie nach all den Jahren zu ihm sagen wollte. So oder so ähnlich.

Sie log sich in die eigene Tasche, wenn sie so tat, als wäre sie über ihn hinweg. In einzelnen Momenten mochte es stimmen, aber wem machte sie etwas vor? Es war offenkundig. Jeder konnte es sehen. Sie bekam kaum Luft. Das Mieder saß zu eng. Sie zog es aus und stopfte es mit gekrümmtem Rücken in den Mülleimer. Dann öffnete sie den Schrank unter der Spüle und wühlte in gebückter Haltung ganz hinten nach der ungeöffneten Schachtel Zigaretten. Sie hatte das Rauchen vor zehn Jahren auf Befehl von Doktor Borzadeh aufgegeben, aber der war unerwartet früh gestorben, was wusste er schon? Außerdem hatte sie lange genug gelebt, um zu genießen, was sie genoss. Sie öffnete die Zellophanhülle an der goldenen Lasche und klappte die Schachtel auf. Allein das Geräusch war schon himmlisch. Sie steckte sich eine Zigarette in den Mund, die an ihrer trockenen Lippe haften blieb, und zündete sie an. Ahhhhh. Jetzt lebte sie, ihr war schwindlig und warm. Als ihr Geist zu einer von hinten beleuchteten Röntgenaufnahme einer schwarzen Lunge wanderte, schleuderte sie ihm die weitläufigen kühlen Räume von Neiman Marcus entgegen.

Nasreen und ihre anderen sogenannten Freundinnen hatten recht: Elizabeth wusste, dass sie zu einem Wrack geworden war. Aber wussten sie auch, warum? Ohne Parvaneh hatte die Wahrheit keinen Grund mehr, sich zu verstecken. All die Wahrheiten. Sie würde mit Ali sprechen müssen. Elizabeth feuerte ihr letztes Hausmädchen, das Staub wischte wie eine Abrisskugel und alle zwei Wochen ein Teeglas zerbrach. Das erste Mal in ihrem Leben raubten ihr Emotionen den Appetit. Sie hatte keine Lust mehr, Karten zu spielen, hatte sogar ihr Lieblingsdeck von KEM mit den roten und blauen Pfauen aus dem Fenster geworfen und beobachtet, wie die Karten durch die Luft segelten. Später hatte sie zugesehen, wie ein paar kleine Kinder auf der mörderischen Straße unter ihrem Fenster darum rauften.

An diesem Tag hatte sie beschlossen, sich wieder aufzurappeln. Eine Mutter zu sein, eine Großmutter und, Gott bewahre, irgendwann eine Urgroßmutter. Sie betrachtete den Inhalt ihres Koffers. Was für ein Unsinn. Kleider, die sie sich für eine besondere Gelegenheit aufgespart hatte, nur dass die nie gekommen war. Jetzt konnte sie Ali Lufti endlich haben, war aber zu alt. Wie sie auch zu alt war, über eine Falte in Tränen auszubrechen. War das ihr großer Schlussakt? Ein Wiedersehen mit Ali? Bitte, Gott, lass es nicht so sein. Sie würde in New York jeden verbleibenden schleimigen Gefühlsfaden kappen. So eindringlich sie Niaz ihre Philosophie vom Akzeptieren und Weitermachen gepredigt hatte, so schlecht war sie selbst darin gewesen, sie zu befolgen. Das würde sich jetzt ändern.

Am Tag vor dem Flug färbte sie sich die Haare. Wie schon beim Schließen des Mieders übernahm sie es selbst. Tausende Stunden ihres Lebens hatte sie im Friseursalon verbracht. Die typische Haarfarbe iranischer Frauen, Honigkaramell. Während sie ihre Haare einpinselte, sich verzierte, spürte sie die Künstlerin in sich. Sie malte sich zu ihrer Vision von sich selbst. Das war keine Täuschung. Ihre Haare und ihr Gesicht mit Farbe zu veredeln, entsprach ihrer wahren Natur. Es war befreiend. Sie füllte die Kosmetiktasche mit ihren Lieblingscremes, mit Make-up und ihren rosa Lockenwicklern. Alles fast vergessen. Jeder Instinkt, diese Kostbarkeiten zu horten, war versiegt.

Elizabeth war so elegant, dass sie für einen erfolgreichen Auftritt nicht mehr brauchte als gut frisiertes Haar und ein paar hohe Hacken. Sie brauchte keine Perlen, kein Chanel – auch wenn Chanel natürlich immer nett war. Nein. Es war die immer noch schlanke Form ihrer Finger, ihre, wenn sie wollte, aufrechte stolze Sitzhaltung und ihr Lächeln, das immer nur halb so breit wirkte, wie es hätte sein können. Sie brauchte nur eine ganz kleine Menge Make-up, einen Hauch Rouge und Lippenstift, eine Schicht Wimperntusche. Auch jetzt noch. Nasreen und den anderen passte ihr angeborener Charme nicht. Ihre Schwestern, besonders Katti, waren blind für diesen Charme gewesen. Aber Baba hatte ihn gesehen. Ali auch. Und Roshani. Das galt sogar für ihre Nase. In Hollywood waren große Nasen jetzt en vogue. In den geschmuggelten Filmen hatte sie Angelica Huston und diese schlaksige Uma Thurman gesehen. Elizabeth war ihrer Zeit voraus gewesen.

*

»Wir fliegen da jetzt wirklich hin, oder?«, hatte Niaz sie am Abend vor ihrer großen Reise gefragt.

»Ja. Du musst deine Mutter sehen.« Nach Elizabeths Geständnis hatte Niaz ihre Lüge zum Glück nicht mehr erwähnt.

»Und wenn ich in Amerika bleiben will?«, fragte Niaz.

»Erwarte dir lieber nicht zu viel. Eine Reise nach Amerika ist wie ein Zirkusbesuch. Es ist nicht echt.«

»Glaubst du, sie wird hässlich zu mir sein?«

Elizabeth zuckte mit den Schultern. Niaz mit ihren rätselhaften Augen. Als Kind hatte sie sich neben Elizabeth gesetzt und sich die Haare bürsten lassen. Dann hatte sie sich in ihr Zimmer geflüchtet. Nachdem Kian die Bildfläche betreten hatte, war es vorbei gewesen, auch als er wieder weg war. Nur einmal, in der Nacht, in der Niaz sie unter Drogen gesetzt hatte, hatte sie sich Elizabeth wirklich geöffnet. »Diese Droge ist mein einziger Grund, weiterzuleben«, hatte Niaz gesagt, sie liebte den Rausch und den unterdrückten Appetit. Die Erinnerung an ihre eigene Hymne an das Essen brachte Elizabeth zum Lachen. »Menschen, die nicht gern essen, wissen nicht, wie man lebt«, hatte sie gesagt. »Der Genuss eines cremigen Desserts ist der höchste Lebenszweck.« So mütterlich wie in diesem Moment hatte Elizabeth sich noch nie gefühlt. Was war das für eine Droge, die sie mitteilsamer machte als je zuvor? Sie erzählte ihrer Enkelin von Ali Lufti und was sie getan hatten. »Rein-raus, rein-raus ... fünf Jahre lang dasselbe mit Roshani. Es musste etwas passieren. Ali und ich wollten es so sehr, da war Energie in der Luft, ich sag's dir, und diese Energie hat meine Vagina und seinen Penis erfüllt und Babys gemacht.« Nach dieser Nacht, das war Elizabeth bewusst, hatte sie ihre Enkelin von sich weggestoßen.

Jetzt saß Niaz ihr gegenüber am Tisch und zog einen Schmollmund. »Vielleicht ist ein Zirkusbesuch ja genau das, was ich jetzt brauche. Im Iran ändert sich nie was.«

»Du hast das Zeitverständnis eines Babys«, sagte Elizabeth und lehnte sich in ihrem Stuhl zurück. »Berge brauchen Jahrmillionen, um zu zerfallen.«

»Vielleicht bin ich in der Hinsicht amerikanisch«, sagte Niaz lachend. »Bist du gar nicht nervös? Was, wenn du merkst, dass die Zeit stehen geblieben oder sich gedreht hat, wenn ihr euch wiederseht, du und Ali. Als hätte es all die Jahre gar nicht gegeben.«

»Unsinn«, sagte Elizabeth und verschränkte die Arme. »Weißt du, wie viele Jahre ich damit verbracht habe, einen alten Mann zu pflegen? Ich habe kein Interesse daran, das zu wiederholen.«

Und doch machte Elizabeth sich bereit.

*

Einen ganzen Tag verbrachten sie in einer Warteschlange nach der anderen. Die alte Frau und ihre Enkelin. Die Enkelin trug mit schmerzenden Fingerknöcheln mehr als die Hälfte des Gepäcks. Die alte Frau beschwerte sich bei jedem, der ihr zuhörte. Geschwollene Füße, die Unverschämtheit der Angestellten, der widerliche Fäkalgeruch in der Flughafenlounge, der morseartige Wackelkontakt der Leselampe an Bord der Maschine. Sie konnte und wollte ihre Vehemenz nicht bremsen. Sonst dachte die Welt am Ende noch, alles sei in Ordnung. Das sollte die Welt nicht denken. Man musste fest gegen ihre geballten Probleme und Unzulänglichkeiten anhämmern, damit sie aufhorchte, einen zur Kenntnis nahm und sich besserte.

Genau das hatte sie als junge Frau nicht genug getan. Sie hatte nicht gekämpft. Sie hatte eingesteckt und sich zurückgehalten. Ali hatte nicht ihren Vorstellungen entsprochen. Seine Grobheit und Dreistigkeit. Sie war zurückgewichen. Hatte ihm nicht offen mitgeteilt, was sie wollte, was sie störte und warum. Dass sie noch nicht sicher war, was sie sich vom Leben erwartete. Damals hatte sie noch nicht gewusst, wie man solche Dinge ausdrückt.

Als Niaz die Folie des Flugzeugessens aufzog, brummte Elizabeth. »Iss lieber das.« Sie zog ein Glas mit ungeschälten Sonnenblumen- und Kürbiskernen hervor. »Du musst dich nicht mit dem zufriedengeben, was sie dir anbieten. Verlang, was du willst. Und bei deiner Mutter machst du es genauso.«

Was war aus A. u. W. geworden?

*

Direkt nach der Landung verschwand Niaz und stieg in einen Zug nach D. C., um Kian zu treffen.

Elizabeth wurde von Shirin empfangen, die noch genauso aussah wie zwanzig Jahre zuvor, nur dass sie ihr Haarspray durch Öle ersetzt hatte.

»Ich weiß nicht, warum ich überhaupt zugelassen habe, dass du kommst«, sagte Shirin, nachdem sie das ernste Gespräch angestoßen hatte. »Ich kann dir kaum in die

Augen sehen, Mommy. Der Sohn des Chauffeurs? Ich dachte, das wäre nur eine dumme Schwärmerei gewesen. Jetzt musst du auch mit ihm reden. Das kann nicht nur mein Problem bleiben. Ich will sehen, wie du dich windest.«

Elizabeth dachte darüber nach, geradeheraus zuzugeben, dass sie ihn wiedersehen wollte. Dass sie neuerdings wieder von ihm träumte. Aber das ging nicht. Sie saßen gemeinsam in Bitas Wohnung und tranken dünnen amerikanischen Tee. Oder jetzt vielmehr Shirins Wohnung, weil Bita den Verstand verloren hatte. Bita saß neben ihr auf dem Sofa und stierte sie an wie eine neu entdeckte Tierart.

»Wenn du es wenigstens in etwa Glamouröses verwandelt hättest, wie deine Elizabeth Taylor mit diesem Bauarbeiter! Hast du die Hochzeitsfotos gesehen? Michael Jackson hat ihnen sein Haus zur Verfügung gestellt. Das Kleid hat Valentino entworfen.«

»Sie haben sich in einem Zentrum für Alkoholiker kennengelernt und wieder scheiden lassen.«

»Darum geht's nicht. Du hättest es allen erzählen sollen, als Parvaneh noch am Leben war, damit sie aussieht wie die Dumme und nicht du.«

Elizabeth hatte nicht viel dazu zu sagen. Es war, als hätte Ali, indem er Shirin von ihrer Affäre erzählte, ihr die Stimme genommen. Aber sie würde nicht zulassen, dass diese Stummheit anhielt. »Über uns werden schon dein ganzes Leben lang Gerüchte verbreitet. Du hast nur zu sehr in deiner eigenen Welt gelebt. Ja, ich werde mit ihm sprechen, aber jetzt lass mich erst mal ankommen. Ich muss mich an die amerikanische Lebensart gewöhnen.«

»Du wirst dich hier nie eingewöhnen, Mommy. Das ist nicht dein Leben.«

Da hatte Shirin recht. Hier gab es keine Jungen, die ihr die Einkäufe brachten oder sie jederzeit irgendwo hinfuhren. Wenn sie hier durch die Straßen lief, hatte sie nicht das

Gefühl, dass ihr alles gehörte – wobei ihr ja auch zu Hause kaum mehr etwas gehörte. Wenn sie hier einem Fremden in die Augen sah, konnte sie nicht davon ausgehen, dass er ihre Lieblingsspeisen kannte und ihre Lieblingsorte besucht hatte.

»Erzähl mir, was da drüben anders ist, Maman Elizabeth«, sagte Bita auf ihrem miserablen Persisch.

Elizabeth bekam Lust, sie zu zeichnen. Sie zeichnete noch immer ab und zu, und auch wenn ihre Augen nicht mehr so scharf waren, fand sie, dass ihre Arbeiten jetzt mehr Tiefe hatten. Es fiel ihr schwer, Bita im Pantheon ihrer Familie einzuordnen. Vielleicht, weil sie mehr aussah wie ihr Vater als wie eine Valiat. Sie war dunkel, hatte aber rundere, zartere Züge. Mehr getigerte Katze als Tigerin.

»Mit dem größten Vergnügen«, sagte Elizabeth, streckte die Hand aus und tätschelte Bita den Arm.

*

An ihrem dritten Tag in Amerika lud Ali Lufti Elizabeth, Shirin und Bita per Brief zu sich ein. Es dauerte länger, als sie erwartet hatte. Bita las den Brief vor, er war maschinengeschrieben und begann mit: »Liebe Khanum Valiat samt ihrer schönen Tochter und Enkeltochter: Bitte bereitet mir die Freude, mich mit eurer Anwesenheit zu beehren.«

»Der vogelfreie Höhlenbewohner hat sich gemausert«, sagte Shirin.

»Der was?«, fragte Elizabeth, die gerade am Esstisch ihre Runde Solitaire beendete.

»Sima hat immer von ihm gesprochen, als wäre er so eine Art Robin Hood, der ab und zu maskiert aus seinem Lager gekrochen kommt, um Essen und Wein für sich und die anderen Waldmenschen zu erbeuten«, sagte Shirin.

»Das hat sie dir auch erzählt?«, fragte Bita. »Ich dachte, das war eine Gutenachtgeschichte, die sie sich nur für mich ausgedacht hat.«

»Nein, nein! Sima hat mir mit Begeisterung solche Sachen erzählt. Nachdem Nounou gestorben war, haben wir uns auf den leeren Dachboden geschlichen, und sie flüsterte im Dunkeln die seltsamsten Geschichten. Ali und Mommy lebten als durchgebranntes Paar im Wald, Sima war ihr einziges Kind, und sie trugen alle zerschlissene Lumpen.«

Elizabeth sammelte lachend ihre Karten zusammen. »Nicht ganz.« Und doch sah sie ihn in diesem Moment vor sich, wie er damals war. In ihr war etwas aus ihrer Jugend, sie auf der Treppe vor dem Haus, wie sie Ali beobachtete, der auf einem Baumstamm saß. Es war leichter, daran zu denken, als sich zu fragen, warum Sima sich solche Märchen zusammengesponnen hatte.

»Was Sima jetzt wohl von uns denken würde?«, sagte Shirin. »Mommy, du hast noch gar nichts dazu gesagt, dass Bita ihr Erbe entsorgt hat wie eine leere Parfümflasche. Und auch noch das Jurastudium geschmissen. Worauf wartest du?«

Elizabeth sah auf und legte die Hände ineinander. »Na ja, das war natürlich dämlich von ihr. Aber was hat sie schon mit dem Geld angefangen? Soll das hier etwa ihre Bestimmung sein? Diese geschmacklose Wohnung, die nutzlosen Bücher?« Sie deutete auf den Stapel roter und schwarzer juristischer Fachbücher. »Wir sind so weit von dem entfernt, wofür wir uns insgeheim halten, du und ich. Hätte mir in meiner Kindheit jemand erzählt, dass *das* hier das Schicksal meiner Enkelin sein würde, hätte ich ihn zum größten Lügner erklärt, der mir je begegnet ist. Meine Enkelin würde fließend fünf Sprachen sprechen, wäre eine begnadete Malerin und Pianistin, umschwärmt von den vornehmsten Männern Teherans. Und? Was hat es mir geholfen? Ich habe mir selbst das Leben ruiniert. Lass sie doch machen, was sie will. Wen kümmert das Geld? Jetzt kann ich immerhin sicher sein, dass sie sich nicht um mich bemüht, weil sie an mein Erbe will oder sonst irgendetwas von mir erwartet. Sie ist ein seltenes Vögelchen, meine Enkelin.«

Shirin und Bita starrten sie schweigend an. Seit ihrer Ankunft in New York hatte Elizabeth beschlossen, keine strengen Regeln mehr aufzustellen, A. u. W. eingeschlossen. Vielleicht war keine Philosophie die beste Philosophie.

*

Ali Lufti machte den drei Frauen selbst die Tür auf, keine Spur von dem barfüßigen Hausmädchen. Shirin zog unaufgefordert einen Louboutin mit dem Absatz des anderen aus, zerkratzte das Leder.

Elizabeth sah sich nach einer Sitzgelegenheit um, um sich die Schuhe auszuziehen. Nachdem Bita ihr erzählt hatte, dass Ali in seinem Haus auf nackte Füße bestand, hatte sie sich nicht nur eine, sondern zwei Pediküren gegönnt.

Ali Lufti winkte ab. »Lass gut sein, meine Liebe. Ich habe zu behütet gelebt. Bakterien sind gut fürs Immunsystem. Ich schaue immer Dr. Oz bei *Oprah*. Kennst du den? Ein Türke! Wusstest du, dass es freundliche Bakterien gibt?«

»Wie zivilisiert«, sagte Shirin und schlüpfte wieder in ihre Schuhe. Dann schwebte sie in den Flur und hauchte Ali ein paar Luftküsse entgegen. Bita tat es ihr gleich.

Elizabeth zog die Schuhe trotzdem aus. Ihre Füße waren zu schön, um sie weiter in Leder zu knebeln. Der schillernde Pfirsichton des Lacks blitzte durch die transparenten Strümpfe.

»Da schau einer an …«, sagte Ali lächelnd.

Befriedigt nahm sie zur Kenntnis, wie er einen kurzen Blick auf ihre Zehen warf. Das Jackett ihres Chanel-Kostüms behielt sie an. »Agha Lufti«, sagte sie, immer noch in der Nähe des Eingangs. »Wie ich höre, plauderst du unsere Angelegenheiten an meine Kinder aus.« Sie traten aufeinander zu und begrüßten sich mit zwei Luftküssen.

»Elizabeth.« Er griff nach ihren Schultern. »Fang jetzt keine Spielchen an. Schau uns an. Schau doch.« Er machte einen Schritt zurück und streckte die Hände aus. Elizabeth zog lächelnd die Augenbrauen hoch. Sie spannte die Zehen an und atmete tief durch. Sie sahen einander an. Sie wusste nicht, was sie sagen sollte.

»Na dann«, sagte Shirin, die jetzt wieder neben ihnen herumstand und sich die Hände rieb. »Dann lassen wir diesem Wiedersehen mal seinen Lauf. Sind wir schon in der Hölle? Setzen wir uns?« Sie nahm beide am Arm und führte sie auf das geräumige Wohnzimmer zu. Elizabeth hatte sich einen Raum mit opulenten Stoffen, einem Tisch voll Süßigkeiten, Obst und Kristallglas ausgemalt, und als sie das Wohnzimmer betraten, sah sie, dass sie richtiglag.

»Wenn es euch lieber ist, dass Shirin und ich gehen, ist das natürlich gar kein Problem«, sagte Bita.

Shirin drehte sich um und starrte sie an.

»Nein, nein«, sagte Elizabeth. »Bleibt. Nicht wahr, Ali Jun?«

»Natürlich. Setzen wir uns.« Ali führte sie weiter in ein kleineres, gemütlicheres Arbeitszimmer, das mit denselben süßen Köstlichkeiten bestückt war, und bat die Frauen, Platz zu nehmen.

Shirin entschied sich für ein Sofa, griff, bevor es wirklich angebracht war, nach einem vermutlich noch von Parvaneh in der Schale arrangierten Stück Gaz und wickelte es, die muskulösen Beine überschlagen, langsam aus dem knisternden Zellophan. War das iranische Schmuggelware oder ein minderwertiges amerikanisches Produkt?

»Na, Ali Jun, da hast du es ja ziemlich weit gebracht, seit du dich im Innenhof auf Mamans Platz gesetzt hast. Als du mich ärgern wolltest, indem du dich rumgetrieben hast, wo du nichts zu suchen hattest«, sagte Elizabeth.

»Deine Mutter war nie nett zu dir«, sagte er. »Ich weiß bis heute nicht, warum du sie in Schutz genommen hast.«

»Mütter brauchen nicht nett zu sein, sie haben genug anderes zu tun«, sagte Elizabeth, mehr an Shirin gerichtet. Als sie die Logik ihrer Worte überdachte, kam sie zu dem Schluss, dass sie nicht stimmten. Aber so hatte man es ihr beigebracht. Nichts erwarten und trotzdem verteidigen. Tief in ihrem Innern wusste Elizabeth, dass die Aufgabe einer Mutter darin bestand, ihre Kinder zu lieben.

»Das stimmt wohl«, sagte er. »Auch wenn ich gehört habe, dass du dich gut um deine Enkelin gekümmert und sie vor der ein oder anderen Schwierigkeit bewahrt hast.«

Elizabeth wich Shirins Blick aus. »Na ja.«

»Manchmal überspringt Zuneigung eine Generation«, sagte Shirin.

Ali zog die Augenbrauen hoch.

Elizabeth dachte an Sima und Nounou, daran, wie schamlos sie sich im Bett aneinandergeschmiegt hatten.

Bita stand von ihrem Ecksessel auf. »Komm, Auntie, vertreten wir uns ein bisschen die Beine.«

»Warum?«, fragte Shirin.

»Komm schon.«

»Na gut.« Es zog Shirin vom Sofa, als gingen von Bita magnetische Kräfte aus.

»Wir sind in ein paar Stunden wieder da«, sagte Bita.

»Ein *paar Stunden*?«, wiederholte Shirin. »Entspricht das für die beiden nicht einem Jahrhundert?«

Bita griff Shirin am Arm. Ali küsste beide auf die Wangen und begleitete sie nach draußen.

Als er zurückkam, wirkte er gelöst. Er trug ein Tweed-Sakko, und seine Schultern waren entspannter.

»Es ist nicht gut, alles zu bekommen, was man will«, sagte Elizabeth und wickelte sich endlich selbst ein Stück

Gaz aus. Ali setzte sich direkt neben sie. Ihre Beine berührten sich. Schnell zog sie ihres weg und bereute es im selben Moment.

»Nicht?«, fragte Ali und drehte sich zu ihr.

»Es ist ein trügerisches Ziel. Ganz zufrieden wird man nie sein. Da sucht man sich seine Enttäuschungen doch lieber aus.« Elizabeth holte tief Luft. »Das habe ich mir zumindest eingeredet.« Sie hielt inne. »Als ich von Parvaneh Khanums Tod erfahren habe, habe ich meine besten Spielkarten aus dem Fenster geworfen. Es tut mir wirklich leid.«

Ali lächelte. »Danke, Elizabeth Jun, das weiß ich sehr zu schätzen. Aber warum machst du denn so was?« Er bot ihr Tee in einem wunderschönen Glas an, das sie an ein Gemälde von einem weißen Schwan erinnerte. Sie hielt das Glas ganz vorsichtig, um den Schwan in ihrer Vorstellung zu schützen, und brachte es nah an ihr Gesicht. Ihre Augen sortierten Alis Züge zu Pinselstrichen, geometrischen Flächen. Linien und Konturen. Zuerst sah sie einen Kreis. Sie sah die hohlen Wangen des jungen Mannes, mit dem sie geschlafen hatte. Sie sah den Mann, der er geworden war. Seine Augen gefielen ihr jetzt besser, sie waren kleiner und dadurch bescheidener, aber auch offener, ehrlicher. Er glich ihr jetzt mehr. Behauptet man das nicht von Paaren, auch wenn sie keines waren? Oder ähneln wir uns im Alter alle, wie Babys, nur eben mit großen Ohren und papierner Haut? Eine schöne Symmetrie.

»Sag, Elizabeth. Warum hast du die Karten weggeworfen?« Ali lächelte, und die Linien seiner Falten stimmten alle in das Lächeln mit ein, wie ein Fächer. In seinen Augen flackerte das Feuer, das sie damals im Wald entfacht hatte.

»Aus Angst«, sagte sie schließlich. »Ich wusste, dass jetzt die Zeit gekommen ist. Vielleicht hatte es auch etwas mit Hoffnung zu tun.«

Alis Lächeln geriet nicht ins Wanken.

»Ich habe dich geliebt, weißt du«, sagte sie.
»Aber nur in der Theorie«, sagte er.
»Ich habe zu viel darüber nachgedacht.«
»Lüg nicht«, sagte Ali.
»Ich war noch so jung. Das waren wir beide. Mir war das damals nicht klar, aber ich habe nur auf eine Gelegenheit gewartet, um zurück zu Baba und Maman laufen zu können. Und dann war es eben der Stuhl. Ein Vorwand. Es hat mich überhaupt nicht gestört. Ich hatte einfach zu viel Angst. Niemand hat damals gemacht, was wir gemacht haben.«
»Wir waren dem Untergang geweiht«, sagte Ali.
»Ich habe mich dazu gebracht, Fehler an dir zu finden, weil ich Angst hatte, du würdest irgendwann aufhören, mich zu lieben. Ich wusste, dass Maman nie wieder ein Wort mit mir reden würde, wenn ich dich heirate, und Baba hätte sich ihr fügen müssen. Niemand hatte mich je bedingungslos geliebt. Warum also du? Wer war ich schon?« Elizabeth zuckte mit den Schultern. All das lag über sechzig Jahre zurück, war so weit entfernt, dass es sich anfühlte, als beschriebe man einen Film. Gleichzeitig machte die Distanz es leichter, darüber zu reden. Sie hatte die schwarze Locke in die Tasche ihres Jacketts gesteckt und spürte an der Stelle eine Hitze.
Ali sah ihr in die Augen. Sie erwiderte seinen Blick.
»Du täuschst dich. Wir waren nicht dem Untergang geweiht«, fuhr sie fort. »Ich hätte einfach nur mutiger sein müssen. Alles oder nichts.«
»Oder irgendetwas dazwischen«, sagte Ali.
»Und jetzt schau, was aus dir geworden ist. Zumindest hat sich das Schicksal deiner Nachkommen im Vergleich zu deiner Herkunft verbessert. Shirin meinte, du hast hier viele wichtige Freunde.« Sie schüttelte lachend den Kopf. »Egal, wie schlecht sie mich damals behandelt haben, meine Mut-

ter, meine Schwestern, ich habe immer gedacht: Immerhin bin ich eine Valiat. Jetzt spielt das alles keine Rolle mehr.«

Ali nickte. »Meine Nachkommen sind deine Nachkommen. Die Ärmsten. Unsere Kinder.« Er lächelte schüchtern. »Du warst mutig, Elizabeth. Eine verheiratete Frau aus der besseren Gesellschaft, die vor den Augen ihres Fahrers an die Tür eines unverschämten Emporkömmlings klopft? Du bist wirklich mutig. Ich hätte nicht wie du die ganzen Jahre über im Iran leben können. Was du dort alles mitansehen musst. Bei allem anderen auch noch das Diktat der Ayatollahs … den Untergang unseres Iran.« Das Telefon auf dem zierlichen Beistelltischchen neben ihm klingelte, und er griff nach dem Hörer. »Sehr freundlich, ja, vielen Dank. Wir sind so weit. Nein, nur die Dame und ich.« Ali räusperte sich, sie betrachtete sein Profil. Seine markanten Züge, den starken Kiefer, den Adamsapfel. Er hatte noch volles Haar für sein Alter, diesen hartnäckigen Bartschatten.

Sie dachte an die schreckliche Phase zurück, in der sie ihn nicht hatte malen können. Als seine Zähne gelb und braun geworden waren, wie Urin und Kot, und sie, statt ihn so darzustellen, lieber den Pinsel niedergelegt hatte. Und ihn fast zwanzig Jahre liegen ließ.

Jetzt wappnete sie sich für eine unerträgliche Traurigkeit. Das war es, was ihr an der Aussicht auf einen Besuch in New York am meisten Angst bereitet hatte. Dass ihr hier, von Angesicht zu Angesicht, ihr nicht zu leugnender Fehler ins Auge stechen würde. Dass sie sich, wenn sie erst einmal neben ihm saß, Ellbogen an Ellbogen, nicht mehr würde belügen können. *Wir begreifen das, was wir begreifen sollen, erst, wenn es zu spät ist*, hatte sie sich sagen hören. *Die Zeit verstreicht nicht im richtigen Tempo.*

Doch als sie jetzt hier saß und darauf wartete, stellte sich die Traurigkeit nicht ein. Sie war vielmehr glücklich und entspannt, vielleicht zum ersten Mal in ihrem Leben.

Fühlte es sich so an, sein Schicksal selbst in die Hand zu nehmen, statt ihm ausgeliefert zu sein? Sie hätte nicht hierherkommen und mit ihm sprechen müssen. Niemand hatte ihr das abverlangt. Sie hätte einfach weiter in ihrer kleinen Wohnung in Teheran sitzen bleiben und sich einreden können, dass ihre Zeit mit Ali einer anderen Frau vergönnt gewesen war. Sie hätte Ali gegenüber auch nicht so ehrlich sein müssen. Das Naheliegendste wäre gewesen, alles für sich zu behalten. Darin war sie schließlich Expertin.

Ein Hausmädchen brachte ein Tablett mit winzigen in Blumenform angeordneten und mit gehacktem Dill bestreuten Eiersalatsandwiches. Elizabeth neigte den Kopf. Ali richtete selbst an, tauschte ihr Teeglas gegen einen Teller aus.

»Zeig mir deine Zähne«, sagte sie und biss in das weiche Brot.

Tief und lebendig schallte Alis Lachen durch den Raum mit seinen schweigenden Möbeln und verschwenderischen Vorhangstoffen. Dann setzte er ein hinreißendes Lächeln auf und hielt es. Seine Zähne trugen nicht das Weiß seiner Jugend, ob nun echt oder ausgedacht, waren nicht funkelnd und makellos. Auch nicht gelb oder braun wie in ihren schlimmsten gemeinsamen Tagen. Sie waren dezent cremeweiß, ansprechend und sauber. Die Zähne eines Mannes, der sich durch ein ganzes Leben gebissen hatte und seinen Mund wundersamerweise immer noch pflegte. Elizabeth sah ihn vor sich, wie er abends in seinem Badezimmer jeden einzelnen Zahn sorgfältig von beiden Seiten mit Zahnseide bearbeitete.

»Da hast du mir wirklich eine Lektion erteilt, was?« In ihrer Leichtigkeit griff Elizabeth nach einem Aschenbecher von Hermès und begutachtete ihn genauer. In der Mitte marschierte ein Mann in einem türkisen Anzug und mit einem Gewehr in der Hand zwischen ein paar Elefanten,

Pferden und Tigern, die geschmückt waren wie Karusselltiere. Eine alberne, frivole Party. Ein Zirkus. Sie roch daran – rein wie Spülmittel.

»Es wäre auf jeden Fall so gekommen. Es war unvermeidlich. Ohne politische Macht, ohne einen Platz am Tisch oder auch nur die Hoffnung darauf, was bleibt einem da außer Geld? Wenn das jemand weiß, dann du.«

»Ich hätte mich so oder so gegen dich entschieden. Vielleicht war es schlau von Baba, dass er uns seinen Segen verweigert hat. Aber weißt du was? Ich werde jetzt sein Land los, egal wie. Ich habe endlich einen guten Anwalt gefunden, der mir dabei helfen kann. Warum sollte ich es gegen meinen Willen behalten? Der Geschichte zuliebe? Du kennst unsere Geschichte. Meine liebe, verrückte Enkelin hat etwas ganz Ähnliches gemacht. Ich habe versucht, die Ländereien zu lieben, aber es geht nicht. Sie sind ein Fluch. Wenn dieses Land nicht wäre, vielleicht hätte ich den Iran dann verlassen, wer weiß? Wäre die ganze Zeit bei meinen Kindern gewesen. Vielleicht hat mich die Angst dort festgehalten, die Mullahs könnten alles stehlen. Allerdings brauche ich das Geld. Zumindest einen Teil.«

»Reichtum kann ein Fluch sein, auch wenn meine Vorfahren das wohl anders sehen würden. Vielleicht hat er meinen Verstand träge gemacht. Aber Elizabeth, hier wärst du ja nicht du gewesen. Wer weiß, wer du geworden wärst.« Er hielt immer noch ihr leeres Teeglas zwischen den Beinen. »Was sagt deine Familie dazu?«

»Die wissen nichts davon. Ich will verkaufen, aber selbst wenn die Mullahs das nicht verhindern und wir die richtigen Leute bestechen, werden sie trotzdem versuchen, sich einen Großteil des Geldes einzustecken. Was soll ich machen? Das Land ist Millionen wert.«

»Kannst du es nicht deinen Schwestern verkaufen?

Wenn du sie immer noch hasst, geht der Fluch vielleicht auf sie über.«

»Diese Ungeheuer.« Elizabeth lachte. »Sie könnten sich das nicht leisten. Außerdem lebt nur noch Katti, und die macht es auch nicht mehr lange.«

»Dann überlass es deinen Kindern«, sagte er und stellte das Glas auf den Tisch. »Unseren Kindern. Mit der richtigen Einstellung wird es ihnen nichts anhaben. Schenk ihnen ein Stück vom Iran.«

»Kannst du dir Shirin vor einem Richter der Islamischen Republik vorstellen? Ihr fehlt es an der nötigen Angst, die stecken sie beim ersten Widerwort ins Gefängnis. Vielleicht verbrenne ich die Urkunden einfach. Im Wald. Verbringe meine letzten Jahre in einer der verlassenen Hütten.«

Ali goss frischen Tee in das Glas. »Warum verkaufst du es nicht mir? Unter der Hand. Du gibst mir einfach deine Bankdaten, und ich überweise dir das Geld. Dann musst du nicht mehr daran denken. Wenn es sein muss, regeln wir alles über eine Schweizer Bank, so kannst du das Geld irgendwann unseren Kindern vererben. Und ich mache dasselbe mit dem Land, ich sorge dafür, dass es auf sie übergeht.«

»Ali Jun.« Elizabeths Augen weiteten sich. »Was willst du denn mit diesem Land? Würdest du überhaupt je in den Iran reisen und es sehen wollen? Gut, du kennst es von früher.«

»Es wäre für meinen Baba. Der würde seinen Augen nicht trauen. Der Sohn eines Chauffeurs mit Tausenden Morgen Land. Und dann ausgerechnet die Ländereien des Großen Kriegers.«

Elizabeth lächelte. »Weißt du, als mein Baba alt wurde, war dein Baba sein engster Vertrauter. In so vielen gemeinsamen Stunden im Auto kommt man wohl ins Reden. Baba hat sonst niemandem über den Weg getraut. Ihre Freundschaft war der Auslöser, so ist Baba überhaupt erst auf die Idee gekommen, mir das Land zu vererben. Gut. Es gehört dir. Dafür bin ich mir nicht zu stolz. Ich gebe dir die Karten, ich habe neue in Auftrag gegeben. Tausende Leute arbeiten daran. Mit denen kannst du dich dann rumschlagen. Sollen sie dich hassen.«

Ali streckte die Hand aus. Sie schlugen ein. »Ich lasse mich wieder im Iran blicken, wenn ich davon ausgehen kann, dass sie mich nicht umbringen.«

»Baba meinte, eines Tages würde ich ihm dafür danken, dass er mir dieses Land vermacht hat.« Sie hörten auf, sich die Hände zu schütteln, lösten sie aber nicht voneinander. Sie spürte seine Wärme. Ihre Hand, ihr ganzer Arm löste sich in etwas Stärkeres, Größeres auf. Floss über vor Gefühl.

»Glaubst du, dein Onkel, mein Fahrer, wusste von uns?«

»Alle wussten es«, sagte Ali Lufti. »Jedenfalls die Älteren. Sie haben uns nur genug geliebt, um das Geheimnis für sich zu behalten.«

»Nur Roshani hat nichts geahnt«, sagte Elizabeth.

»Da wäre ich mir nicht so sicher. Ist dir aufgefallen, dass Shirin aussieht wie ich? Dieser Lufti-Charme.«

Er lächelte, und Elizabeth betrachtete seine dunkel funkelnden Augen. Den silbernen Lockenkopf. Er freute sich, diese neuen Kinder in seinem Leben zu haben, Shirin und Bita. »Spielen wir ein Spiel«, sagte sie. »Zieh dich aus.«

Ali zog die Augenbrauen hoch.

»Sie ist nicht mehr da. Sei so gut, damit ich so tun kann, als wäre das mein Haus. Und du mein Mann. Wenn du mir gehören würdest, könntest du hier ohne Hose herumlaufen. Irgendwann würde mich vielleicht dein Geruch stören. Oder ich würde sogar ihn lieben.«

Ali stand auf und schloss die Tür. Drehte sich um. »Gut, tun wir so, als ob.« Er ging zurück zu Elizabeth und knöpfte sich die Hose auf. Sie fiel ihm um die Knöchel, er setzte sich wieder, den grauen Stoff um seine Füße. Elizabeth bedeutete ihm mit einem Nicken, weiterzumachen. Er zog Schuhe und Socken aus, sein Hemd, und saß nur noch in weißer Unterwäsche vor ihr.

Sie hatte erwartet, dass er alles ordentlich zusammenlegen würde, beobachtete aber mit Genugtuung, wie er alles in einem unordentlichen Haufen auf dem Teppich liegen ließ. Alis Beine waren noch dieselben, die sie vor Jahren umschlungen hatten. Immer noch muskulös.

»Deine Beine sind nicht gealtert.«

»Deine Augen wohl schon«, sagte Ali.

»Lass mich dich riechen«, sagte sie.

Ali lehnte sich auf dem Barocksofa zurück, breitete die Arme auf der verzierten Holzlehne aus und wandte ihr den Hals zu.

»Nicht da«, sagte sie und umfasste seine Schultern. Dann ließ sie sich vor ihm zu Boden sinken, was ihr in ihrem Alter nicht mehr leichtfiel, selbst wenn sie sich an ihm festhielt. Auf dem Weg nach unten gaben ihre Knie nach. Einen Moment blieb sie verlegen sitzen, strich sich den Rock glatt. Sie räusperte sich. Klammerte sich an seinen Beinen fest und ging auf die Knie. Dankenswerterweise war unter dem riesigen seidenen Isfahan-Läufer mit dem verschlungenen Schah-Abbas-Blumenmuster ein luxuriöser, hochfloriger Teppichboden verlegt. Elizabeth spürte, wie ihre Knie darin eintauchten, neigte sich zu ihm, hob sein Unterhemd an und vergrub die Nase in seiner Brust. Ließ den weißen Pelz ihr Gesicht verschlingen. Rieb die Wangen daran wie an einem Mohairpullover. Als Ali ausatmete, hörte sie das Rasseln in seiner Brust. Dann sank sie tiefer, bis ihr Gesicht auf Höhe seiner Knie war, seiner Unterhose. Er zuckte, wich aber nicht zurück. Fünfzig Jahre lang hatte sie ihn nicht mehr gerochen. Sie atmete tief ein und, ja, das war er. Derselbe, nur mehr davon. Belaubte Bäume, welkendes Gemüse, Pilze, Kaffee, Käse. Weniger Milch, weniger Zucker. Sie strich über die Außenseite seiner Schenkel. Atmete erneut ein.

»Stell dir vor, wir wären verheiratet«, sagte sie und blickte zu ihm hoch.

Ali drückte ihre Schultern. Mit einem Mal war sie wieder ein Mädchen, das sich gern Gesichter ansah, ganz besonders seins. Sie dachte an verschwendete Minuten, verpasste Momente mit ihm. Im Auto, die Kinder auf der Rückbank, Arm in Arm auf dem Weg zu einer Abendgesellschaft, zwei Menschen, einander zugewandt, die Köpfe auf den Kissen. Da, sie träumte schon wieder. Konnte sie das nicht lassen? Die schwarze Locke brannte sich ihr in die Haut. Er war wirklich hier. Jetzt. Da sie achtzig war. Im nächsten Moment war sie schon dreihundertvier. Wo ging die Zeit hin? Sie legte das Gesicht auf seine Beine, die Beine waren echt, aber ihre Gedanken übersprangen Jahre, glitten zwischen den Jahrzehnten hin und her, vor und zurück.

Als sie Anstalten machte aufzustehen, half er ihr wieder an seine Seite, hob sie sachte auf die gepolsterte Mitte des verschnörkelten Sofas, dessen Seidenjacquard die reinste Wohltat war. Sie sah ihm in die Augen und spürte, dass kein Teil von ihm woanders war als hier. Er zog ihre Hände an sich und führte sie zusammen, dann beugte er sich vor und gab ihr kleine Küsse, wie hüpfende Insekten. Sein warmer Atem auf ihrem Gesicht.

»O Elizabeth. Meine seltsame Geliebte.« Er küsste sie sanft auf den Mund. Ihre achtzigjährigen Zungen hatten Jahre des Krieges und der Revolution hinter sich, hatten so viele Geheimnisse gehütet, und jetzt? Waren sie immer noch rosa, immer noch feucht, immer noch warm. Wirbel der Begierde zogen sie aufeinander zu. Ihr war schwindlig, alles kribbelte. Als könnte sie das Bewusstsein verlieren.

Was sollte das alles? Was wollte sie mit diesem ganz und gar wirklichen Mann?

Elizabeth schaute ihm direkt in die Augen. Wenn sie wieder im Iran war, würde sie die alten Gemälde wegwerfen. Ihre alten Bilder von Ali. Sie würde sich davon trennen. Von allem. So würde sie es machen. Um endlich nicht mehr vor der Gegenwart wegzulaufen. Das tat sie nicht nur, weil sie eine alte Frau war und zu viele Erinnerung angesammelt hatte. Sie hatte das schon gemacht, als sie noch ein Mädchen gewesen war und von den Berührungen des Zauberers geträumt hatte. Oder als junge Mutter ihre Rache gegen Alis Frau geplant hatte, ihr Briefe schrieb, nur um sie dann in den Müll zu werfen. All die Pläne. Auch das Zeichnen war nur eine Gelegenheit zum Träumen gewesen. Wie immer war das Zeichnen das Problem, entsprechend ihrer alten Theorie. Es lenkte ihre Aufmerksamkeit zu sehr auf die Oberfläche, ein Lächeln, Zähne, oder sog sie in eine Fantasiewelt, in der sie letztlich auf ewig allein blieb. Sie wollte hier sein, den gegenwärtigen Moment erleben. Ihr jetziges Ich kennenlernen.

Aber nein. Nein. Das Träumen war nicht das Problem. Elizabeth erwiderte seinen Kuss, drückte fest seine Hände. In diesem Moment erkannte sie die Wahrheit: Die Realität hatte sie überhaupt nur wegen der Tiefe ihrer Träume so zu fesseln vermocht. Ob sie nun heimlich schmachtete. Malte. Liebte. Ganz egal. Das war sie. Die Geschichte einer Nase. Eine Schöpfungsgeschichte. Ohne Elizabeth war Ali Lufti nicht Ali Lufti. Und Elizabeth war nicht Elizabeth ohne ihre Kunst.

Ali beobachtete sie in ihrem Tagtraum. Elizabeth war immer noch dieselbe. Und sie waren wieder vereint. Er und die junge Künstlerin, die ein Porträt von ihm gezeichnet und es ihm in die Hand gedrückt hatte, eines von vielen, die sie fast in Brand gesteckt hätte in ihrem rätselhaften

Versuch, ihn entweder auszulöschen oder an sich zu ziehen. Das Bild, das er immer aufbewahrt hatte, mal in einer Schublade, mal in einem alten Stiefel.

Lass mich noch nicht sterben, dachte Elizabeth. Lass das nicht den Schlussakt sein. »Hat das Zimmer einen Schlüssel?«, fragte sie, die Hände auf seiner Brust.

Ali ging zur Tür und sperrte ab. Dimmte das Licht. Sie lachte. Wusste nicht, was sie mit sich anfangen sollte. »Komm schnell«, sagte sie.

Sie schlüpfte aus ihrer Chanel-Jacke, knöpfte ihre Bluse auf. Zog den Rock aus. Zum Glück trug sie kein Mieder. Sie legten sich nebeneinander und ließen ihre Körper einander anziehen. Es war der natürliche Lauf der Dinge. Das hier. Sie beide. Sie drehte ihre Hüfte seiner zu. Sie stöhnten vor Schmerz und Lust. Aber das Außergewöhnlichste bestand darin, dass Elizabeth ganz und gar anwesend war. Keine Träumereien. Kein Abdriften. Mit achtzig Jahren, Tausende Meilen von zu Hause, in einem atemberaubenden Haus in New York City, wurde er zu ihrem Anker in einer Welt, in der sie leben wollte. Vielleicht war das nur ein Anfang.

SHIRIN

Jetzt, da ich wusste, dass er mein Vater war, konnte ich wirklich ergründen, was für ein Mann er war. Klar, es machte einen rasend, dass der armselige Chauffeur, der Mommy nicht hatte heiraten dürfen, erwachsen geworden und sich erst zu einem autodidaktischen Wunderknaben und dann zu einem Self-made-Bobby-Kennedy entwickelt hatte, bewundert im ganzen Land oder zumindest in den philosophischen Ecken Teherans, einer der politisch versiertesten Männer seiner Generation. Und schließlich, irgendwo zwischen den beiden Ländern, war er auch noch zu Geld gekommen – wie genau, war mir nach wie vor ein Rätsel. Er war jetzt reicher als Mommy je gewesen war, ein Mann, dem selbst Baba Valiat seine Lieblingstochter zur Frau gegeben hätte – solange Ali seine Wurzeln verbarg. Den Kontakt zu den meisten Persern, die wir zu Hause kannten, hatte er gekappt und lebte zwischen Menschen mit begrenztem Informationszugang: in Amerika reich gewordene Iraner und unbedeutendere amerikanische Blaublüter der Upper East Side, die Scotch on the Rocks tranken, die Fingerspitzen schwarz von der *Financial Times*, in dunkelblauen Blazern mit goldenen Knöpfen, wie ich sie früher meinem Mo angezogen hatte. Seine Wochenenden verbrachte Ali beim Golfen in den Hamptons, wo er den WASP-Gattinnen von Maidstone Lane bis Park Avenue gegenüber als eine Art weiser Prinz auftrat. Mommy hatte das Ausmaß seines Aufstiegs nicht überblickt, bis sie ihm jetzt gegenübergetreten war. Ich auch nicht.

Hatte ich Respekt vor ihm? Keine Ahnung. Im Endeffekt war er ein ziemlicher 0815-Millionär.

Ich ging in einen dämlichen Starbucks, um die Zeit abzusitzen. Bita traf sich mit Patty, und ich hatte ihr gesagt, ich würde in der Nähe bleiben, falls Mommy gerettet werden musste. Aber dann riefen sowohl Mo als auch Houman an – nicht einmal in Ruhe meinen Cappuccino trinken ließen sie mich – und wollten beide über das Verfahren reden. Klar. Nachdem er mir zehn Minuten von seinem Kopenhagener Hotel und dem Dreisterne-Dinner aus handgepflückten Wildkräutern erzählt hatte, sagte Mo: »Willst du dich nicht frei in der Welt bewegen können wie ich? Setz deine Freiheit nicht aufs Spiel. Hör auf die Anwälte. Mom, du bist zu alt für solche Spielchen.« Ich legte auf, ohne ihm zu sagen, was ich von Kopenhagen hielt. Houman ließ ich eine Weile reden. Fast fühlte es sich ein bisschen an wie früher, und er versuchte, mich mit irgendwelchen Albernheiten zum Lachen zu bringen. Imitierte die dummen Stimmen von Popeye und Olivia Oyl. Ich musste lachen, zugegeben. Er stellte sich uns gern als die beiden vor, der liebenswerte Rüpel und das holde Fräulein. Aber dann fielen mir die New Yorker Perserinnen und ihre Bankerehemänner wieder ein, und ich wurde wütend. Glaubte er ernsthaft immer noch an den Erfolg von Teebeuteln?

Als ich Mommy drei Stunden später von Alis Haus abholte, hatte sie rosa Wangen. Ihre Strümpfe waren ausgeleiert und bauschten sich um ihre Knöchel.

»Na großartig«, murrte ich und half ihr ins Taxi.

Mommy schüttelte den Kopf. »Hör auf, Shirin. Bring mich nach Hause.«

*

Ein paar Tage später erschien Niaz, wie auferstanden von den Toten. »Ich habe hier eine junge Dame für Sie, Miss

Shirin«, sagte der Pförtner übers Telefon. Ich hatte nicht erwartet, sie je zu Gesicht zu kriegen. Plötzlich hatte ich das Bedürfnis, mich unter einer Decke zu verstecken oder in ein Loch zu verkriechen – untypisch für mich, unsichtbar hatte ich noch nie sein wollen. Was machte sie da mit mir, noch bevor wir überhaupt im selben Raum waren?

»Endlich«, quietschte Mommy auf Bitas Leopardensofa und rieb sich die juwelenbesteckten Hände. »Jetzt sind wir alle vereint.«

Ich hob den Blick zur Decke. »Und deine anderen Kinder hast du vergessen? Hörst du das, Sima?«

Kurz darauf stand eine junge Frau – na ja, so jung auch wieder nicht – in der Tür. Da war sie.

Ich erkannte mich wohl selbst in ihrem Gesicht, aber vor allem sah ich meine Schwester. Die Schwester, die ich für immer verloren hatte.

Auch Niaz hatte ich verloren geglaubt. Sima hatte ausgesehen wie ich, nur dass jemand einen Radiergummi genommen und alles weicher gemacht hatte, Haare, Wimpern, Brauen, Nase. Alles weniger scharf. Um Niaz zu bekommen, wie sie da jetzt vor mir auf der Schwelle stand, müsste man Sima als Ausgangspunkt nehmen und das Gesicht verlängern. Dann Houmans Augen hinzufügen, die nichts preisgaben und alles zu akzeptieren schienen. Meine lange verlorene Tochter. Und Gott, was war sie für eine Schönheit.

Ich stand auf der anderen Seite der Schwelle, die Hände in den Hüften, das erste Mal seit siebenundzwanzig Jahren keinen halben Meter von ihrem Gesicht entfernt. Niaz hielt mir ihren schmutzigen Seesack entgegen.

»Niaz! Du siehst aus wie einer dieser Bäume auf der Pahlavi-Straße«, sagte ich. »Zu dürr, kurz vorm Umkippen.«

»Valiasr«, sagte sie. »Die heißt schon seit Jahrzehnten Valiasr-Straße.«

»Egal.« Ich nahm ihr den Sack ab und warf ihn hinter mich. »Pahlavi-Straße klingt besser. Was soll Valiasr überhaupt sein? Was aus dem Koran? Komm rein, komm. Was stehst du da noch rum? Wie geht's deinem Freund? War er so wichtig, dass du mich um eine ganze Woche vertröstet hast? Hat es sich wenigstens gelohnt?«

Niaz zog die Augenbrauen hoch. »Khob. Das ist meine Begrüßung? Du hast mich noch nicht mal reingebeten.«

»Was bist du, ein Vampir? Also wirklich. Muss eine Mutter ihre eigene Tochter hereinbitten? Komm, komm.« Ich zog sie in die Wohnung und umarmte sie – es fühlte sich nicht sehr natürlich an. Wie zwei nicht zusammenpassende Teile eines Puzzles. Ich schob sie vor mich und musterte sie eingehender. Es war offensichtlich, dass sie mir misstraute. Aber ich hatte dafür gesorgt, dass sie gut versorgt war. Ich hatte eine perfekte Kindheit im Iran gehabt, und sie auch.

Sie schien die Umgebung zu untersuchen wie eine unbemerkt ins Haus geschlüpfte Nachbarskatze, die sich den nächstgelegenen Ausgang und sichere Schlupfwinkel einprägen will. Okay, vielleicht war sie gar nicht so dünn. Ich hatte überreagiert, war inzwischen auf fette Amerikaner geeicht. Supersized. Sie war eben zierlich. Ich begann mich schon daran zu gewöhnen.

»Gib deiner Maman Elizabeth einen Kuss«, gurrte Mommy.

»Ich hab mich nicht mit ihm getroffen«, sagte Niaz und setzte sich neben Mommy, die sie an sich zog und ihr die Schulter tätschelte.

»Warum nicht? Was hast du denn dann gemacht?«

Sie blickte schweigend auf ihre Füße. Genau wie Sima, wenn Mommy sie früher ausgefragt hatte.

»Ist ja auch egal«, sagte ich. »Lass mich dich mal richtig ansehen. Streck die Arme aus. Ich kenn dich ja überhaupt nicht.« Sie rührte sich nicht. Ich setzte mich auf den kleinen Stuhl ihr gegenüber und schüttelte den Kopf. Nahm einen großen Schluck von meinem Wein. »Ich kann nicht anders. Schau mich mal kurz an und sag nichts. Das ist ja kaum auszuhalten. Meine Tochter ist hier.«

Sie hatte wirklich das Gesicht eines Engels. So feierlich.

Bita kam in ein Handtuch gewickelt aus dem Bad.

»Na endlich, Bita, bequemst du dich auch mal. Deine Cousine.« Ich streckte den Arm aus, der Wein schwappte. »Ta-da!« Ich versuchte zu lächeln.

So halb nackt wirkte Bita wie eine jugendliche Version ihrer selbst, als hätte sie sich Niaz zuliebe in etwas Reineres verwandelt. Quietschend lief sie auf ihre Cousine zu. Ich verdrehte die Augen. Sie fielen einander in die Arme wie beste Freundinnen, Bita immer noch tropfnass. Murmelten liebevolle Banalitäten. War ich eifersüchtig? Möglich. Sie setzten sich rechts und links neben Mommy, die beide an der Hand nahm und lächelte wie ein debiles Honigkuchenpferd.

»Khob«, sagte ich und blieb als Einzige stehen. »Niaz, was hast du so lange gemacht, wenn du nicht bei deinem Freund warst?« Niaz sah Bita an, dann wieder mich. »Na schön. Macht ihr es euch ruhig gemütlich. Dann geh ich runter und besorg was zu Knabbern und Zigaretten. Mommy, nimm deine Vitamine. Sie wird mir hier nicht wegsterben, während ich für sie verantwortlich bin, Mädchen. Braucht ihr irgendwas? Sagt mir wenigstens das.«

»Für mich nichts«, sagte Bita.

»Klar.« Ich kniff die Augen zusammen. »Was ist mit dir, Mommy? Ich gehe deinetwegen.«

Sie schüttelte den Kopf.

»Niaz?«

»Kann ich mitkommen?«, fragte sie, leise wie ein Mäuschen.

»Du willst mit?« Ich stemmte die Hand in die Hüfte. »Okay. Klar.«

Sie folgte mir wie ein Schatten. Am liebsten hätte ich sie gepackt und sie an mir festgeklebt. Noch mal ganz von vorn angefangen. »Ich bin froh, dass du hier bist, Schätzchen«, sagte ich, als wir vor dem Aufzug warteten. Es fühlte sich lächerlich an, ein Wort wie »Schätzchen« in den Mund zu nehmen, aber ich meinte es ernst. Ich drückte den Abwärtsknopf, er leuchtete auf.

»Danke.«

»Wofür?« Ich kniff die Augen zusammen, und als ich kein Surren hörte, drückte ich den Knopf erneut. Ich fröstelte. »Es ist kalt hier drin, oder?«

Sie schaute ihre Füße an. »Ja, es ist kalt.«

Ich rieb mir die Arme, während Niaz immer noch ihre Füße auf dem Flurteppich fixierte, als könnten sie ihr gleich etwas Spannendes erzählen. »Du bist genau wie Sima. Das macht mich irre. Blickkontakt, bitte.«

Sie sah mir direkt in die Augen und lächelte. »Vielleicht könnten wir alle zusammen nach L.A. fahren? Ich würde gern ihr Grab sehen.«

»Aber, Niaz, du erinnerst dich doch gar nicht an sie.«

»Doch, natürlich. Sie war immer so sanft zu mir.«

»Du siehst wirklich genau aus wie sie«, sagte ich. »Aber sie war kein magischer kleiner Kobold. Sie war dunkel.« Hatte meine Schwester die Familiengeheimnisse gekannt, auf die wir gerade stießen? Auf jeden Fall hatte sie Dinge gewusst, die sie mir nicht anvertraut hatte. »Dieser blöde Aufzug«, sagte ich und trat so kräftig gegen die Metalltür, dass sie vibrierte. »Und? Was hältst du bisher von Amerika?«

»Es ist anders. Das ist nicht mein Leben«, sagte sie.

»Nein.« Ich hörte, wie sich der Aufzug auf einer anderen Etage schloss, wie er nach oben schoss, sein leises mechanisches Pfeifen. Als das Geräusch verebbte, schloss ich die Augen und wir warteten, dass der Aufzug sich öffnete. Nichts geschah.

»Aber New York gefällt mir so weit ganz gut«, sagte sie. »Hast du in letzter Zeit mal mit Baba telefoniert? Er und Mo machen sich Sorgen. Sie rufen mich jeden Tag an. Sie wollen, dass du nach Hause kommst.«

Ich lachte. »Ja klar. Mach dir keine Gedanken. Ich hab erst vor ein paar Tagen mit deinem Vater geredet. Seit wann interessierst du dich für unsere Angelegenheiten?«

Sie verzog den Mund. »Du bist schon fast zwei Monate hier. Es scheint dir ja wirklich zu gefallen. Vielleicht kannst du Baba überreden, nach New York zu ziehen. Auf dem Weg von der Penn Station hierher hab ich die ganze Zeit in den Himmel geguckt. Die Gebäude sind so schön. Ständig will man nach oben schauen. Wie in Teheran, nur dass meine Augen da immer die Berge suchen. Als Flucht.«

»Du bist den ganzen Weg gelaufen?«, fragte ich.

»Warum nicht? Haben wir es eilig?«

»Wo bleibt denn dieser verdammte Aufzug? Wah!« Ich hämmerte gegen die Tür. Wieder hörte ich, wie der Aufzug auf einem anderen Stockwerk hielt. »Ist unsere Etage unsichtbar?« Ich sah ihr ins Gesicht. Endlich ertönte das Ding-Dong des Fahrstuhls, und die goldenen Türen öffneten sich schwerfällig. Drinnen standen eine Frau mit Rollator, zwei Paare im Anzug und ein Wasserlieferant mit einem riesigen Bottich auf der Schulter. Ein Auto voller Clowns. Ich sah Niaz an, wir lächelten und traten beide einen Schritt zurück. Die Tür schloss sich wieder.

»Ich geb's auf«, sagte ich, ließ mich neben dem Aufzug auf den Teppich sinken und streckte die Beine aus. »Komm.« Ich deutete auf die Wand gegenüber, meine Louboutin-Stiefel glänzten im schummrigen Licht. Niaz setzte sich.

»Niaz Jun. Wie schön, dich endlich bei uns zu haben. Der Ausflug nach Aspen wird dir gefallen. Übermorgen geht's los. Und wenn wir den hässlichen Teil hinter uns haben, möchte ich etwas mehr Zeit mit dir verbringen.«

»Na klar. Deshalb sind wir ja hier.«

Ich schüttelte den Kopf. »Mommy ist wegen Ali hier.«

»Ich glaube, es ist komplizierter«, sagte sie. »Ist Aspen ein Dorf? Ich würde so gern ein amerikanisches Dorf sehen.«

Ich lachte. »Keine Sorge, das wirst du.«

BITA

»Ich hab kein gutes Gefühl mit Aspen«, gestand ich Patty. Ich hatte mir selbst aufgesperrt, hatte jetzt meinen eigenen Schlüssel. Ich setzte mich mit eingezogenen Beinen auf ihre Couch, auf der ich auch schlief. Patty servierte uns Kaffee in großen weißen Tassen.

Sie saß mit Notizbuch im Schoß und Tasse in der Hand auf der anderen Seite der Couch und nickte. »Glaub ich dir gern. Shirin ist eine tickende Zeitbombe, ich hab das Gefühl, sie kann sich eigentlich gar nicht vorstellen, dass sich mal was nicht zu ihren Gunsten entwickelt. Egal, wie gut wir sie vorbereiten, egal, was sie uns sagt, sie ist und bleibt die klassische sich selbst sabotierende Angeklagte.«

»Ich mach mir auch Sorgen, dass sie sich ablenken lässt, jetzt wo Maman Elizabeth und Niaz hier sind. Was, wenn sie vor dem Prozess mit einer der beiden Streit anfängt?«

»Sobald wir in Aspen sind, knöpf ich sie mir vor und rück ihr den Kopf gerade. Ich geh alles noch mal mit ihr durch und erklär ihr, dass sie den Familienfrieden am besten wiederherstellen kann, wenn sie die Sache aus der Welt schafft. Was könnte noch helfen, damit sie sich benimmt?«

»Eine Lobotomie?«, schlug ich vor.

»Ha. Wie geht's dir so mit dem Rest?«

»Dem Rest?«

Sie legte den Kopf in den Nacken, bis er die Sofalehne berührte. Sah beim Sprechen an die Decke. »Du weißt schon. Kein Studium. Kein Geld. Keine Mutter. Sorry. Ziemlich großer Rest.«

Ich sah ihr Kinn an. »Ich glaub, mir geht's ganz gut. Ich hab da ein Zimmer in Flatbush gefunden, das bezahlbar wäre. Die Mitbewohner wirken ganz cool. Ein Bad für fünf Leute. Klingt doch okay, oder? Ich hab meinen Lebenslauf bei allen Restaurants und Bars in der Nähe abgegeben, falls sie eine Kellnerin suchen.«

Sie hob den Kopf. »Bita«, sagte sie. »Ein Bad für fünf Leute ist ein ziemlicher Bruch mit deinem bisherigen Lebensstandard. Das ist dir klar, oder?«

»Ich weiß nicht genau«, gab ich zu.

»Ein bisschen bist du wie deine Tante. Du kannst dir nicht vorstellen, dass etwas nicht zu deinen Gunsten läuft. Manchmal gibt es Notfälle, überraschende Probleme. Was, wenn du eine Weile keinen Job findest? Oder einen Unfall hast? Wenn du so denken würdest, hättest du einen Teil von diesem Geld behalten. Zumindest mehr als ein paar Monatsmieten.«

»Ich weiß gar nicht, ob ich so viel überhaupt noch habe«, sagte ich. »Aber ich komm schon klar.«

»Vielleicht ist das ja der Schlüssel, um Shirin wirklich dazu zu bringen, sich auf einen Sieg in diesem Prozess zu konzentrieren. Ihr Lebensstandard. Hast du nicht gesagt, dass sie für den Großteil von ihrem und Houmans Einkommen sorgt?«

»Zumindest für einen ordentlichen Batzen davon, ja.«

»Und mehrere Kunden haben sie fallen lassen? Ihr Plan, die New Yorker Perser zu bezirzen, scheint ja auch nicht so ganz aufzugehen. Vielleicht sollten wir sie mit nach Flatbush nehmen. Ihr zeigen, wie echte Menschen so leben. Wie sie vielleicht leben müsste, wenn sie alles verliert. Ihre Assistenten sollen sie anrufen und ihr sagen, wie viele Veranstaltungen sie dieses Jahr noch planen müsste, um ihren aktuellen Lebensstil aufrechtzuerhalten. Machen wir ihr ein bisschen Feuer unterm Arsch.«

»Super Idee.« Ich nippte an meinem Kaffee. »Das wird eine interessante Exkursion.«

Es machte Spaß, mit Patty Pläne zu schmieden. Aber je näher der Gerichtstermin rückte, desto mehr wünschte ich mir, das alles wäre wirklich nur Spaß. Ein Spiel. Denn so war es mir bis jetzt immer ein bisschen vorgekommen, auch wenn ich das Patty gegenüber nicht zugeben wollte. War es auch ein Spiel für mich gewesen, mich von meinem Geld zu trennen? Konnte es deshalb niemand verstehen? Das Geld war Monopoly-Geld. Aber war auch das Leben nur eine Runde Monopoly?

SHIRIN

An Niaz' erstem Abend führte ich die Familie in das Diner aus, das Bita so gern mag. Bestellte Cosmopolitans für alle. Sogar Mommy brachte ich zum Trinken. Niaz und Bita redeten ununterbrochen, Niaz erzählte ihrer Cousine Geschichten vom Blue Room und ihren Gesellschaften der New Intimacy.

»Hast du dir die Idee mit dem Eventmanagement von Niaz abgeschaut?«, fragte Bita mich, als hätte sie mich ertappt.

»Ha!«, antwortete ich. »Glaubst du wirklich, ich habe groß darauf geachtet, was Niaz so treibt?«

»Das ist nichts, worauf du stolz sein solltest, Auntie«, sagte Bita und wandte sich wieder Niaz zu.

Mommy schüttelte den Kopf, während sie ihr Martiniglas schwenkte, dabei hätte doch eigentlich ich das Recht gehabt, den Kopf zu schütteln. Bita hatte mich wohl langsam satt. Seit zwei Monaten war ich jetzt bei ihr und hatte mich selbst langsam satt. »Ich will einfach nur Aspen hinter mich bringen«, hatte sie gesagt, als ich hatte wissen wollen, warum sie jedes Mal, wenn ich den Mund aufmachte, reagierte, als würde ich ihr einen Elektroschock verpassen.

Am nächsten Morgen buchte ich uns allen fünf Mani-Pedi in einem Salon in der Nähe von Bitas Wohnung. Für einen Besuch in einem ordentlichen Hotel-Spa in der Innenstadt reichte die Zeit nicht, aber Bita bestand darauf, dass es keinen Unterschied mache. »Wie schwer kann es denn sein, Nagelhäute zu entfernen?«, fragte sie. »Das geht auf mich!«, verkündete ich und überzeugte sogar Patty mitzukommen. So war Bita vielleicht mit jemand anderem beschäftigt als immer nur mit Niaz, was mir zur Abwechslung die Gelegenheit geben würde, mich mal mit meiner eigenen Tochter zu unterhalten.

Wir saßen in einem Privatraum im hinteren Teil des Salons. »Ein bisschen wie auf einem Junggesellinnenabschied, oder?«, scherzte ich. Die cremefarbenen Kunstledersessel waren im Kreis angeordnet, sodass sich unsere gelben Fußwannen praktisch berührten. Von oben erinnerten wir vermutlich an die zarte Blüte eines Gänseblümchens. Wir saßen so nah beieinander, dass wir uns an den Händen hätten halten können. Die Mädchen, so nenne ich sie, weil sie alle mindestens zwanzig Jahre jünger waren als ich, brachten uns Kelche mit billigem Champagner und kleine französische Gebäckstücke, die aussahen wie Edelsteine. Auf mein Nicken hin machten sie sich ans Werk. Einweichen, abschälen, feilen und formen. Ich weiß, dass ich das entspannend finden sollte, aber im Gegensatz zu einer Liege im Waxingstudio war es mir hier zu geschäftig. Die Mädchen saßen auf kleinen schwarzen Hockern zu unseren Füßen, später würden sie sich noch unsere Hände vornehmen. Ich dachte an Synchronschwimmerinnen und lächelte.

»Keine Sorgen, Patty, du kannst auch dunkelblauen oder grauen Lack nehmen«, sagte ich. »Es muss nicht mädchenhaft sein. Männer gehen jetzt auch zur Maniküre, du bist also in guter Gesellschaft.«

»Auntie!«, rief Bita, aber Patty lachte. Immerhin sie hatte ich auf meiner Seite.

»Ist das nicht wunderbar? Ein bisschen Entspannung vor der großen Reise.« Ich stieß einen Seufzer aus. So tun, als ob, das konnte ich gut. Ich streckte die Arme aus und gähnte. Mein Mädchen, die mit dem lila Lidschatten und den dünnen sandblonden Haaren, griff nach meinem Bein, wie um sicherzugehen, dass ich nicht aus dem Sessel fiel. »Geht schon, alles okay«, sagte ich zu ihrem Scheitel.

Bita und Patty waren tief ins Gespräch versunken, über meinen Prozess oder was auch immer, und Mommy schien zu dösen, also wandte ich mich an Niaz und sagte einfach, was mir so in den Sinn kam. »Niaz. Du hast mir nie gesagt, warum du mich nicht schon früher mal besucht hast. Ist das nicht die normalste Sache der Welt?« Ich deutete auf unser Gänseblümchen. »Eine Tochter und ihre Mutter? Was hat dich abgehalten, Niaz Jun? Wusstest du nicht, dass du immer willkommen bist?«

Niaz sah mich schweigend an. Hatte ich zu viel gesagt? Ich versuchte, sanft zu sein. Mitfühlend.

Mommy fuhr aus ihrem Schläfchen hoch. »Basteh. Belaste sie doch jetzt nicht damit. Das ist nicht der richtige Moment. Genießen wir lieber einfach das Verwöhnprogramm.«

»Was ist denn daran belastend? Wir haben es doch nett miteinander. Machst du so was im Iran auch, Niaz? Mit deinen Freundinnen? Ich kenne die ja gar nicht.«

»Nicht genau so was, aber so ähnlich«, sagte Niaz und deutete auf den Champagnerkelch in ihrer Hand.

Ich sah Mommy an. »Vielleicht sagt dir die Frage ja mehr zu. Jetzt, wo du so offen und ehrlich mit mir bist. Mit meinem richtigen Vater schläfst. Quasi ein neuer Lebensabschnitt. Warum hast du dich nie dafür eingesetzt, dass sie früher hierherkommt und ihre Mutter besucht?«

Mommy wandte den Blick von mir ab und sah Niaz an.

»Na ja, unser Verhältnis war wohl nicht gerade ideal«, sagte Niaz. »Aber jetzt bin ich ja da.«

Ich nickte. »Das kann man wohl sagen. Du hast mich immer gehasst.«

»Nein, ich …«, setzte Niaz an.

Elizabeth fiel ihr ins Wort. »Ich muss dir was sagen, Shirin …«

»Nein«, unterbrach Niaz sie bestimmt. »Es gibt nichts zu sagen. Das liegt alles hinter uns. Sehen wir nach vorn.«

»Na kher«, sagte Elizabeth. »Es muss sein, Niaz. Sie muss es erfahren. Shirin, Niaz habe ich das schon gesagt.« Sie atmete tief durch. »Du hast recht, es ist an der Zeit, dass ich endlich mit allen komplett ehrlich bin.« Anschließend gestand Mommy mir, sie habe mich siebenundzwanzig Jahre lang darüber belogen, was an meinem letzten Tag im Iran wirklich passiert war. Darüber, dass Niaz angeblich hatte bei ihr bleiben wollen. Niaz habe nichts dergleichen verlangt, sie habe sich nur verabschieden wollen oder weiß Gott, was eine Sechsjährige, die mit ihrer Puppe zu ihrer Großmutter läuft, eben so vorhat. »Niaz wollte damals gar nicht bleiben«, sagte Elizabeth. »Ich habe dich angelogen. Und sie auch. Ich habe behauptet, du hättest mich gebeten, sie bei mir zu behalten. Ich wollte nicht, dass alle gehen.« Ihr Vogelstimmchen klang jetzt, als würde sie gerade am Spieß gegart.

Ich griff nach dem Champagnerglas zu meiner Linken und leerte es. Dann nahm ich das Glas rechts von mir und trank auch das aus. Die anderen beobachteten mich schweigend. Ich wusste nicht, was ich sagen sollte. Es war, als säßen wir alle an Bord eines Raumschiffs, jede in ihren Sitz geschnallt, geradewegs auf dem Weg in die Hölle, und ich wusste, dass es kein Entrinnen gab. Keinen Schleudersitz und keinen Alkohol mehr in Reichweite. Die Mädchen massierten unsere Füße. Ich bestellte bei einer von ihnen eine weitere Flasche Champagner.

Als ich schließlich antwortete, sagte ich leise: »Dann hattest du die ganze Zeit so ein Bild von mir, Niaz? Du dachtest, ich will dich nicht?« Ich war so verletzt und wütend, dass ich Mommy nicht einmal ansehen konnte.

»Ich war sechs. Ich hab geglaubt, was man mir erzählt hat. Und du wolltest mich ja wirklich nicht. Sonst hättest du doch dafür gesorgt, dass ich nachkomme.«

»Dann hast du nie darum gebeten, im Iran bleiben zu dürfen«, murmelte ich. Als ich Mommy schließlich doch ansah, wandte sie den Blick ab. Gestand sie uns die Wahrheit jetzt, weil sie wusste, dass sie nicht mehr lange zu leben hatte? War das ihre Masche, um unschuldig zu sterben? So sehr ich sie anbrüllen wollte, spürte ich doch auch einen Anflug von Schuld. Nicht für diesen letzten Tag im Iran. Nein, für den konnte ich nichts. Mommy hatte mich angelogen, ganz bewusst, und ich hatte ihr geglaubt. Ich wandte mich wieder an Niaz.

»Weißt du noch, wie du dich immer gesträubt hast, sonntags mit mir zu telefonieren? Du hast mir kaum was von deinem Leben erzählt.«

Sie nickte.

»Irgendwann war ich es wirklich leid dich anzurufen. Ich hatte immer das Gefühl, nur mit einem Gespenst zu reden. Jetzt weiß ich, warum.«

Sie sah mich schweigend an.

»Warst du glücklich im Iran? Bist du nicht froh, dass du geblieben bist?«

»Ich kenne ja nichts anderes.«

»Das Amerika der Achtziger hätte dir nicht gefallen.«

Niaz zuckte mit den Schultern. »Der Iran war jedenfalls der Tod. Ist er immer noch.«

Ich holte tief Luft und lächelte, als mir eine Idee kam. »Warum ziehst du nicht einfach jetzt hierher, Niaz? Vielleicht bleibe ich auch in New York, ich werde auf jeden Fall weiter Bitas Wohnung mieten. Das wäre spannend für dich. Nicht wie Houston, da hätte es dir nicht gefallen. Was willst du noch im Iran? Hast du es dort nicht satt? Wir könnten zusammen noch mal neu anfangen.« Was für eine Idiotin ich war, wie ich hier versuchte, eine bunte Schleife um einen Haufen Müll zu binden.

Niaz lächelte, aber ihr Blick verriet Mitleid. Meine Tochter. Was hatte ich getan? »Ich war damals jünger als du jetzt. Und schau dich an, du bist praktisch noch ein Kind.«

»Du warst jung«, bestätigte sie.

»Immerhin hattest du ein sehr viel spannenderes Leben als Mo«, sagte ich lachend. »Im Ernst. Du wirst ihn ja noch kennenlernen. Er ist toll, aber Himmel, er ist unglaublich oberflächlich. Vorhersehbar. Kein bisschen wie du. Du hast mehr zu bieten. Dafür kannst du dankbar sein.« Ich blickte in die Runde. Niemand lachte.

»Ich bin dankbar für mein Leben«, sagte Niaz.

Vielleicht wäre es wirklich meine Aufgabe gewesen, sie zu mir nach Houston zu holen. Auf ihre Abreise zu bestehen. Trotz Mommys Lügen. »Ich hätte nie gedacht, dass es so lange dauern würde. Wir waren sicher, es wäre nur für ein paar Monate«, sagte ich.

Niaz nickte.

Ich lieferte immer noch eine Ausrede nach der anderen. War mir nicht selbst damals, bei aller Verwirrung und Eile und meiner verletzten Gefühle und Wut auf eine Sechsjährige, tief in meinem Innern klar gewesen, dass Niaz gern mit nach Amerika gekommen wäre? Wenn nicht sofort, dann zumindest nach ein paar Wochen? Jedes Kind braucht seine Eltern. Warum hatte ich nicht darauf gepocht? War ich stur? Natürlich war ich stur. Ich bin stur. Aber war ich vielleicht auch egoistisch? Ein neuer Gedanke kam mir in den Sinn, eine Erkenntnis, die mich vielleicht noch härter traf, weil sie vor mir saß. In diesem Moment, in dem wir in dieser bescheuerten Blütenformation dasaßen, unsere Zehennägel in Regenbogenfarben, war nichts von mir mehr im Iran. Mommy und Niaz waren beide hier. Wir waren alle da raus. Hatte ich damals, und vielleicht auch jetzt, das

Bedürfnis, noch im Iran zu sein? Einen Teil von mir noch dort zu wissen? Ließen mich deshalb Patricias Drohungen, ich könnte zurückgeschickt werden, so kalt? Vielleicht gab mir Niaz' Anwesenheit im Iran das Gefühl, als wäre ich nie richtig von dort weggegangen. Nicht ganz. Eigentlich eine schöne Erklärung, etwas, das man einem Seelenklempner auftischen könnte, wenn ich an so einen Mist glauben würde, aber stimmte es auch? War an jenem Tag mit Sima im Flugzeug eigentlich ich diejenige gewesen, die eine Umarmung gebraucht hätte, eine Schwester? Die den Tränen nahe gewesen war? War die Wahrheit vielleicht noch vernichtender und es war schlicht einfacher gewesen, Niaz zurückzulassen? Da war so viel, worum wir uns in Amerika kümmern mussten. Es war leichter mit nur einem Kind. Der halben Verantwortung. Hatte ich mir nur eingeredet, dass sie es so gewollt hatte, um mich besser zu fühlen?

Selbst wenn nur ein Teil davon annähernd stimmte, wirkte es doch erbärmlich. Wie sollte ich Niaz das jemals erklären? Stattdessen sagte ich: »Du hättest sie zu mir schicken sollen, Mommy«, denn das klang in diesem Moment vernünftiger.

Mommy nickte. Ich betrachtete meine Zehennägel. Diese blöden Nägel. Ich wollte überhaupt keinen frischen Lack. Ich wollte nur noch nach Hause und mich hinlegen.

»Shirin Jun«, sagte Patricia.

»Ja, Patricia Jun?« Ich setzte das strahlendste Lächeln auf, das ich zustande brachte.

»Soll ich dich zurück in die Wohnung bringen?«

*

Damals hatte ich mich selbst davon überzeugt, dass ich nicht in der Lage war, eine Tochter großzuziehen. Dass ich mir das zu Recht erspart hatte. Ein Junge war einfach. Mo nahm alles hin. Aß seinen Haferschleim, trug die

Matrosenanzüge, die ich ihm aufs Bett legte. Erst später suchte er sich dämliche Freundinnen, die ihn mit bewunderndem Blick anhimmelten, weil er zum Beispiel in der Lage war, Zahlen über ein Börsenparkett zu schreien. Nie war er anderer Meinung als ich. Aber wer trug mehr von meinem Geist in sich? Lag da der Unterschied zwischen einer Tochter und einem Sohn?

War es jetzt zu spät?

Am nächsten Morgen stand ich vom Sofa auf – normalerweise finde ich es widerlich, auf einem Sofa zu schlafen, aber was blieb mir anderes übrig? –, weckte Niaz und Mommy und klatschte in die Hände. »Wir müssen für morgen packen.« Ich wollte ihnen wirklich Aspen zeigen. Einen schönen Ausflug unternehmen. Trotz des Gerichtstermins. Trotz der ganzen Misere. In meinem Kopf lief ein Tonband mit einer Entschuldigung des Richters, des Cops und vielleicht sogar des Bürgermeisters ab. Ich würde sie gnädig annehmen.

Mommy, im Morgenmantel, lächelte und sagte: »Gepackt haben wir schnell. Machen wir uns lieber einen schönen Tag.«

Ich verdrehte die Augen, fügte mich aber. Wir ließen uns von Mommy zum Brunch in der Upper East Side ausführen. »Das ist schon eher mein Milieu«, sagte sie zwischen dem Taxi und dem Eingang des Restaurants und lächelte vorüberschlendernden Grüppchen älterer Damen zu, einige in Sportkluft samt Sonnenvisier, andere in Saint Laurent und Ferragamo. Beim Brunch erwähnte keine von uns das Gespräch von gestern, oder Ali, oder auch nur den Gerichtstermin. Stattdessen unterhielten wir uns über die neusten Trends in der plastischen Chirurgie, Vitamine und Mode. Mommy und ich waren uns einig, dass Sophia Loren die perfekte Frau war. Es war nett. Vielleicht hatte uns das in unserer Beziehung gefehlt: ein bisschen Wahrheit.

Als Mommy und ich zurück in die Wohnung kamen, um zu packen, schenkte ich ihr Tee ein. Niaz hatte ihre Sachen schon in ihren schmutzigen Seesack gestopft und Bita zu Patty begleitet. »Weißt du noch, unsere Familienausflüge, als ich noch klein war? So fühlt sich das an«, sagte ich. In meiner dummen Sentimentalität dachte ich ans Kaspische Meer, wo unsere Familie für Generationen Sommerurlaub gemacht hatte. An die großen Familientreffen nördlich von Teheran. Cousins und Cousinen, Tanten, Onkel und Großeltern.

»Nur dass du damals nicht potenziell ins Gefängnis musstest«, sagte Mommy kopfschüttelnd.

»Mach dir keine Sorgen, das wird nicht passieren«, sagte ich und griff nach dem Koffer, den ich im Schrank in Bitas Flur verstaut hatte. Damals hatte ich immer alle meine Kleider mitgenommen. Mein einziges Paar Sandalen, den weißen Badeanzug. »Erinnerst du dich an die Reise, auf der ich Houman kennengelernt habe?«

»Kommt er auch nach Aspen?«, fragte sie.

»Natürlich nicht«, sagte ich. »Was sollte das bringen?« In dem Sommer, in dem ich Houman traf, bekritzelte er meinen Badeanzug mit schwarzem Filzstift. Zeichnete mir einen Comicstrip von uns beiden quer über Bauch und Arsch. Wir Iraner erschaffen gern Mythen, wir sind Romantiker, wenn man so will. Wir lieben es, unsere Geliebten zu lieben. Leila und Majnun. Yousuf und Zulaikha. Shirin und Farhad. Immer dasselbe. Houman zeichnete eine geifernde Gestalt, die im Sand über eine Prinzessin stolpert und vom wogenden Meer und seinen Ungeheuern verschlungen wird. Ich klaute meiner Cousine Narges, die wegen ihrer haarigen Schenkel immer vollständig bekleidet blieb, einen frischen Badeanzug. Was sollte die Anwesenheit von einem Typen wie Houman in einem Strafgerichtsprozess bringen?

Mommy hielt ein Paar Schuhe in die Höhe, die ich ihr

vor Jahren gekauft hatte, die aber noch brandneu aussahen. »Meinst du, ich werde Gelegenheit haben, die zu tragen? Ich finde, du solltest ihn wenigstens anrufen. Du willst doch nicht, dass er sich jetzt gegen dich wendet.«

»Das würde er nicht wagen«, sagte ich.

Unsere Sachen transportierten wir damals in über hundert Jahre weitergegebenen lederbezogenen Kisten. Grün mit goldenen Schnallen. Ein Auto hatte nur Gepäck geladen. Ein anderes nur Kinder. Die Erwachsenen nahmen den neuesten, besten Wagen, der am schnellsten war, weil Mommy am Steuer saß. Sie bog um eine Kurve und hängte uns meilenweit ab. Am Ziel angekommen, würdigten die Älteren ihre Jungen keines Blickes mehr. Die Angestellte, die unsere Kisten begleitete, versorgte uns mit allem, was wir brauchten. Wir lebten in unserem eigenen Tempo. Verbrachten die Tage am Strand, kletterten auf Felsen. Brutzelten in der Sonne. Keine Ahnung, was die Alten machten. Kartenspielen. Rauchen. Ihre Lieder hören. Aber wen interessiert das auch? Uns nicht. Wie sollte unter solchen Erwachsenen eine Mutter aus mir werden?

Als später Bita und Niaz kamen, bestellte ich Pizza.

»Bita, spiel eine Runde Rommé mit deiner Großmutter«, sagte Mommy vom Esstisch, klopfte auf den Platz neben sich, ein Deck Karten in der anderen Hand.

Ich zog eine Augenbraue hoch. »Schau an, Mommy, der Familienmensch!«

»Ich spiele schon immer gern Karten, Shirin. Mit Familie hat das gar nichts zu tun. Stimmt's, Niaz?«

Ich setzte mich zu Niaz aufs Sofa. »Wie hältst du es eigentlich aus, ständig an diesen Mullahs vorbeizulaufen?«, fragte ich sie. »Schneidest du ihnen Grimassen, wenn sie nicht hinsehen? Die haben doch das ganze Geld. Die Mullahs, die Revolutionsgarde. Es ging immer um Geld und Macht.«

»Manchmal würde ich am liebsten an einem vorbeirennen und ihm den Turban vom Kopf schlagen«, sagte Niaz.

»Niaz! Das ist islamophob«, sagte Bita, in der Hand die Karten, die Mommy ihr gegeben hatte.

»So ein Quatsch. Seine Gefängniswärter zu ärgern hat nichts mit Diskriminierung zu tun. Die verstecken sich unter dem Deckmantel der Religion, damit Leute wie du sie verteidigen.«

»Leute wie ich?«, fragte Bita.

»Ja, ihr mit eurer westlichen, liberalen Perspektive. Wollt allen gegenüber so tolerant sein, dass ihr am Ende nichts und niemanden mehr unterscheiden könnt.«

»Klar kann ich das«, sagte sie. »Aber klingt schon ein bisschen kindisch, jemandem den Turban vom Kopf schlagen.«

»Ich würde applaudieren«, sagte Mommy. »Du solltest mal sehen, wie von oben herab die uns behandeln.«

»Das sind Autoritaristen, die haben es nicht anders verdient«, sagte Niaz gereizt und stand auf. »Ich muss duschen.«

»Dann geh, bevor die Pizza kommt«, sagte ich. »Ich hab echte neapolitanische bestellt. Besser als in Italien.« Ich drehte mich zu Bita. »Ich frage mich wirklich, wie es möglich ist, dass diese Italiener, die heutigen Italiener, von Michelangelo und Leonardo da Vinci abstammen. Schau sie dir an mit ihrem Fußballfanatismus, ihren lächerlichen Brillen, alte Männer mit Waffeleis. Aber ich sag dir was. Es ist noch da. Unter den Schichten. Genau wie bei uns die großen alten Perser.«

Sie lächelte, als wäre meine Bemerkung amüsanter, als mir klar war. Dabei wollte ich sie ja zum Lächeln bringen. »Was denn? Los, gib ihr ein Handtuch«, sagte ich. »Mach schon.«

Als Bita zurückkam, setzte sie sich wieder neben Mommy, und sie spielten weiter.

»Ich muss zurzeit oft an Nounou denken. Die hat sich irgendwann gesagt: ›Ich will keine Närrin mehr sein, keine Lachnummer.‹ Alle in unserer Familie sind gestorben, um sich zu befreien. Nounou, der Große Krieger, Sima. Aber ich weigere mich. Ich will mich nicht umbringen müssen, um nicht mehr die Lachnummer zu sein.«

»Mom hat sich nicht umgebracht«, sagte Bita.

»Bist du dir da so sicher?«, fragte ich. »Ein Mangel an Selbstfürsorge kann einen auch töten. Aber okay, vielleicht hast du recht.«

»Hör schon auf, Shirin«, schnauzte Mommy. »Wir wissen alle, dass Amerika sie umgebracht hat.«

Bita sah mich mit zusammengekniffenen Augen an. »Wenn du keine Lachnummer sein willst, solltest du ab und zu nachdenken, bevor du den Mund aufmachst. Du solltest überhaupt weniger reden, Auntie. Das wäre das Beste. Und vielleicht fragst du dich auch mal, warum du das Bedürfnis hast, überall, wo du hinkommst, eine Szene zu machen. Offenbar ist deine größte Angst, nicht ununterbrochen im Mittelpunkt zu stehen. Warum eigentlich? Machst du dir Sorgen, dass du dich mit deinen eigenen Fehlern beschäftigen müsstest, wenn dich niemand mehr beachtet?«

»Oho«, sagte ich. »Vielleicht hast du recht, und ich rede zu viel. Andere sollten zur Abwechslung auch mal den Mund aufmachen. Fehler? Ha! Hör doch auf, Bita. Was hast du denn jetzt eigentlich vor, wo du am Hungertuch nagst?«

»Wenn du's wirklich wissen willst, ich schreibe ein Buch über eine persische Familie.«

»Ach was? Über uns? Weißt du, was ganz hilfreich ist, wenn man ein darbender Künstler sein will? Geld. Ist dir schon mal aufgefallen, dass Menschen das so machen? Sie nehmen das Geld ihrer Vorfahren und leben, wie es ihnen gefällt. Retten so die Familienehre, oder reden es sich zumindest ein. Aber sie werfen das Geld nicht einfach weg.«

»Tja, ich schon«, sagte sie.

»O ja«, sagte ich. »Du willst deine ganz eigene Version von Entbehrung. Ist es das? Das wirst du bereuen.«

»Lass sie in Ruhe, Shirin«, sagte Mommy. »Sie wird uns noch stolz machen. Die Intelligenz hat in dieser Familie eine Generation übersprungen.«

»Ach bitte. Das hätte sie wohl gern«, lachte ich. »Der Trip nach Aspen geht natürlich aufs Haus. Aber rechne ja nicht damit, dass das für immer so weitergeht, Bita Jun. Vielleicht bist du zum letzten Mal dort. Verhalten wir uns zur Abwechslung mal wie eine richtige Familie. Eine harmonische Familie. Machen wir's uns ein bisschen schön. Reden über die Bäume und den Kaffee. Wie nette, normale Leute.«

»Dann kippst du dir diesmal keinen hinter die Binde und kaufst alles, was dir unter die Finger kommt?«, fragte Bita. »Das wäre ja mal was Neues.«

Ich lachte. »Blöde Kuh.«

BITA

Am Morgen vor unserem Abflug nahmen wir gemeinsam ein Großraumtaxi nach Flatbush. Niaz, Shirin, Elizabeth, Patty und ich. Als es auf die Brücke fuhr, sah ich, wie Shirin das Gesicht entgleiste. »Warum sollte man außerhalb von Manhattan wohnen wollen?« Patty kniff mir in den Schenkel. Ich unterdrückte ein Lachen.

Vor dem Eingang grüßten wir den Hausmeister, einen kleinen, kahlen Mann im Blaumann, der uns die Wohnung zeigen würde. Die Mitbewohner waren alle ausgeflogen.

»Das ist nicht mal mehr New York!«, sagte Shirin.

»Gott, Shirin, jetzt hör schon auf«, sagte ich.

Als ich mich umdrehte, stieg Maman Elizabeth gerade über einen Haufen ausrangierter Kleidung und rümpfte die Nase. »Da ist ja sogar Teheran sauberer.«

»Ach was«, sagte Niaz. »Du verlässt nur nie das Haus.«

Ich lachte. Wir gingen die Treppe hoch, Shirin beschwerte sich über den Geruch. »Was ist das? Faule Eier?« Dann sagte sie auf Persisch: »Bita, hier kannst du nicht wohnen. Das ist nicht angebracht für ein Mädchen deiner Herkunft!«

»Khob«, sagte Elizabeth, als wir vor der Wohnungstür standen, von der die blaue Farbe abblätterte. »Ist es hier denn sicher? Das ist das Wichtigste. Auch wenn ich weiß, dass ihr jungen Leute heute gern im Dreck lebt. Die Kinder sind nicht wie wir, Shirin. Schau dir Niaz an.«

»Ich lebe nicht im Dreck!«, sagte Niaz. »Nur weil ich

nicht überall Spiegel und Gold und französische Antiquitäten haben will.«

»Auntie«, sagte ich. »Wenn du nicht aufpasst und den Prozess und deine Kunden verlierst, musst du vielleicht auch in so eine Wohnung ziehen.«

»Hör auf, sag so was nicht.« Im langen, dunklen, mit Kunstprojekten und Altmetall vollgestellten Flur flüsterte sie: »Was kann dieses Loch denn schon kosten?«

»Die ganze Wohnung wahrscheinlich so um die 5000 im Monat, schätze ich mal«, sagte Patty und zwinkerte mir zu.

»Was? Nein!«

»Shirin, das ist ein Mittelklasseviertel in einer der teuersten Städte der Welt. Wenn du keinen Freispruch bekommst …«, setzte Patty an.

»Die Badewanne in der Küche gefällt mir.« Ich hob die Abdeckung über der gesprungenen Porzellanwanne an. »Ist doch witzig. Da kann ich kochen und baden gleichzeitig.«

»War da gerade eine Ratte?«, quietschte Shirin. »Habt ihr das gesehen?« Als ich mich umdrehte, sah ich gerade noch ein Stück Boxershorts und ein schmuddeliges Bein um die Ecke verschwinden.

»Gut möglich«, sagte Patty.

»Bita Jun, du ziehst nicht in eine rattenverseuchte Absteige voller Badewannen und nackter Männer. Deine Mutter würde einen zweiten Tod sterben. Und mich bringst du auch noch um die Ecke.«

SHIRIN

Am Abend stiegen wir ins Flugzeug. Ich trug Mommys Tasche. Wir bildeten ein schönes Gespann: Mommy, Niaz, Bita und ich. Elegant, dramatische Augen, volles dunkles Haar. Die Ivanka-Schwestern, die Bita nicht besonders subtil beneidete, konnten einpacken. Sogar Mommy war in Topform, vielleicht hatte der Sex sie auf Touren gebracht. Ihre Haare waren die Nacht über auf Wickler gedreht gewesen, heute Morgen hatte sie sich die Augen geschminkt wie eine altägyptische Königin. Der Richter sollte sie so besser nicht zu Gesicht bekommen, schließlich basierte meine Verteidigungsstrategie auf dem beleidigenden Potenzial der ganzen *Hey-Baby-sei-heute-Nacht-meine-Cleopatra*-Nummer. Da trat ich wohl lieber nicht als Cleopatras Tochter auf. Endlich trug sie auch ihre Chanel-Ballerinas. Wäre ich ein vertrottelter amerikanischer Tourist gewesen und hätte uns beim Blick über den Rand meines *US Magazine* entdeckt, nichts im Sinn als den nächsten McFlurry, hätte ich uns vermutlich für unberührbar gehalten.

Natürlich war da auch noch Patty. Sie ergänzte uns, wir brauchten sie. Sie war die Freundin, die Assistentin, die Frau mit den Tickets und dem Programm. Niemand kann mir weismachen, dass ihm diese Person auf den Paparazzi-Fotos noch nie aufgefallen ist. Was wären die Persönlichkeiten der US-Noblesse ohne ihre außenstehenden Insider, die alle Fäden in der Hand halten. Ein bisschen schlüpfte Patty auch in Simas Rolle, so offensichtlich, wie sie Bita liebte. Wenn man Bita ertrug, musste es Liebe sein, wer würde sich sonst freiwillig diesem Gefasel aussetzen. Sie hatte sich an der Uni um Bita gekümmert und sie unterstützt, als sie das Studium hingeworfen hatte, genau wie Sima sie unterstützt hätte.

Eigentlich hätte ich auf dem Flug gern etwas getrunken, aber ich war zu müde. Mit Bitas Bemerkung hatte meine Entscheidung nichts zu tun. Warum sollte sie? *Dann kippst du dir diesmal keinen hinter die Binde und kaufst alles, was dir unter die Finger kommt?* Selbstverständlich konnte ich streng mit mir sein. Ein glorreiches Leben führen. Strahlen. Warum auch nicht? Als die Kabinenlichter ausgingen, konzentrierte ich mich auf die große Maschine, die sich ihren Weg durch die dünne Luft bahnte.

*

Wir checkten in unser übliches Hotel ein. Vier Zimmer im dritten Stock. Ich nahm wieder die 3E, diesmal ohne Houman, obwohl er mir, als ich das rot blinkende Telefon abhörte, schon drei Nachrichten hinterlassen hatte, in denen er mich anflehte, alles zu tun, um nicht schuldig gesprochen zu werden und bitte, bitte nach Hause zu kommen. Die alte Leier. Obwohl er nicht mit von der Partie war, hatte ich trotzdem den grünen Filz und Karten mitgebracht. Statt Kokain hatte ich Vitamine im Gepäck. Auch wenn ich mich tief in meinem Inneren doch fragte, was zum Teufel wir außer Party und Shoppen hier machen sollten. Was unternehmen Besucher in Aspen? Essen, okay, aber wie viele Crêpes, wie viel Raclette und fancy Sushi würde ich hinunterbekommen?

Am nächsten Morgen brach der 20. März an, der erste Frühlingstag. Nouruz also. Der uralte zoroastrische Festtag, den Perser seit Jahrhunderten begehen, im Iran sogar gegen den Widerstand der Islamischen Republik. Leider entging diese Tatsache niemandem in unserer Gruppe. Nichts konnte einen Perser von seinem Wunsch abbringen, über ein Lagerfeuer zu springen. Ich konnte Nouruz nicht leiden, weil das Fest hier ein Witz war. Niemand interessierte sich dafür oder verstand, worum es wirklich dabei ging, die Dunkelheit, das Böse, die jährliche Reinigung, die nötig ist, weil das Böse immer wiederkehrt.

Nach dem Frühstück kamen alle in mein Zimmer. Natürlich war mein Zimmer eine Art Treffpunkt, schließlich war ich ihre Anführerin. Ihre Befehlshaberin. Quasi ihre G.K. Zum Glück war mein Zimmer auch das größte, sodass ihre Anwesenheit mich nicht zu sehr einschränkte. »Setzt euch, setzt euch«, sagte ich und schüttelte Kissen auf.

Niaz, Mommy, Bita und Patty nahmen auf den einander gegenüberstehenden Sofas Platz. Ich bot ihnen etwas aus der Minibar an. Sie lehnten ab. Wie lange würde das vorhalten?

»Wir brauchen noch einen Goldfisch, Sabze, Sumach und Samanak«, sagte Niaz.

»Wo sollen wir das alles herkriegen?«, fragte ich. »Wir sind hier nicht in Teheran. Nicht mal in Teherangeles. Wenn die Leute hier Perser hören, denken sie an Katzen.« Ich lachte.

»Ich werde mal sehen, was ich finden kann«, sagte Mommy. »Niaz, du kommst mit. Du auch, Bita. Bis 12:25 Uhr müssen wir alles beisammenhaben, sonst ist es zu spät.«

»Als ob jemand von uns spüren könnte, in welcher Sekunde genau wir uns wieder der Sonne zuwenden …«, sagte ich und reichte Mommy meine schlechteste Kreditkarte, für den Fall, dass sie sie verlor.

Aspen im März war anders. Weniger Texaner, weniger Pelz. Stattdessen junge Paare auf ihrem ersten gemeinsamen Ausflug, unfähig, die Finger und Lippen voneinander zu lassen, umherstreifende Grüppchen von Singlefrauen. Verglichen mit der Weihnachtszeit hatte man fast das Gefühl, die Library of Congress zu betreten. Es war wohl unser eigentliches Kaspisches Meer. Wir waren eben doch Bergbewohner. Wollten hier irgendetwas Verlorenes heraufbeschwören.

»Okay«, sagte ich, als die drei aufstanden. »Patty, bleibst du hier, damit wir reden können?«

Patty sah aus wie ein Junge. Langsam gefiel mir das richtig gut. Sie machte sich nichts aus Make-up, aus der Präsentation ihres Dekolletés, der Form ihrer Taille und Hüfte, aus Föhnfrisuren und Kunstwimpern. Heute trug sie eine strampelanzugähnliche Latzhose, dazu hellbraune Boots und eine Kappe aus Wolle. Eine Mischung aus Zeitungsjunge und Holzfäller. Sie hatte diese natürlich rosigen Wangen, und ihre ausdrucksstarken Babyaugen beobachteten jede meiner Bewegungen.

Unter Pattys aufmerksamem Blick schlüpfte ich in meine Louboutin-Stiefel und den langen Prada-Mantel. Ich brauchte eine Pause von meiner Familie, war froh, nur diese fast Fremde um mich zu haben. Fremde waren mir lieber. Wir gingen runter in die ausgestorbene Lounge. Kein Mensch wollte eine Scheibe Toast für dreißig Dollar, wenn draußen die Sonne schien. Ich bestellte uns in Salatblätter gewickelte Club-Wraps mit extra Gürkchen und Senf, keine Mayo. Ich wühlte in meinem Ledershopper nach den Gerichtsunterlagen und der vollständigen Beschreibung des Vorfalls, die ich vor ein paar Wochen auf Bitas Computer getippt hatte, und reichte Patty den Stapel gefalteter Papiere. »Bita meinte, ich soll sichergehen, dass du das alles hast, bevor ich meinen Auftritt vor Gericht habe.«

»Nimm das lieber nicht zu wörtlich, Shirin«, sagte Patty. »Es ist keine Party.« Sie legte die Papiere zu einem Stapel zusammen und blätterte sie durch.

»Okay, okay«, sagte ich.

Während sie las, lehnte ich mich zurück und schaute mich um. Kellner, ein paar versprengte Gäste, der untere Teil der geschwungenen Holztreppe zur Empore. Der offene Kamin hinter uns erloschen und leer. Niemand saß am großen schwarzen Flügel. Aus den Boxen schallte John Denvers *Take Me Home, Country Roads.* Als Nächstes war sicher Bob Marley dran. Dolly Parton hatten wir wohl verpasst.

Patty sah auf. »Ja, das hab ich alles«, sagte sie und gab mir die Papiere zurück. »Es dürfte nicht zu schwer werden, Shirin. Eigentlich müssten wir dich komplett unbeschadet da rauskriegen. Du willst nicht deine Firma verlieren. Du willst nicht in so erbärmlichen Verhältnissen leben wie Bita in ihrer neuen Wohnung. Du willst nicht zurück in den Iran. Vielleicht muss ich nicht mal auf Provokation einer Straftat plädieren, weil du ja gar nicht wirklich versucht hast, sexuelle Handlungen zu verkaufen. Solange sie dir abnehmen, dass das nur ein Witz sein sollte, bist du auf der sicheren Seite. Konzentrieren wir uns auf das, was du sagen musst. Also, warum hast du mit diesem Polizisten geflirtet?«

»Ich fand ihn süß. Ist das ein Verbrechen? Ich war sauer auf meinen vertrottelten Ehemann. Keine Ahnung. Warum macht überhaupt irgendjemand irgendwas?« Ich nahm einen Schluck von dem Kaffee vor mir. Er war kalt und sauer. »Moment mal, den hab ich nicht bestellt.«

»Ja, der ist nicht von uns.«

»Bäh!« Ich spuckte in die Tasse. »Entschuldigung, Herr Ober! Garçon?«, rief ich. Ein junger Typ in dunkelblauer Uniform tauchte auf. »Ich habe gerade von dieser nicht identifizierbaren Flüssigkeit getrunken. Räumen Sie das gefälligst weg, das ist ein Gesundheitsrisiko.«

Seine Entschuldigung fiel so überschwänglich aus, dass ich ihn vom Haken ließ. Kurz darauf kam er mit zwei randvollen Champagnerkelchen zurück. »Kleine Entschädigung.«

»Wirklich klein«, sagte ich und zog die Augenbrauen hoch. »Aber gut, wenn du drauf bestehst.« Der süße Kleine sah aus wie der junger Val Kilmer, dieselben wunderbaren langen Kieferknochen. Als er wieder ging, stolperte er fast über seine eigenen Füße, so sehr hatte ich ihn aus dem Konzept gebracht.

»Okay. Nächste Frage. Hast du ihn aufgefordert, für den Geschlechtsakt zu bezahlen?«, fragte Patty und griff nach ihrem Glas.

»*Geschlechtsakt?* Wie du redest … Nein, natürlich nicht. Er wollte mein Scheich sein. Das hat mich beleidigt. Er war ein Idiot. Und ein Rassist, wenn es unbedingt sein muss.«

»Ja, muss es.«

»Okay. Er war rassistisch. Das hat mich wütend gemacht, also habe ich ihn zurückbeleidigt. Es war nie meine Absicht, Geld für sexuelle Handlungen von ihm anzunehmen. So ein Mensch bin ich nicht. Müssen wir das jetzt wirklich alles noch mal durchkauen? Ich weiß, was ich tue.«

*

Nachdem wir alles für die Nouruz-Tafel aufgebaut hatten – die Haft Sin, oder, wie man westlichen Schaulustigen immer erklären muss, die sogenannten sieben S –, was ich nicht mehr gemacht hatte, seit Mo ein kleiner Junge gewesen war, bestand Mommy darauf, dass wir über ein Feuer sprangen, auch wenn der Teil eigentlich schon vorigen Dienstag hätte stattfinden sollen. »Wir brauchen einen Neuanfang. Besonders du, Shirin. Eine Reinigung von der Vergangenheit und einen Sprung in eine unbelastete Zukunft, ganz ohne Zerstörung und Chaos.« Die anderen stimmten ihr zu, selbst Patty, die keine Ahnung hatte, worüber wir redeten. Mommy stellte eine popelige Kerze auf den

Boden meines Hotelzimmers und nötigte uns alle darüberzuhüpfen, während sie das Neujahrslied sang: Sorchi-ye to az man – zardi-ye man az to. Deine Röte von mir – meine Blässe von dir. Dann setzten wir uns zu einem großen Abendessen mit gebackenem Fisch ins Hotelrestaurant. Sie bereiteten ihn extra für uns zu und servierten ihn auf Kräuterreis. Mommy befand ihn für gut, und das war das Wichtigste.

Am nächsten Morgen saß ich im Bett und trank meinen Kaffee. Heute war der Tag des Gerichtstermins. Der erste richtige Frühlingstag. Ich sagte allen bis auf Patty, sie sollten ausschlafen und zu Hause bleiben. Ich wollte mir nicht von ihrem Geplapper die Sicht vernebeln lassen.

Patty und ich liefen zum Gericht. Die Luft war klar, es roch kaum nach Abgasen. Wirklich alle waren zu Fuß unterwegs! Ich betrachtete den großen Berg rechts von uns. Der Schnee schmolz vor sich hin, grüne Grasfelder kamen zum Vorschein. Ich dachte daran zurück, wie ich an jenem Tag da oben gestanden und mit Schmuck um mich geworfen hatte wie ein Regensprenger. Befreiend war das gewesen. Wirklich. Was hatten die Skihasen an dem Tag wohl alles mit nach Hause gebracht? Welcher traurige Versager hatte seiner Frau das Smaragdhalsband geschenkt und behauptet, er hätte es selbst gekauft? Schön für ihn.

Wir passierten das verhängnisvolle Juweliergeschäft. »Geh da nie rein«, sagte ich zu Patty. »Die haben keinen blassen Schimmer, wie man eine Fantasie erzeugt. Schmuck hat in den Händen solcher Menschen nichts verloren.«

»Aye, aye, Ma'am«, sagte sie.

»Ich mag dich«, sagte ich.

Sie lächelte. Wir blieben an einer Ampel stehen. Ich stellte mir vor, wie Bita in New York in die Bank spaziert war und ihr ganzes Geld verschenkt hatte. Wie der Mann im Anzug die Augenbrauen hochgezogen und versucht haben musste, es ihr auszureden. Wie ist es möglich, dass es ihm, einem dieser waschechten Kapitalisten, nicht gelungen war? Auch Mo hatte es nicht fertiggebracht.

Und da war sie plötzlich, kam aus der entgegengesetzten Richtung auf das Gerichtsgebäude zu, praktisch Arm in Arm mit Niaz und Mommy, als wollten sie mich verspotten. »Shirin«, sagte Patty ruhig. »Ich hab deine Familie gebeten, als Leumundszeugen auszusagen, falls wir Gelegenheit bekommen, zu …«

»Das ist nicht dein Ernst. Die verkacken mir die ganze Nummer. Keine von denen hat etwas Positives über mich zu sagen.«

Luftküsse, als sie bei uns ankamen.

»Wie fühlst du dich, Auntie? Mach einfach alles so, wie Patty und ich es dir gesagt haben. Dann können wir uns darum kümmern, dass der Eintrag ins Strafregister gelöscht wird, und du kannst wieder das machen, worin du am besten bist – Partys schmeißen und nicht im Gefängnis sitzen. Bitte.« Bita sah Patty an, als wäre sie unser Messias. Was für ein Kalb.

»Was meinst du, Niaz?«, fragte ich. »Du warst doch schon mal im Gefängnis. Was ist schon ein bisschen Haft in Aspen? Das ist hier ja wohl kaum das Evin-Gefängnis.« Ich prustete los.

»Beleidige nicht die Gefangenen.« Sie schüttelte den Kopf. »Was ist dein Problem? Das ist geschmacklos, Mom.«

»Oh, jetzt kommt sie mir wieder mit ›Mom‹ …!«, rief ich. »Mach mich nicht wütend, Niaz! Nicht heute.«

»Okay, hör zu, Mommy, oder Shirin, oder wie auch immer du genannt werden willst. Du hast Glück, dass du bist, wo du bist. Du hast deinen Standpunkt klargemacht.«

»Saket, Niaz«, sagte ich.

»Im Ernst, Shirin«, sagte Mommy. »Denk an dein

Geschäft. An deine Ehe. Und an deine Ehre. Denk daran, woher du kommst. Das ist unter deiner Würde.«

»Und ich will dich nur ein letztes Mal daran erinnern, dass das hier kein Spaß ist«, schaltete Bita sich ein.

»Okay, ich hab jetzt wirklich die Nase voll von euch. Setzt euch irgendwo in die letzte Reihe und seht mich nicht an. Am besten atmet ihr nicht mal. Keinen Mucks will ich von euch hören. Komm, Patty.« Wir ließen sie draußen stehen und passierten den Sicherheitsbereich. Eine Frau in grauer Uniform strich uns von oben bis unten mit einer grauen Kelle ab wie mit einem Fusselroller. Wie am Flughafen, nur dass ich mir in dieser Umgebung sofort wieder vorkam wie eine waschechte Kriminelle. Eine Knastbraut! In meiner Nacht in Haft war ich eine von drei mutmaßlichen Prostituierten gewesen. Ich spürte, wie die anderen mich argwöhnisch beäugten. Sie waren jung, ich konnte sie mir in ihren glänzenden Latex-Plateaustiefeln vorstellen. Ich war ihre verrückte Mutter, okay, vielleicht eher Großmutter, sie sahen nicht älter aus als sechzehn, siebzehn. Zwölf. Sie tuschelten über mich. Lachten, wie ich über andere lache.

Wir hatten Plätze in der ersten Reihe, gleich hinter der hölzernen Balustrade vor der Richterbank. Der Anwalt aus Denver setzte sich der Form halber zu uns. Papiere wurden hin- und hergeschoben, ich hatte keine Ahnung, worum es ging. Ich roch Aftershave, Holzwachs und gemischten Schweiß. Aus dem Augenwinkel sah ich Niaz, Bita und Mommy den Saal betreten, versuchte, sie auszublenden. Warum hatte ich sie überhaupt gebeten, mit nach Aspen zu kommen? Ich brauchte hier niemanden außer meine Patricia in ihrer lächerlichen und leicht coloradisch anmutenden Montur aus Hosenanzug und Cowboykrawatte. Ich hatte das Gefühl, dass die kleine Schlaubergerin einen Plan hatte, von dem selbst ich nichts wusste.

Der Richter betrat den Saal, und ein Gerichtsdiener oder niederer Beamter rief: »Erheben Sie sich.« Der Richter setzte sich, und wir taten es ihm gleich, als wäre er unser Gott. Ein schlanker Mann im Anzug, mit Klemmbrett und einem Bleistift hinterm Ohr, wechselte ein paar Worte mit dem Gerichtsdiener. Dann folgte eine Reihe anderer Fälle. Trunkenheit am Steuer, Strafzettel, Exhibitionismus. Traurige Gestalten traten vor und wandten sich an den Richter. Leute, über die ich normalerweise beim Shoppen stolpere. Ein rotgesichtiger Typ mit Stummelnase und knöchellangen weißblonden Dreadlocks, barfuß, einem orangefarbenen Lendenschurz um die Hüfte. Was hatte er verbrochen?

Schließlich sagte der Mann mit dem Klemmbrett: »Nächste Sache: das Volk gegen Shey-reen Jay-vaughn.« Als wäre ich irgendein Cowgirl. Die Schwester von Stevie Ray Vaughan. Ich musste lachen. Patty schüttelte energisch den Kopf und bedeutete mir durch die Absperrung zu treten und mich an den leeren Tisch zu setzen. Sie nahm rechts von mir Platz, der Typ aus Denver neben ihr. Ich warf einen verstohlenen Blick in den Zuschauerraum und entdeckte Bita, die aussah, als hätte sie ein Gespenst gesehen.

»Herr Vorsitzender«, sagte Patty.

Er nickte. Sie wechselten ein paar Brocken in Geheimsprache, und ich ließ sie alle ihren Sermon herunterleiern, ohne mich näher mit den Details zu befassen. Das juristische Kauderwelsch war für mich nicht von Bedeutung. Also, natürlich schon, aber was hatte ich davon, mir den Kopf darüber zu zerbrechen? Dafür hatte ich schließlich meinen lesbischen Engel engagiert.

Während sie redeten, musterte ich den Richter. Weißer Schnauzer, schwarze Robe und ein Cowboyhut, auf den er sichtlich stolz war. Ein kleiner persönlicher Touch. In dem

Aufzug sah er aus wie ein westlicher Mullah. Sicher war er, wie seine Kollegen im Iran, überzeugt davon, mit höheren moralischen Fähigkeiten gesegnet zu sein und deshalb mir, einer Frau, die er nicht kannte, die er nie kennenlernen würde, vorschreiben zu können, wie und mit wem sie zu flirten hatte oder nicht. Ich wette, ein Teil von ihm hätte mir gern eine Hand abgehackt, die Brüste abgeschnitten, weil ich seinen Kumpel in Blau schlecht dastehen ließ. Oder ging ich zu weit? Niaz würde bestimmt sagen, dass man das nicht vergleichen konnte. Vermutlich hatte sie da recht. Wenn genug von diesen Cowboyrichtern uns dafür hätten steinigen wollen, dass wir ein wenig unser Leben genossen, dann würden sie es tun. Das hatte uns 1979 gelehrt.

Ich hörte, wie hinter mir die Tür aufging. Da war er.

Mein Cop. Ein gut aussehender Cop, zugegeben. Zwei Kollegen begleiteten ihn, eine Frau, sicherlich Teil der Show. Als er das Holztor aufstieß, ich schwöre, lächelte er mir zu. Es war dasselbe Grinsen wie in der Nacht, als er sich über den Bartisch gelehnt und mir ein Kompliment zu meinen Augen gemacht hatte. Jetzt trat er in den Zeugenstand, mein Blick folgte seinem großen, muskulösen Hintern, in den ihn ein Teil von mir gern getreten hätte.

Ich musste an Houman denken. Seit unserer Ankunft hatte er mir zehnmal aufs Band gesprochen, und ich hatte ihn kein einziges Mal zurückgerufen. War er so nervig und ahnungslos, dass ich ihn komplett ignorieren sollte? Klar, er war lächerlich. Aber er hatte Temperament. Ich weiß nicht. Zugegeben, ab und zu zog er mich mit seinem Gerede in seinen Bann. Im Bett war er sanft, ein großer Bär, und ich fühlte mich geliebt. O Gott, wie er mich lieben wollte, wenn ich ihn nur ließ.

Mein Cop setzte sich neben einen Mann im Anzug, der Bezirksstaatsanwalt von Aspen, oder was weiß ich. Er war kahl und betont selbstbewusst, trug eine glänzende Uhr.

Patty sah mich an. Als sie mir die Hand auf den Arm legte und mich tätschelte, schlug ich ihre Hand weg. Vor solchen Leuten darf man sich keine Blöße geben. Regel Nummer eins.

»Entspann dich«, flüsterte sie. Ich drehte mich weg.

Ich versuchte nachzuvollziehen, was der Richter machte. Er blätterte in Unterlagen, stellte dem Klemmbrettmann alle möglichen Fragen. Dann redeten wieder die Anwälte. Lohnt sich nicht, es wiederzugeben, wir kennen die Geschichte.

Als ich aufgefordert wurde, meine Aussage zu machen, schwor ich, die Wahrheit zu sagen, kreuzte aber in Gedanken alles, was ich hatte. Ich setzte mich in die Kabine. Wusste, was ich zu sagen hatte.

»Nein, selbstverständlich war es nicht meine Absicht, den Polizeibeamten zu verletzen«, sagte ich, als der Staatsanwalt sich nach dem Drink erkundigte, den ich angeblich auf ihn geschüttet hatte. »Ich würde keiner Fliege was zuleide tun, da können Sie jeden fragen. Das Glas ist mir einfach aus der Hand gerutscht. Ich hatte gerade Creme aufgetragen. Ziemlich teure. Und dann hat vielleicht ein Tröpfchen verwässerter Martini seinen Finger berührt.«

Keine Ahnung, was dann passiert ist. Vielleicht lag es am selbstgefälligen Blick des Richters. Wie sie immer wieder diesem Missverständnis aufsitzen, wenn es um Frauen geht. Danken sollten sie diesen Prostituierten, die sich ihren Schwänzen auch nur auf fünf Zentimeter nähern. Aber war das wirklich der Grund dafür, dass ich gesagt habe, was ich gesagt habe? War es eine Art Katharsis? Angeberei? Der erste Frühlingstag – ein Neuanfang? Oder einfach der Versuch, der verdienten Strafe zuvorzukommen? Ich weiß es wirklich nicht. Es ging nicht um meine verarmte Nichte oder meine verlogene Mutter, meine tote Schwester oder meine wiedergefundene Tochter. Aber irgendwie wurde mir plötzlich etwas klar. Wer meine Familie war, wofür ich uns hielt, worüber die Leute sich das Maul zerrissen, diese ehemaligen Freundinnen im Mezzaluna, mein Geschäft – vielleicht spielte das alles keine Rolle, und vielleicht war das gar nicht so schlimm, und ich musste ein Zeichen setzen. Musste sagen: *Drauf geschissen*. Klar, in einer guten, anständigen Welt wäre es sicher besser gewesen, einfach zu tun, was man mir sagte, und Elizabeth die Schmach, Bita und Patty die Enttäuschung zu ersparen und Niaz eine verantwortungsvolle Mutter zu sein. Bestimmt. Aber wir lebten nicht in einer guten, gerechten, anständigen Welt. Hätte der Gerichtssaal ein Gesicht gehabt, wäre ihm nach meiner Rede jedenfalls die Kinnlade runtergeklappt.

»Herr Vorsitzender«, sagte ich und sah den Richter an, auch wenn ich eigentlich gerade die Frage des Staatsanwalts beantwortete. »Unmittelbar bevor ich am Abend des 23. Dezember 2005 diese schicksalhaften Worte ausgesprochen habe – ›Okay, Süßer, ich kann deine Prinzessin Jasmin sein, aber das wird nicht billig. Gib mir fünfzig Riesen‹ – hat mich der Wunsch gepackt, zu erfahren, wie es sich anfühlt, für eine Nacht eine Prostituierte zu sein. Nur einmal Sex für Geld zu haben. Einfach zu machen, was ich will. Und dieser Cop«, ich deutete auf den Mann in Blau, »mein Cop, hat mir das Stichwort dazu geliefert, die Gelegenheit. Warum tun Leute überhaupt, was sie tun? Ich habe es für mich getan. Vielleicht wäre das alles nicht passiert, wenn ich nicht so deprimiert gewesen wäre. Vielleicht würde ich mich dann generell nicht so erniedrigen. Aber es gibt doch für alles immer tausend Gründe, was ist da der wichtigste? Also, ja, ich wollte eine Nacht lang eine Hure sein.« Ich hielt inne und lauschte dem Geflüster, das wie ein Windstoß durch den Saal fegte. »Eine Sache hat mein Freund in seinem kleinen Bericht allerdings vergessen, und zwar, dass ich ihm auch Kokain angeboten habe.«

»Herr Vorsitzender, Einspruch, Herr Vorsitzender«, flehte Patty während meiner gesamten Rede und rief noch ein paar andere juristisch klingende Sachen, aber ich ließ mich nicht unterbrechen, sprach nur noch lauter und machte allen klar, dass niemand mich aufhalten würde.

Aus der letzten Bank des Zuschauerraums rief Bita: »Nein, Auntie! Was machst du denn?«

»Hör auf, Mom!«, schrie Niaz. Ich schnaubte.

Patty stand auf. »Sie ist nicht bei sich, Herr Vorsitzender, sie hat einen Nervenzusammenbruch. Unabhängig von allem, was sie gesagt hat, haben wir es immer noch mit einer bewussten Provokation durch den Zeugen zu tun. Wäre meine Mandantin nicht von diesem Beamten rassistisch beleidigt worden, hätte sie nie Geld ins Spiel gebracht! Er hat sie vorsätzlich dazu verleitet! Abgesehen davon ist meine Mandantin gerade mit mehreren ernsten familiären Krisen konfrontiert, ihre Aussage kann nicht verwertet werden. Schauen Sie sich die Beweislage an. Wir brauchen eine Sitzungsunterbrechung. Ich muss mit meiner Klientin sprechen.«

Ich schüttelte den Kopf. Vielleicht hatte ich mir deshalb so einen Grünschnabel als Anwältin ausgesucht. Um zu verhindern, dass mir jemand in die Quere kam.

Angesichts meiner zahlreichen unaufgeforderten Geständnisse folgte der Richter Pattys Argumentation nicht und erklärte, ich hätte aus freien Stücken gehandelt und sei zu keiner Zeit unter Bedrängnis geraten. Niemand habe mich zu etwas genötigt. Patty diskutierte weiter, bis er schließlich mit dem Hammer auf den Tisch schlug. Genau wie im Fernsehen. Fairerweise musste man ihr zugestehen, dass sie den Fall bereits verloren hatte, bevor sie sich auch nur die Cowboykrawatte gebunden hatte.

Das Urteil lautete: schuldig. In Anbetracht des neuen Tatbestands hinsichtlich illegaler Substanzen der Kategorie II wurde das weitere Verfahren und die Entscheidung über mein Strafmaß auf morgen vertagt. Der Richter kratzte sich im Nacken. Ich machte mir keine Sorgen. Ich hatte ja nichts getan, nur einen Versuch unternommen, und wir wissen doch alle, dass es in Amerika mehr ums Tun geht als ums Denken.

Der Gerichtsdiener entließ uns. Als wir aufstanden, sah ich meinen Cop. Er starrte mich an. Natürlich. Fragte sich vermutlich, ob ich wirklich echt war. Aber ich hatte gewonnen. Als ich spürte, wie er hinter mir den Saal verließ, lupfte ich den Saum meines Kleides ein Stück und ließ ihn wieder fallen. Wenn er das gesehen hatte, würde er für immer glücklich sein.

Patty schien den Tränen nahe, als sie flüsternd erklärte, sie müsse sich noch um Papierkram kümmern, wir sollten schon mal ohne sie losgehen. Draußen vor dem Gerichtsgebäude hingen Wolken wie zarte Federn an einem blauen Himmel. Ich wartete auf meine Entourage, unfähig, mein Lächeln zu unterdrücken. Ich war trotz allem erleichtert, fühlte mich wie neugeboren.

»Was zum Teufel war das denn für ein Auftritt? Was gibt's da zu grinsen? Das ist kein Grund zum Feiern«, sagte Bita. »Dir ist schon klar, dass du zurück ins Gefängnis wanderst? Patty ist da drinnen und versucht, den Staatsanwalt davon zu überzeugen, wenigstens keine Anklage wegen des Kokains zu erheben.«

Mommy schüttelte den Kopf. »Diesmal hast du's wirklich geschafft. Keine Sekunde hast du an deine Familie gedacht. Was willst du Houman sagen?«

»Schieben sie sie jetzt in den Iran ab?«, wandte sich Niaz an unsere kleine Ex-Juristin Bita.

»Keine Ahnung. Sie kann von Glück reden, dass sie ihr den tätlichen Angriff auf einen Polizisten nicht nachweisen konnten, aber der Schuldspruch wegen Prostitution könnte ihr auf jeden Fall einigen Ärger mit der Einwanderungsbehörde einbrocken«, sagte Bita und sah mich an. »Dir war einfach danach? *Ich habe es für mich getan?*«

»Vertrau mir«, sagte ich. »Ich hab die Wahrheit gesagt. Ohne irgendwas schönzureden. Das ist ein Sieg. Und schau uns an. Ihr seid alle noch da.«

*

Bita buchte uns den größten und besten Tisch in der Kaminlounge. Ich hatte ihr genau erklärt, was ich für einen wollte: rund, groß genug, mit Platz für ein paar zusätzliche Männer. Sie weigerte sich, bis ich drohte, loszugehen und einen weiteren Bullen anzumachen. Zurück in meinem Zimmer duschte ich und zog mich für den Abend um. Ich rief Houman an, aber er ging nicht ran. Vielleicht hatte er schon gehört, was ich getan hatte. In dem Fall wussten Marty und Tony ebenfalls Bescheid, und dann hatte sich die Geschichte wahrscheinlich schon bis zu meiner Kundschaft herumgesprochen, oder zu dem, was davon überhaupt noch übrig war. Ich dachte an die Wohnung in Brooklyn. So schlimm war sie auch wieder nicht gewesen, oder? Mit ein bisschen Chichi und ein paar Kerzen konnte ich aus allem etwas machen. Ich würde es später noch einmal bei Houman probieren.

Als ich in die Lounge kam, waren dort bereits ein paar Grüppchen versammelt und unterhielten sich gedämpft. Bita, die neben Mommy und Niaz saß, war ein braves Mädchen gewesen und hatte meinen grünen Filz auf dem Tisch ausgebreitet. Darauf ein paar Stapel KEM-Karten. Eine Flasche Champagner in einem Silberkübel voll Eis. Ich zeigte auf den Blumenschmuck in der Mitte des Tisches. »Leg das woanders hin«, forderte ich Bita auf. »Wir brauchen den Platz.« Sie tat, was ich ihr sagte, und wir setzten uns. Ich betrachtete die drei und lächelte. Sie hatten sich alle Mühe gegeben, möglichst gut auszusehen. Patty war wohl noch oben.

Der Kellner umkreiste den Tisch mit der Champagnerflasche, die er gerade genug anwinkelte, um unsere Gläser zu füllen. Mommy schimpfte auf Bita ein, weil die nicht wusste, wie man Pasur spielt. »Das ist dein kulturelles Erbe, Bita. Als Nächstes erzählst du mir, du kannst nicht Backgammon spielen.«

»Sie ist hier aufgewachsen. Das ist nicht ihre Schuld«, sagte ich. »Nicht nur.«

Eine Weile ließ ich Mommy ihr die Regeln erklären – »Es muss elf ergeben, ist das so schwer? Aber nein, so doch nicht, du Dummerchen« –, während Niaz und ich tranken und über den Iran lachten. Darüber, dass Frauen in schwarzen Tschadors bedrohlich aussehen und dass das in dieser Welt von Vorteil ist. Über die Männer im Iran, in ihren kurzärmligen Hemden, so verletzlich und soft. Über Ahmadinejads schlecht sitzende Anzüge. Über Xerxes, der auf das Meer einpeitscht. Über das Drama, Iraner zu sein. Ein fast denkwürdiger Moment zwischen uns.

Mommy mischte die Karten. Als sie sie verteilte, vier für jede von uns und vier aufgedeckt in der Tischmitte, und ich mit den Händen über den weichen Filz strich, sah ich die dicken Hände eines alten Mannes Karten ausgeben. Er warf sie in die Luft, und die Karten schwebten genau an den richtigen Platz, landeten direkt vor den Spielern, wie Vögel. Eine Botschaft von oben, wie die heilige Schrift. Es war Daddy. Mein Vater. Der echte oder der falsche, keine Ahnung. Die ganzen Geschichten von Verwandten, Ahnen, Helden … Aber mit diesen Imperien, meine Lieben, ist es längst vorbei. In Wirklichkeit war das alles schon passé, als ich geboren wurde, bevor auch nur einer von euch überhaupt existierte. Das Einzige, was zählt, sind wir. Die Menschen um uns. Das echte Leben. Und wie sehr ich das verkackt habe. Weil ich mich auf die Vergangenheit konzentriert habe, statt auf das, was vor meiner Nase liegt. Ach Sima, wenn du mich jetzt nur sehen könntest. Ha!

Es hat schon vor der Revolution angefangen. Dieses Bedürfnis, bewundert zu werden, ohne jemandem die Chance zu geben, mich wirklich zu lieben. Ohne jemanden wirklich zurückzulieben. Ich könnte Mommy dafür die Schuld in die Schuhe schieben oder den politischen Kräften, aber meine Tochter habe ich selbst zurückgelassen. Worüber war ich so wütend, dass ich Hände voll Schmuck durch die Luft schleuderte? Nicht geliebt zu werden, mich nicht geliebt zu fühlen. Habe ich nicht danach immer gesucht?

Fast konnte ich die Frauen meiner Familie nicht ansehen, so schön waren sie. Wann würden wir je wieder so zusammensitzen? Ich senkte den Blick und betrachtete die vier Karten in meiner Hand und die vier Karten mitten im Grün.

SIMA

Jetzt bin ich wirklich tot.

Nicht lebendig-tot wie zuvor, nicht an diesem Ort irgendwo dazwischen. Ich bin in meinem wahren Nachleben angekommen, in meinem endgültigen Zuhause. Es ist kein leeres Land, es ist bevölkert mit anderen wie mir. Ein Königreich mit eigenem Himmel und Meer. Kein Paradies und keine Hölle. Anders als in allen meinen Vorstellungen. Keine Sorgen mehr, keine endlosen Wiederholungen der Vergangenheit. Davon bin ich hier für immer frei. Meine Familie auf Erden hat zusammengefunden, hat mich gehalten, einander gehalten. Das weiß ich.

Obwohl ich immer fasziniert vom Tod gewesen bin, habe ich meinen nicht kommen sehen. Jetzt verbringe ich meine Tage mit Nounou. Die Sonnenblumenkerne haben wir hinter uns gelassen. Wir fragen uns nicht mehr gegenseitig nach der Vergangenheit. Sie wäscht mich nicht mehr wie damals, in meiner Kindheit. Ich bin immer sauber. Sie ist jünger als ich.

In der Ewigkeit hat man das Alter, in dem man am glücklichsten war. Ist das nicht eine nette Geste? Am Ende ist der ganze Hype um Antifaltencremes hinfällig. Man behält sowieso für immer sein Lieblingsalter. Für mich ist das mein Alter zu der Zeit, als Bita ein Baby war. Als ich mit Marta und ihrer Schokoladenmilch in den Hügeln von Hollywood herumgelaufen bin.

Jeden Morgen wache ich auf und spritze mir Wasser ins

Gesicht. Und dann denke ich: Das ist mein Wasser. Das Wasser, das zu trinken ich geboren wurde und gestorben bin. In diesem neuen Seelenkörper, einem Körper, der nicht Fleisch ist, sondern Geist. Kein Gewebe, eher lebendiger Staub. Ich wache auf und denke nur an den gerade verstreichenden Tag. Ich gehe spazieren. Ich pflücke Beeren. Und so weiter.

Dass ich meinem wirklichen Tod näherkam, habe ich gespürt, als meine Geschichten weniger wurden, ich mich plötzlich nur noch an fünf oder sechs erinnern konnte. Vorher waren es Hunderte gewesen. Ein unendlicher Film. Ich sehnte mich nach dem Tag, an dem es nur noch eine einzige Geschichte für mich geben würde. Und dann keine mehr.

Ich hätte auch Bita sein können, oder Shirin, Elizabeth oder Niaz. Dass ich ich war, ist nur für kurze Zeit von Bedeutung gewesen. Im wahren Nachleben gibt es keine Tatsachen mehr. Das Nachleben ist das Gegenteil des Lebens. Es ist Freiheit. Eine Geschichte, die ich mir bis ganz zum Schluss erzählt habe, war die von meinem Tod. Vom Krebs, den ich nicht schnell genug hatte aufhalten können und der Frage, ob das wohl zum Teil meine eigene Schuld gewesen war. Vielleicht, dachte ich, war ich bereit gewesen zu sterben, nachdem ich Bita zur Welt gebracht hatte, wie eine Oktopusmutter, aber mein Körper hat über diesen Moment hinaus durchgehalten. Nie waren meine Träume lebendiger und monströser als während der Schwangerschaft. Ich hatte zwei Gehirne, und selbst nach der Geburt trug ich eine Weile noch eine Spur von Bitas Gehirn in mir. Man könnte sagen, Bita hat mich erschaffen – nicht umgekehrt.

*

Eine andere dieser letzten Geschichten war die von Elizabeth. Wie sie mir keine gute Mutter gewesen ist. Und wie ich Bita keine gute Mutter gewesen bin. Und dass auch sie ihren Kindern, sollte sie sich entscheiden, welche zu bekommen, keine gute Mutter sein würde. Es gibt gute und schlechte Mütter. Das steht lange im Voraus fest. Nichts ändert etwas daran. Kein Buch, kein Experte.

Aber war ich wirklich keine gute Mutter? Keine gute Schwester? Vielleicht doch. In Wirklichkeit war ich nach Bitas Geburt nicht bereit gewesen zu sterben. Nein. Erst durch sie wurde ich zu einer Sonne, zu einem Menschen, um den es sich zu kreisen lohnte. Mutter. Liebesspenderin. Natürlich hätte ich besser sein können, aber das ist nicht wichtig.

Die einzig perfekte Mutter ist die Erde. Das ist meine letzte Geschichte. Die von der Erde und vollendeten Müttern. Ich schaue hinauf in den Himmel über Nounous Haus und den umliegenden Hügeln. Da sind Schichten, Rosa und Orange um die Sonne herum, dann ein milchiges Lavendel, dann ein vollendetes cremiges Blau.

NIAZ

Ich sitze neben Shirin in Aspen, und obwohl sich unsere Körper nicht berühren, spüre ich sie. Es ist offensichtlich, dass wir verwandt sind, beide elegant mit einem Hang zum Dramatischen. Mein Drama bleibt eher verborgen. Vielleicht brennt sie in ihrem Inneren genauso wie ich? In gewisser Weise sind wir beide die geborene Anführerin. Ja, ich bin still und manchmal eher unscheinbar, aber ich bin noch nie in meinem Leben jemandem gefolgt, nicht einmal meiner eigenen Mutter nach Amerika. Nicht verwunderlich, dass wir beide vom Großen Krieger abstammen.

Der Teppich ist prächtig. Die Angestellten sind makellos gekleidet, alle in perfekt gebügelten dunkelblauen Anzügen. Eine bedrohliche Verheißung hängt in der Luft. Jeder könnte heute Abend in das Hotel einchecken. Ein Filmstar, ein Mitglied einer Königsfamilie. Alle, die hier arbeiten oder zu Abend essen, sind darauf vorbereitet. Auch ich. Als würden wir von einem Gott beobachtet, der darüber entscheidet, ob dieses Hotel, ob wir eines solchen Besuchs würdig sind. Die Angestellten zeigen sich von ihrer besten Seite. Wir ahnen nicht, wie besonders jeder Einzelne von uns bereits ist.

Maman Elizabeth mischt die Karten. Sie lullt sich dabei langsam ein, ihr Körper beugt sich vornüber, sinkt tiefer in den Sitz. Patty ist nicht da, also sprechen wir Persisch. Bis auf Bita, die kaum einen geraden Satz herauskriegt.

»Maman Elizabeth, geht's dir gut?«, frage ich.

Sie nickt, ohne dabei den Blick von ihren Händen zu nehmen, die sie abwechselnd an- und wieder entspannt.

»Interessant, dass Aspen Mountain auch Ajax genannt wird«, sage ich. »Kennt ihr die Geschichte von Ajax?«

Shirin lächelt amüsiert. »Oh, meine weise, gebildete Tochter.«

»Erzähl«, sagt Bita und schwenkt ihr Weinglas.

»Soll ich es auf Englisch erzählen?«, frage ich. »Maman Elizabeth, ist das okay?«

»Was soll denn die Frage? Ich spreche sehr gut Englisch«, sagt sie auf Persisch.

»Sicher?«

Sie winkt genervt ab. Die Goldarmbänder an ihren Handgelenken und die vielen Ringe schimmern im matten Licht.

»Ajax war ein Held der griechischen Mythologie. Er erlangte großen Ruhm auf den Schlachtfeldern. Am Ende des Trojanischen Kriegs brach ein Streit darüber aus wer die magische Rüstung von Achilles bekommen sollte, nachdem er von Paris getötet worden war. Ajax und Odysseus erhoben beide Anspruch darauf, waren sich aber einig, den Konflikt ohne Blutvergießen auszudiskutieren. Odysseus ist der bessere Redner, und die Richter sprechen ihm die Rüstung zu. Nicht ganz fair, meinen manche, weil Odysseus Hilfe von Athene hatte, der Göttin der Weisheit und des Krieges. Ajax ist stinksauer. Also stürzt er sich in sein Schwert.« Ich demonstriere die Bewegung mit einem Luftschwert. Schaue in ihre Gesichter, warte auf eine Reaktion.

»Wow«, sagt Shirin und zieht eine Zigarette aus ihrer Handtasche. Zündet sie an und stößt Rauch aus. »Wir sind die Kinder von Ajax. Wir sind Ajax.« Sie tut so, als würde sie sich mit der angezündeten Zigarette aufspießen.

»Ganz genau«, sagt Maman Elizabeth und lacht. »Lieber tot sein.«

»Also nein, das kann ich so nicht stehen lassen«, sagt

Bita. »Warum hat er das gemacht? Warum hat er es nicht einfach gut sein lassen? Sich damit abgefunden? Das kann doch nicht die ganze Geschichte gewesen sein.«

»Menschen sind stur. Gierig. Hast du das nicht inzwischen begriffen?«, fragt Shirin. »Wo ist eigentlich deine kleine Freundin?«

Unsere Augen wandern zu Bita und dem leeren Stuhl neben ihr.

»Ich hol sie«, sagt Bita. »Bestimmt brütet sie immer noch über den Gerichtsakten. Sie meint, es gibt vielleicht noch Verhandlungsspielraum.«

»Das will ich nicht. Ich bin bereit fürs Gefängnis«, sagt Shirin. »Hol sie einfach. Wir brauchen eine fünfte Person als Publikum. Jemanden, der uns anfeuert.« Shirin lacht und trinkt ihren Wein. Bita kriegt den Dreh langsam raus, ich bin ihre Partnerin gegen Shirin und Maman Elizabeth.

»Wehe, du guckst mir in die Karten, solange ich weg bin, du alte Schummlerin«, sagt Bita zu Shirin und verschwindet.

Das Restaurant füllt sich. Die Männer sind wohl-, die Frauen unterernährt. Wie überall in der gehobenen Gastronomie. Rotgesichtige, gemütliche Bulldoggen und überspannte, zitternde Chihuahuas.

Ich bin langsam betrunken. Es ist mein drittes Glas. Langsam, Niaz. Der Raum lebt, bebt vor Gesprächen, die Stimmen wie aus einem Western.

»Schau dir diese zurückgebliebenen Touris an«, sagt Shirin und deutet mit dem Kopf zum Nebentisch. Im Zentrum der Aufmerksamkeit steht ein großer, massiger Mann im schwarzen Anzug mit breiter lila Krawatte. Er suhlt sich in seiner eigenen Präsenz. Mit seinem rosa Gesicht und dem schütteren sandfarbenen Haar, das er sich sorgfältig über den Kopf gekämmt hat, was seine Glatze kaschieren soll, meinen Blick aber erst recht auf die glänzende Kopfhaut zieht, erinnert er mich weniger an eine Bulldogge als an ein Schwein. Ich stelle mir vor, dass ihm ein kleiner Ringelschwanz hinten aus der Hose ragt, dass er das Gesicht verzieht, wenn er ihn sich an der Rückenlehne seines Stuhls stößt. Er redet lauter als alle anderen, dabei ist seine Stimme ausgesprochen unangenehm, wie in den Filmen, die ich gesehen habe, *Taxi Driver* oder diese Mafiastreifen. Sein Gesicht besteht nur aus Mund und Augenbrauen, er schürzt beim Sprechen die Lippen, sein Hals versinkt zwischen den Schultern. Seine Tischgesellschaft besteht aus ähnlich gekleideten Männern und ein paar blonden Frauen mit kecken, in enge Kleider gequetschten Brüsten und so viel Make-up im Gesicht, dass es unmöglich ist, zu beurteilen, ob sie dreißig oder dreizehn sind. Sie kriegen kaum den Mund auf, aber als ich doch eine von ihnen sprechen höre, klingt sie wie eine slawische Gassengöre.

»Für wen halten die sich? Kommen aus irgendeinem Nest angeflogen und spielen sich als die großen Zampanos auf. Oder ist das ein Gangsterboss aus Denver?«, fragt Shirin.

Der Kellner kommt mit einer neuen Runde Getränke und Kaviar, leider kein iranischer, wie er uns vorhin entschuldigend erklärt hat, sondern einer aus Russland, ohne Einfuhrbeschränkung. Ich stelle mein leeres Glas ab und mache mich ans nächste. »Wer ist denn das Ekel, das da drüben Hof hält?«, fragt Shirin ihn.

Der Kellner lächelt. »Erkennen Sie ihn nicht, Ma'am?«

»Spar dir das Ma'am, ich könnte deine Geliebte sein.«

»Äh …«

»*Könnte*. Das war kein Angebot.« Shirin verdreht die Augen. Sie kann mit dieser Geste so viele Botschaften senden. Diesmal war sie gespielt verführerisch.

»Natürlich. Verzeihung.« Er richtet den Blick auf sein Tablett, dann wieder auf Shirin und flüstert: »Das ist dieser Millionär aus New York. Der Immobilientyp.«

»Ah! Das Arschloch!«, sagt sie laut.

»Zum Wohl, Miss«, sagt der Kellner.

»Schön, dass du da bist«, sagt Shirin, als Bita mit Patty wiederkommt. »Habt ihr gesehen, wer da nebenan sitzt?«

»Gute Nachrichten, Shirin«, sagt Patty, ohne sich umzudrehen. »Sie werden deine neusten Koksoffenbarungen nicht berücksichtigen.«

Shirin klatscht in die Hände. »Danke, du bist genial!« Sie räuspert sich. »Aber habt ihr gesehen?«

»O Gott«, sagt Bita mit einem Blick über die Schulter.

Ich beobachte meine offizielle Mutter, wie sie weiter über unseren Nebentisch herzieht. Ich stehe für etwas, das sie verloren hat. Jugend, Ehrgeiz, das Gewebe, das nötig war, um mich zu formen. Mütter werden hager, blutarm. Aber all das sehe ich Shirin nicht an, sie verbirgt es gut. Darin sind Frauen geschickt, das müssen sie von jeher sein. So ist das mit der Welt, dem Universum, alles dehnt sich aus und verblasst mit der Zeit. Nicht nur der Verlust einer Mutter. Mit jedem Jahr entfernen wir uns weiter von Gott, Mohammad, Jesus, Moses, Washti, Buddha, Shakespeare, Homer, Boudicca, Sheela-na-Gig, Hafez, Jeanne d'Arc, der Wahrheit, was auch immer, von einer reineren Sprache. Einst war da ein wahrhaftigerer früher menschlicher Geist. Ich wünschte, ich könnte zu ihm zurückkehren, aber das geht nicht. Die Dinge, mit denen sich die Leute heute beschäftigen – pinke Strasshandys, Brangelina, die x-te Fernsehshow, in der ein paar Idioten auf einer Insel stranden, machen alles nur noch schlimmer. Amerika, von allen verschmähtes und verehrtes Zentrum des Universums.

Ich beobachte sie, diese Mutterfigur, meine Nicht-Mutter. Habe ich mich von ihr abgespalten und nur die besten Teile mitgenommen? Sie in ihren schrillen und erbärmlichen Resten hinterlassen? Ich will nur, dass sie sagt: Es tut mir leid. Ich habe einen Fehler gemacht. Ich hätte dich einfordern sollen. Ich liebe dich. Wird sie das jemals sagen?

Ich muss aufs Klo. Ich bin betrunken. Shirin scherzt jetzt mit der wehrlosen Oberkellnerin über den reichen Mann am Nebentisch. Diese Amerikaner, Shirin inzwischen auch, sind fasziniert von solchen Nullnummern. Im Iran würde man einen Immobilien-Millionär keines Blickes würdigen.

Hinter den Kronleuchtern und dem Klappern von Gläsern und Geschirr erwartet mich eine Schlange vor dem Klo. Eigentlich besteht sie nur aus einer Person. Die Frau vor mir ist alt und gebückt, dreht sich nicht einmal nach mir um. Es ist dunkel in dieser Ecke, man hat vergessen, eine Deckenlampe zu installieren, vielleicht soll es stimmungsvoll wirken. Der schweinsartige Tycoon steuert auf mich zu, oder auf die Herrentoilette. Stellt sich hinter mich.

Ich drehe mich um. »Gehen Sie ruhig, da ist frei«, sage ich mit einem Nicken in Richtung Herrentoilette und meinem besten aufgesetzten Lächeln.

Er streckt die Brust raus und reibt sich den Bauch. »Oh, das ist gut, weil, na ja …« Er lacht.

Ich verdrehe die Augen, aber das sieht er nicht. Sein Blick ist auf die Toilettentür gerichtet. Fast erwarte ich, er könnte den einen körperlichen Trieb zugunsten eines anderen ignorieren, sich mit dem Bauch von hinten an mich drücken und mir so feucht ins Ohr flüstern, dass ich den vulgären Inhalt nur erahnen kann. Die Vorderseite seines Hemdes schwitzig und klamm an meinem Rücken. »Entschuldigung«, würde ich sagen, die Stimmung entspannt halten, keine Szene machen, während er mich auffordert, locker zu bleiben, sich noch näher an mich drückt, drängt und grapscht und schiebt.

Aber nichts davon passiert. Ich stehe immer noch allein im Flur, hänge meinen Fantasien von diesem Schwein nach, als er wieder aus dem Herrenklo kommt und mir zuzwinkert. Ich lächle. Was soll ich sonst machen? Liegt es an meinem aufreizenden Kleid? Daran, dass so ein Typ mich an einem solchen Ort beinahe nackt sieht? Wie in einem Hollywoodfilm. Ohne Rusari, ohne Rupush. Sich nicht zu verhüllen, macht einen verwundbar und gleichzeitig mächtig. Es führt mir meine seltsamen Begierden vor Augen.

Das mit Kian hätte nie funktioniert. Es ist gut, dass ich das Restaurant gar nicht erst betreten habe. Zwanzig Minuten lang habe ich ihn durch die Glasscheibe beobachtet. Er war nicht mehr der Junge mit dem langen, schlaksigen Hals. Seine Brust war breit, die Arme stark. Nur wir waren zu verschieden geworden. Nicht zu verschieden, um Verwandte zu sein, aber zu verschieden für ein Liebespaar. Ihm von Angesicht zu Angesicht gegenüberzusitzen wäre grausam gewesen, zumindest mir selbst gegenüber. Es hätte eine Büchse geöffnet, von der ich mir später gewünscht hätte, sie wäre verschlossen geblieben. Ich mietete mich in ein Hotel ein und schaute mir die Sehenswürdigkeiten an. Weh tut es trotzdem.

Zurück am Tisch reden die Frauen. Ich bin die Einzige, die in ihrer Kindheit und Jugend unter Androhung von Gefängnis, Prügelstrafe und Tod gezwungen war, in der Öffentlichkeit ihren Körper zu verstecken; die weiß, wie es sich anfühlt, ein Möbelstück zu sein. Das hat mich verändert. Ich will diese Beobachtung mit den anderen teilen, weiß aber nicht, wie. Ich weiß ja nicht einmal, wie ich ihnen sagen soll, was ich in diesem Moment fühle.

Ich leere ein ganzes Wasserglas, und noch bevor ich fertig bin, schraubt der Kellner schon eine neue Flasche auf.

Irgendwann wird es eine neue Revolution geben, und dann werde ich bereit sein. Ich bin bereit. Sie können uns nicht ewig unterdrücken, unsere Herzen nicht ewig zum Schweigen bringen. Die Islamische Republik kann nicht ewig leben. Ich weiß, es hängt von den Frauen ab. Werden sie bereit sein?

Als Bita gefragt hat, warum Ajax es nicht einfach hat gut sein lassen, wusste ich keine Antwort darauf. Ich dachte: Na ja, er war eben ein Narr. Später werde ich die Geschichte noch einmal nachschlagen, und mir wird wieder einfallen, dass Ajax sich gar nicht umgebracht hat, weil er nicht bekam, was er wollte. Sondern aus Scham. Als er verliert, packt ihn der Zorn. Athene belegt ihn mit einem Fluch, vernebelt ihm den Verstand, und Ajax, der nur noch vage Umrisse erkennt, tötet unschuldige Rinder und Schafe, die er für die griechische Armee hält. Als er wieder zu sich kommt, schämt er sich so sehr dafür, die Tiere getötet zu haben, dass er sich das Leben nimmt. Auch wenn es eigentlich nicht allein seine Schuld war. Lieber tot als in Schande weiterleben. Wir sind die Kinder von Ajax.

»Erinnert euch das hier nicht auch an das alte Teheran?«, fragt Shirin in die Runde und reicht frisch gebutterte Brotstücke herum.

Die Karten haben wir ganz vergessen, sie liegen jetzt auf dem Tisch verstreut, rote und blaue Flaggen.

»Ja, es ist schön«, sagt Elizabeth kauend.

Ich will sagen, dass ich das nicht nachvollziehen kann. Es ist kein bisschen wie Teheran. Überhaupt ist Aspen nicht, wie ich es mir vorgestellt habe. Ja, es sieht aus wie erwartet. Alles groß und sauber. Die Straßen, Gebäude und Menschen. Strahlend. Ich muss lachen, weil mir immer erzählt wurde, Amerikaner seien schmutzig. Im Iran herrscht ein Einverständnis darüber, dass tief unter der Oberfläche etwas Wichtigeres liegt, das alles durchdringt. Es ist Jahrtausende alt, älter als der Islam. Hier hingegen hat man sich damit abgefunden, dass letztendlich nur das wirklich zählt, was man sehen kann, was man hören, riechen, schmecken und anfassen kann. Die Oberfläche ist das Einzige, was man kontrollieren, worauf man bauen kann, also bringt man sie zum Glänzen. Das sage ich nicht auf die übliche abfällige Art, es ist eine ernsthafte Beobachtung, ohne Wertung, voller Liebe. Ich weiß nicht, wer am Ende recht hat.

Aber was würde es bringen zu streiten? Das ist eben Shirins Meinung, und wenn es ihr hilft, sei es ihr vergönnt. Soll sie glauben, dass sie hier Teheran wieder heraufbeschwört.

»Inzwischen ist es zu Persisch«, sagt sie. »Im Dezember strömen Tausende von uns hierher. Es ist das Letzte. Man kann nicht einmal mehr in Ruhe lästern.« Sie lacht.

»Aber L. A. ist doch angeblich auch wie Teheran, oder?«, frage ich. »Warum suchen die ganzen Perser, die weggegangen sind, immer noch nach Teheran? Wäre es nicht besser, einfach loszulassen? Wollt ihr wissen, warum ich mich in D. C. nicht mit meinem Ex-Freund getroffen habe?«

»Endlich rückt sie raus mit der Sprache!«, sagt Shirin. »Mit dem großen Geheimnis!«

»Du hast dich nicht mit ihm getroffen?«, fragt Bita.

»Nein. Wozu hätte das gut sein sollen? Du und ich, wir sind verschieden, Bita. Und trotzdem sind wir miteinander verbunden. Mit Kian ist es anders. Sein Leben ist hier, ich werde es nie verstehen, und er wird mein Leben nie verstehen.«

»Wie anders kann es im Iran denn sein? Die Leute fahren auf Straßen, das Obst ist süß, in der Nacht ist es dunkel«, sinniert Bita und schwenkt ihr Weinglas.

Ich zünde mir eine Zigarette an. Die Kellner sind nachsichtig. »Das klingt nett und poetisch, macht mein Argument aber nur noch stärker.«

»Na, dann ist es ja ganz gut, dass ich eine halbe Million an deine Zan-Stiftung gespendet habe«, sagt sie.

»Was? Die gibt es gar nicht mehr. Wie kommst du denn auf so was?«

»Ich hab meinem Banker gesagt, er soll es dir geben, um

Frauen im Iran zu unterstützen. Weil ich es nicht kann. Und du schon.«

Ich bin sprachlos. Diese Aktion, so viel Geld zu verschenken, ist unvorstellbar für mich. Ich habe diese Arbeit hinter mir gelassen. Wenn ich mich nicht um Elizabeth kümmern müsste, würde ich in eine kleinere Stadt oder sogar in ein Dorf ziehen, ein ruhigeres Leben führen. Weniger Überwachung, mehr Freiheit. Ich möchte auf einem Pferd reiten. Auf Berge steigen.

»Willst du gar nichts sagen, Niaz? Immerhin eine gute Sache, die sie mit dem Geld angestellt hat«, sagt Shirin.

»Ja. Danke«, sage ich. »Vielleicht ist das genau das, was mir gefehlt hat. Ein Anstoß.«

Patty lächelt und legt den Arm um Bita.

»Na kher«, sagt Maman Elizabeth. »Niaz wird sich nicht noch einmal so einem Risiko aussetzen. Damit ist Schluss.«

»Ich bin vorsichtig. Ich rede mit ein paar Leuten und gehe sicher, dass ich nichts tue, was sie mir vorwerfen können. Kein Problem.«

»Wenn sie dir etwas vorwerfen wollen, finden sie eine Möglichkeit. Bitte, bei Gott, nimm das Geld nicht. Ich kenne dich besser als du selbst. Du wirst es übertreiben.«

»Mommy, jetzt leg ihr doch keine Steine in den Weg, wenn sie den Leuten helfen will«, sagt Shirin. »Meine Tochter ist eine Pionierin, das hab ich schon immer gewusst.«

»Das geht dich nichts an, Shirin«, sagt Elizabeth.

»Ach? Meine eigene Tochter geht mich nichts an?«

»Hör zu, Auntie«, sagt Bita und lehnt sich über den grünen Filz. »Es war ein langer Tag. Können wir nicht ein einziges Mal einfach die gemeinsame Zeit genießen? Überleg mal, was sich Mom für uns gewünscht hätte. Sie wollte, dass ich mein Leben genieße. Lasst uns das Leben genießen.«

»Okay«, sagt sie. »Du hast recht. Für Sima.« Sie hebt ihr

Weinglas. »Sie hat die Berge geliebt. Wisst ihr noch, ihre Wanderungen in Hollywood, das Langlaufen hier?«

»Ich hatte immer das Gefühl, dass sie ihr Leben verschwendet hat und ich es wiedergutmachen muss«, sagt Bita. »Aber das stimmt nicht. Sie hat uns geliebt. Ohne ihren Einfluss hätte ich nichts von dem gemacht, was ich gemacht habe.«

»Ich glaube, Sima ist glücklich, dass wir alle zusammen sind«, sagt Elizabeth. »Früher habe ich die alten Traditionen verschmäht. Weißt du noch, Shirin? Nounou hat dir erklärt, dass die Verstorbenen unsere Kraft und Unterstützung brauchen, damit sie in der Totenwelt aufgenommen werden.«

»Und an so was glaubst du?«, fragt Shirin.

Ich suche nach der Wasserflasche und fülle mein Glas. Als ich merke, dass es Wein ist, trinke ich ihn trotzdem. Ja, ich habe auch eine Mutter. Zum ersten Mal im Leben will ich einfach nur hier bei ihr sein. Wirklich. Ich bin selbst überrascht. Aber wenn ich den Menschen zu Hause helfen will, kann ich nicht lange bleiben. Wie könnte ich? Für einen Moment wünsche ich mir, Bita hätte mir das Geld nicht geschenkt und ich würde nicht diese Verpflichtung spüren. Aber was willst du in Amerika, Niaz? Mach dich nicht lächerlich. Du wirst wohl doch kein kleines Leben führen.

Ich sehe Bita an. »Weißt du noch, als du nicht wusstest, dass der Iran bergig ist? Wenn du hinfahren würdest und ins Elburz-Gebirge gehen, es mit eigenen Augen sehen und darauf herumlaufen und es anfassen, dann wüsste dein Körper, wüssten deine Knochen, dass dort dein Anfang liegt. Ich hoffe, du besuchst uns irgendwann.«

Bita lächelt. »Danke, Niaz.«

Shirin sieht mich eindringlich an. »Dann gehst du also zurück?«

»Ja, jetzt ist es mal an der Zeit, dass ich dich verlasse«, sage ich. »Ich habe überlegt, ob ich nicht mit dir hierbleiben will, wie du in New York vorgeschlagen hast. Aber das geht nicht.«

»So wendet sich das Blatt«, sagt Shirin. Blickt auf ihre Hände um das Weinglas.

Maman Elizabeth greift nach einem Messer und schlägt es mehrmals gegen ihr Glas. Für einen Moment erstarrt der ganze Saal, Gäste und Kellner.

Patty sieht sich um und bedeutet den anderen, sich nicht weiter stören zu lassen. Es ist nichts, sagt ihre Hand. Der Raum gerät wieder in Bewegung.

»Danke, Patty«, sagt Elizabeth auf Englisch. Sie sieht uns alle an, feierlicher, als ich sie je gesehen habe. Dann wechselt sie wieder ins Persische. »Weißt du, Niaz, ich bin froh, dass du jetzt mit deiner Mutter zusammen bist. Es war an der Zeit. Aber eins will ich klarstellen. Das ist alles meine Schuld. Dass wir uns hier treffen mussten wie Fremde. Mein Geheimnis hat alle verletzt. Meine Affäre mit Ali. Auch dich, Niaz. Ich habe dich bei mir behalten, weil ich als Mutter versagt habe. Ich konnte den Gedanken nicht ertragen, euch alle zu verlieren. Ich hatte Angst, allein zu sein. Ich war mein ganzes Leben allein, habe alle von mir weggestoßen. Ich weiß immer noch nicht, wie man eine gute Mutter ist. Seht ihr, wie schwer es mir immer noch fällt, Gefühle zu zeigen? Selbst nach drei Gläsern Wein kostet mich das hier noch meine ganze Kraft. Ich habe nicht damit gerechnet, dass diese Geheimnisse so viel Macht haben würden und dass sie, indem sie alle verletzen, auch mich selbst verletzen würden. War ich deshalb, wie ich war? Wie ich vielleicht immer noch bin? Distanziert.« Sie räuspert sich. »Aber zumindest mit den Geheimnissen ist jetzt Schluss.«

»Aber Maman Elizabeth, wir sind doch keine Fremden«, sagt Bita.

»Hübsche Rede, Mommy«, sagt Shirin und legt den Kopf schief. »Aber eins versteh ich immer noch nicht. Warum war es so schrecklich für dich, Mutter zu sein, obwohl wir alle Kinder von deinem geliebten Ali Lufti sind? Hättest du uns nicht als Geschenk sehen können?«

Maman Elizabeth greift nach ihrer Serviette und tupft sich über die Augen. »Ich wünschte, das hätte ich gekonnt, Shirin. Aber ich hatte nicht dieselben Fähigkeiten wie du. Den Luxus einer solchen Denkweise. Ich hatte nur mich selbst. Und dieses unerklärliche Gefühl, dass alles falsch war. Wie hätte ich da ein Geschenk erkennen sollen?«

*

Hier sitzen wir, an diesem Tisch. Wir trinken, reden und spielen Karten, es müssen schon Stunden vergangen sein. Der Rest des Saals ist verschwunden. Die Geräusche sind zu einem sanften Rauschen verebbt. Die Tische mit den Bulldoggen und Chihuahuas, das Schwein, das zu höflich war, sich an mir zu vergreifen, die miese Musik aus den Lautsprechern, das Gläserklirren und die Schritte der Kellner, die den Raum durchmessen und versuchen, nicht über ihre eigenen Füße zu stolpern. Sogar die Rufe der verschwitzten Köche in der grellen, hektischen Küche, die ich nicht hören, mir aber vorstellen kann.

Ich beobachte alle Gesichter am Tisch, jedes Gesicht wie mein eigenes. Alles wird weicher. Mutter, Großmutter, Cousine, Freundin. Vielleicht bin ich doch zu Hause, wenn nicht konkret an diesem Ort, dann doch im Herzen. Ich lächle sie an, sie lächeln zurück. Ich schließe die Augen. Ein stiller Geist schlängelt sich zwischen uns hindurch, windet sich um unsere Knöchel und schwebt zur nächsten Frau in der Runde. Wie man eigentlich nie wirklich etwas über einen Menschen wissen kann und gleichzeitig alles. Blut, Geschichte, Imperium, Geister.

Shirin überschlägt die Beine und stellt sie wieder nebeneinander. Wieder und wieder. Sie trägt einen Kaschmirpullover, um den Kragen reihen sich zwei glänzende Stränge barocker Perlen, die an ihr nicht matronenhaft, sondern sexy wirken. Sie sieht sich im Raum um, wartet auf jemanden. Nicht auf die Queen oder einen Filmstar. Ihre Mutter hat ihr gerade eine Tochter und einen Vater geschenkt. Sie wartet auf sich selbst. Sie ist schon ganz in der Nähe.

»Warum wolltest du mich nicht?«, frage ich sie, als sie mir zulächelt. Stelle die Frage, die schon in mir lebt, seitdem ich sechs Jahre alt war.

Shirin schüttelt den Kopf. Ihre Augen sind feucht. Ihr Gesicht weich. Die Wahrheit ist nah an der Oberfläche, näher als sie in der Geschichte unserer Familie je war. Sie legt die Hand auf den Tisch, die Handfläche nach oben.

Bita drückt unter dem Tisch Pattys Oberschenkel. Es liegt eine Freiheit in ihren Gesten. Und Risiko, und Angst. Ein neuer Weg. Wen kümmert es, dass sie den Iran nicht so kennt wie ich? Sie lernt etwas Neues. Sie lehnt sich zu Patty hinüber und küsst sie.

ELIZABETH

Elizabeth ist müde. Sie folgt nicht gern Gesprächen auf Englisch, auch wenn sie immer tut, als machte es ihr nichts aus. Also spielt sie Spiele in ihrem Kopf. Sie packt die Wasserfarben aus und malt den Berg vor dem Nachthimmel, die Frauen, die hier drinnen im Kreis sitzen und reden. Sie spielen Karten, und sie denkt darüber nach, wie sie die Hände halten. Aber es geht nicht nur um sie, sondern um ihr Verhältnis zu dem Berg. Das Bild ist weder ganz Landschaft noch ganz Porträt. Es verhandelt die Beziehung zwischen menschlicher und irdischer Zeit. In dieser Beziehung spielt es nicht einmal eine Rolle, um welchen Berg es sich eigentlich handelt. Es könnte Ajax sein. Ein Gipfel im Elburz-Gebirge. Ein Berg in der Hölle. Oder im Himmel.

Als Elizabeth nach New York gekommen ist, hat sie nichts anderes gewollt, als den Frauen ihrer Familie zu zeigen, wer sie ist. Ist es ihr gelungen? Wird sie damit weitermachen? Wenn die wenig idealen Umstände nötig waren, um ihren Mut wachsen zu lassen, dann hatten diese Umstände vielleicht nicht nur ihr Schlechtes. Eine junge Liebe, eine ruhige Ehe und ein Haus, eine zweite Mutterschaft, und jetzt das. Noch hat Elizabeth Zeit, ihr Schlussakt ist noch nicht angebrochen. Noch gibt es etwas zu tun, zu sein. Jenseits von Ali. Kann sie sich einen Neuanfang erfinden? So, wie sie damals Aerobic erfunden hat? Und einen Weg, ihrer begrenzten Sphäre zu entkommen? Vielleicht braucht sie dazu gar keine luxuriösen Mittel. Schließlich ist sie eine Künstlerin.